理学療法学テキスト Ⅵ

義肢装具学
第2版

監修　千住　秀明
編集　大峯　三郎
　　　橋元　隆

SHINRYOBUNKO

■著者一覧 (五十音順)

石橋 敏郎（九州栄養福祉大学 リハビリテーション学部 理学療法学科 准教授）
井口　　茂（長崎大学大学院 医歯薬学総合研究科 保健学専攻 准教授）
大峯 三郎（九州栄養福祉大学 リハビリテーション学部 理学療法学科 教授）
大籔 弘子（兵庫県立リハビリテーション西播磨病院 リハビリ療法部 理学療法士）
神沢 信行（甲南女子大学 看護リハビリテーション学部 理学療法学科 教授）
狩野 綾子（株式会社 有薗製作所）
堺　　　裕（帝京大学 福岡医療技術学部 理学療法学科 准教授）
坂本 親宣（九州栄養福祉大学 リハビリテーション学部 理学療法学科 教授）
舌間 秀雄（産業医科大学病院 リハビリテーション部 技師長）
新小田 幸一（広島大学大学院 医歯薬保健学研究院 教授）
田原 弘幸（前 国際医療福祉大学 福岡リハビリテーション学部 教授）
中藤 佳絵（九州栄養福祉大学 リハビリテーション学部 理学療法学科 講師）
中村 春基（兵庫県立リハビリテーション中央病院 リハビリ療法部 部長）
二宮 省悟（九州看護福祉大学 看護福祉学部 リハビリテーション学科 准教授）
橋元　隆（九州栄養福祉大学 リハビリテーション学部 理学療法学科 教授）
廣滋 恵一（九州栄養福祉大学 リハビリテーション学部 理学療法学科 准教授）
山田 麻美（株式会社 有薗製作所）
吉田 遊子（九州栄養福祉大学 リハビリテーション学部 理学療法学科 講師）

巻　頭　言

　本書は 2008 年に初版を刊行し，今回，第 2 版出版の運びとなりました．この間，義肢装具の領域では一段とその進歩を遂げ，以前にも増して対象者に多くの恩恵を与えています．特筆すべきことは，脳科学の知見に基づくロボティックス技術の医療分野での臨床応用が飛躍的に進んでいることであり，障がい者に対する驚異的な可能性をもたらす予感を強く感じさせられずにはいられません．従来の義肢装具にも，同様に大きな進歩が見られています．装具では，各種の高機能足継手を有する短下肢装具の開発，カーボンファイバー素材の特性を利用して歩行時の推進力への効率的転換を図ったもの，コンピュータ制御による立脚制御膝継手付き長下肢装具やロボットスーツの開発，機能的電気刺激による歩行機能再建などで臨床における選択肢が広がり，今まで以上に治療効果を高める可能性をもたらしています．同様に，義肢についても最新の技術が駆使されて，階段昇段時の交互歩行が可能となる膝継手や障がい者スポーツに適した各種パーツの開発など，対象者の QOL を確実に改善させています．このように，義肢装具の領域では技術革新によって想像以上の急速な進歩がもたらされていることを十分に認識したうえで，対象者の要求に専門職として明確に応えるための知識と技術を備えることが，われわれには強く求められています．

　今回の改訂では，義肢装具の製作過程や使用される材料に関連する内容を新しく付け加えました．一般的には義肢装具士の分野ですが，われわれ理学療法士にとってもこれらの理解を深めておくことは大きな意義をもっており，適応や適合に関する理解を深め，臨床応用での一助になることは間違いありません．義肢装具におけるバイオメカニクスに関しても，理学療法を進めるうえで，その要となる装具や義足歩行への理解を深めるための基礎的知識について，より具体的な解説を追加しました．この他にもすべての章について，特に内容的に重複する箇所のチェック，必要となる解説の追加，また理解しやすくするために写真の掲載を増やしたり，靴型装具の一覧や短下肢装具についての付録を追加したりするなど，慎重に見直しを行いました．その結果，初版よりも大幅にページ数が増えましたが，確実に義肢装具の理解を深めるための専門書として利用価値の高いものに仕上がったと思っています．

　近年，義肢装具に関心が薄れていく理学療法士が多くなる傾向がますます広がっていることに強い懸念と憂いを感じている著者らにとって，本書がこれらの歯止めとなり，義肢装具の理学療法における重要なツールとしての位置づけを理解し，再認識するための良き指導書としての役割を果たすことを願ってやみません．最後に，本書の第 2 版の出版にご尽力を頂いた千住先生を始め，辛抱強く編集に携わって下さった九州神陵文庫の関係者の方々に対して深謝申し上げます．

2015 年 3 月

九州栄養福祉大学　リハビリテーション学部

教授　大　峯　三　郎

目　　次

1. 義肢装具総論

1. 障害と義肢装具 …………………………… 1
   1. 義肢装具とICF ………………………… 1
   2. 医学的リハビリテーションと義肢装具 … 4
   3. 地域リハビリテーションと義肢装具 …… 8
   4. 障害者スポーツと義肢装具 ……………… 11
   5. 義肢装具の最近の進歩 …………………… 13
2. 義肢装具クリニックとチームアプローチ …… 20
   1. 義肢装具クリニックの意義と目的 ……… 20
   2. 義肢装具クリニックにかかわる
      専門職種の役割 …………………………… 24
   3. 義肢装具処方と理学療法士 ……………… 25
   4. 義肢装具の適合とチェックアウト ……… 26
3. 義肢装具の支給体系 ………………………… 27
   1. 福祉用具と義肢装具 ……………………… 27
   2. 義肢装具費用支給の申請から給付まで … 30
   3. 義肢装具の支給体系における問題点 …… 37
4. 義肢装具の製作と材料 ……………………… 38
   1. 義肢装具の製作と工程 …………………… 38
   2. 義肢装具に用いられる材料 ……………… 42
   3. 材料力学 …………………………………… 46
5. 義肢装具におけるバイオメカニクス ……… 48
   1. 義肢装具を理解するための
      バイオメカニクスの基礎 ………………… 48
   2. 義肢装具に必要な機能解剖学 …………… 50
   3. 運動生理学 ………………………………… 51
   4. 歩行のバイオメカニクス ………………… 53
   5. 装具歩行のバイオメカニクス …………… 57
   6. 義足歩行のバイオメカニクス …………… 58

2. 義肢

1. 切断者のリハビリテーション ……………… 69
   1. 切断者の動向 ……………………………… 69
   2. 切断手技と断端管理 ……………………… 71
   3. 切断の合併症と理学療法 ………………… 75
   4. 義足装着前練習 …………………………… 78
   5. 適合とアライメント ……………………… 82
   6. 断端の衛生管理 …………………………… 96

2. 上肢切断の理学療法に必要な知識 ………… 98
   1. 概要 ………………………………………… 98
   2. 上腕能動義手，前腕能動義手 …………… 98
   3. 筋電義手 …………………………………… 109
3. 下肢切断の理学療法 ………………………… 113
   1. 概要 ………………………………………… 113
   2. 切断部位と義足処方 ……………………… 113
   3. 義足の種類 ………………………………… 113
   4. 義足の構造と構成要素 …………………… 115
   5. 義足装着練習の実際 ……………………… 126
   6. 小児切断と理学療法 ……………………… 141
   7. 高齢下肢切断者の理学療法 ……………… 143
   8. 在宅生活 …………………………………… 144

3. 装具

1. 装具療法とリハビリテーション ……………155
   1. 装具の定義・目的・固定の原則 …………155
   2. 装具の種類と構造 ………………………… 159
2. 脳卒中片麻痺の装具 ………………………… 184
   1. 脳卒中片麻痺患者の特徴 ………………… 184
   2. 脳卒中片麻痺患者の装具 ………………… 187
   3. 下肢装具の種類 …………………………… 189
   4. 上肢装具の種類 …………………………… 191
   5. 装具療法とEBM …………………………… 192
   6. 生活場面における装具の活用 …………… 193
3. 脊髄損傷の装具 ……………………………… 197
   1. はじめに …………………………………… 197
   2. 固定・安静のための装具 ………………… 197
   3. 機能改善・補助のための上肢装具（副子）……200
   4. 歩行再獲のために用いられる装具 ………202
   5. まとめ ……………………………………… 206
4. 骨・関節疾患の装具 ………………………… 207
   1. 装具の種類と構造 ………………………… 207
   2. スポーツ外傷の装具療法 ………………… 213
   3. 骨折の装具療法 …………………………… 216
   4. 小児疾患の装具療法 ……………………… 216
5. 脳性麻痺の装具 ……………………………… 219
   1. 装具療法の意義と基本的概念 ……………219
   2. 装具の種類と構造 ………………………… 220

3．適応と処方 …………………………221
　　4．適合とチェックポイント ……………223
　　5．装具療法の効果とEBM ………………223
　　6．生活場面での活用 ……………………229
6．側彎症の体幹装具 ………………………231
　　1．側彎症の基礎 …………………………231
　　2．側彎症の診断と治療 …………………232
　　3．側彎症に対して用いられる装具 ……237
　　4．側彎症に対する装具療法の実際 ……241
7．靴型装具の基本的構造と種類 …………246
　　1．はじめに ………………………………246
　　2．靴型装具の意義と目的 ………………246
　　3．良い靴の条件 …………………………246
　　4．靴の基本構造 …………………………247
　　5．靴の分類 ………………………………248
　　6．靴の補正 ………………………………249
　　7．中敷き …………………………………256
　　8．足装具 (foot orthosis) ………………256
　　9．症例紹介 ………………………………257
　　10．処方における留意点 …………………258
　　11．適合とチェックポイント ……………259
　　12．まとめ …………………………………260
8．糖尿病足と靴型装具 ……………………261
　　1．意義と目的 ……………………………261
　　2．糖尿病足の原因と評価 ………………261
　　3．糖尿病足に対する靴型装具 …………262
9．リウマチと靴型装具 ……………………266
　　1．意義と目的 ……………………………266
　　2．リウマチに伴う足部変形の原因と評価 ………266
　　3．リウマチに伴う足部変形に対する靴型装具 …267
　　4．手術療法との併用 ……………………268
10．その他の足部変形に対する靴型装具と足のケア 269
　　1．外反母趾変形 …………………………269
　　2．槌状変形 ………………………………271
　　3．足爪の変形 ……………………………272
　　4．整形靴と適切な靴選び ………………274
　　5．フットケア ……………………………275
11．歩行補助具 ………………………………276
　　1．歩行補助具の概念と理学療法における
　　　　位置づけ ………………………………276

　　2．杖の種類と機能 ………………………276
　　3．杖・松葉杖の構造と名称 ……………277
　　4．杖の長さの決定 ………………………278
　　5．歩行の種類と適応 ……………………279
　　6．一本杖・松葉杖を使用する際の
　　　　身体機能の条件 ………………………281
　　7．歩行器・歩行車の種類と機能 ………281
　　8．その他の歩行補助具 …………………283
　　9．歩行補助具のチェックアウト ………284

4．義肢装具の最近の動向

1．歩行支援装置としてのロボットの有用性 ………291
　　1．リハビリテーションにおける
　　　　ロボット導入の背景 …………………291
　　2．歩行支援ロボットと歩行補助ロボット ………293
　　3．歩行支援ロボットの有用性と今後の課題 ……295
2．再生医療と義肢装具 ……………………296
　　1．再生医療とリハビリテーション ……296
　　2．再生医療と義肢装具 …………………296

付　録 …………………………………………299

義肢装具総論

1

学習目標

①義肢装具の位置づけと役割を，医学や地域リハビリテーションの視点から説明できる．
②正常歩行と比較し，運動・運動力学的視点で義足，装具歩行を説明できる．
③義肢装具クリニックの構成メンバーとその役割について説明できる．
④義肢装具の支給体制について説明できる．
⑤障害者スポーツにおける義肢装具の貢献について説明できる．

1. 障害と義肢装具

1. 義肢装具とICF*

1-1. リハビリテーション医療における障害構造の変化

- 今日，リハビリテーションの対象となる障害者の特徴は，高齢化による障害構造の変化である．厚生労働省の調査では，2013（平成25）年の日本人の平均寿命は男性80.21歳，女性86.61歳であり，高齢化がますます進んでいることが示されている．

- 高齢化がリハビリテーション医療に及ぼす影響については，単なる加齢現象として捉えるだけでは解決できない多くの複雑な問題がある．たとえば，医学的視点からは糖尿病，高血圧症，心疾患および変形性関節症など高齢者特有の合併症を伴うことが多く，リハビリテーションを進めるうえで重大な阻害因子になる（図1-1）．

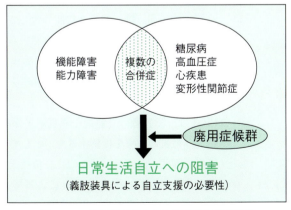

図1-1 高齢障害者の身体的特性と義肢装具

* ICF：international classification of functioning の略．国際生活機能分類．障害という概念を，①心身機能・構造，②活動，③参加の3つのレベルで構成される「生活機能」として総合的に捉えたもの．

- さらに筋力，心肺持久力もすでに低下状態にあることが多く，これらをリスク要因として注意を払いながら理学療法を進めなければならない．したがって，対象となる疾患そのものに対する理学療法だけでなく，全身調整運動（general conditioning exercise），再調整運動（reconditioning exercise）の要素なども含めた適切な治療介入を行うことが必要である．
- 社会・経済的な視点では，退院時家庭での受け入れにおいて困難な問題が生じている．たとえば，家庭環境や家族構成が原因となって家庭復帰が不可能となり，老人保健施設などで社会的入院を余儀なくされることも少なくない．
- また，高齢者では術後に生じる認知症，うつ病および意欲低下などもよく遭遇する精神障害であり，これらを予防するために理学療法では早期離床が求められる．
- このように，理学療法の治療対象となる障害については，疾病によるさまざまな病態像に加え，身体的要因，社会・経済的要因，心理・精神的要因などが混在しており，単に疾患の特性をみるだけでは，その障害像を多面的・包括的に把握することはできない．
- したがって，障害はその疾患の特性のみで規定することなく，対象者個人の価値観，生活スタイルに代表されるQOL（Quality of Life：生活の質），生活習慣，生活環境などを考慮して，包括的に障害を捉えなければならない．
- 理学療法を実施するうえでも，疾患による心身機能レベルの改善に固執するのではなく，障害構造概念モデルICFにおける背景因子（環境因子および個人因子）など，環境や個人の影響因子を含めQOLの視点に立った目標設定が必要である．

> 確認しよう！
> ICFにおける障害構造について再度確認してみよう！

1－2. 障害者を取り巻く医療情勢の変化

- 医学的リハビリテーションでは，障害構造の変化による医学的諸問題に加え，平均在院日数や治療期間の上限設定など医療施策上の制約により，各施設が急性期，回復期，維持期へと機能分化してきた．
- 理学療法分野においても「各施設で限られた期間内に，いかに効率的に治療効果を上げるか」が求められ，科学的根拠に基づく医療（evidence based medicine：EBM）の提唱と同様に，理学療法においてもその科学的根拠が求められている．
- EBMは，障害者の価値観や満足感を保証し，科学的根拠に基づいた専門技能により最良の医療を提供するものとして理解されている．理学療法のEBMは，医療倫理的，医療経済的な視点や治療手技などからの再検討が必要である．
- 理学療法アプローチは，EBMによって裏づけされた診療ガイドラインやクリティカルパスを導入し，質的保証をより確実なものにする必要がある．われわれ理学療法士にも，客観的で妥当性のある理学療法の検証が求められている．
- 障害者支援のための社会的資源として，さまざまな社会保障制度が制定されているが，2000（平成12）年度より介護保険制度が，さらに2006（平成18）年

> **調べてみよう！**
> 障害者総合支援法とはどんなものだろう？

度より障害者自立支援法（2013（平成25）年4月，障害者総合支援法へ改正）が導入され，社会全体で高齢者や障害者を支える仕組みの構築が図られている．

❑ 特に障害者総合支援法は障害の種別（身体障害，知的障害，精神障害）にかかわらず，必要とするサービスを利用するための仕組みを一元化して共通の制度下でサービスを受けることができる．

❑ 理学療法士もこれらの社会保障制度の仕組みを理解し，障害者への義肢装具に関する情報提供など，この制度においてどのような役割を果たすことができるのか，専門職として認識しておくことが必要である．

1-3. 生活機能モデルにおける義肢装具

❑ 義肢装具は，機能障害や活動および参加障害における代償的あるいは適応的アプローチの道具である．

❑ 生活機能モデルにおける義肢装具の役割を大別すると，①移動手段，②上肢における課題遂行手段，③QOLにおける道具，などが挙げられる．これらの個々の目的を果たすためには，医学的視点だけでなく社会的，心理・精神的な側面からも義肢装具を捉える必要がある．

❑ 特に理学療法の視点からは，歩行を含めた移動が重要な動作となるが，これらの能力の改善を目指すとともに，周りの居住環境の整備を図ることで，活動や社会参加に対する制限の解決や緩和が可能となる．義肢装具を含めた福祉用具は，重要な役割を担っていると考えられる．

❑ 松尾は，「広義の全人間的復権を考えるのであれば，身体に障害を残して生活していても人格には影響はない．したがって福祉用具は，人生を楽しむために障害を補完し，誇らしく生活するための用具である．一方，狭義に機能回復を考えると，元の身体に戻るための用具であり補装具（義肢装具）である」と，リハビリテーションの考え方で福祉用具の役割が変化することを指摘している．

❑ このように，福祉用具はリハビリテーションの考え方によって位置づけが変化するため，医学的因子以外にも，利用する障害者の置かれている個々の生活環境，日常行動や本人を含めた家族構成などの社会的環境因子あるいは障害者のもつ心理的・精神的因子についても考慮しなければ，義肢装具について理解することが難しくなる．

❑ したがって，これらを理解するためには生活環境の視点に立ち，障害と義肢装具を含める福祉用具，生活基盤となる住居との関連性，すなわち生活環境という大きな概念に基づいて義肢装具を捉える必要がある（図1-2）．

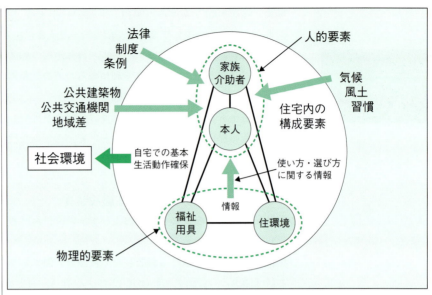

図1−2　障害者や高齢者を取り囲む生活環境要素と情報

[松尾清美：リハビリテーションにおける福祉用具の位置づけ，第2回産業医科大学リハビリテーション医療研究会配付資料，2007 より引用]

2. 医学的リハビリテーションと義肢装具

2−1. 装具療法の役割と位置づけ

❏ 装具療法の目的は，変形・拘縮の予防，関節の固定，免荷および不随意運動の抑制，失われた機能の代償などである．装具は，使用する目的によって表 1-1 のように分類される．

表1−1　装具の使用目的による分類

1．固定用装具	6．立位保持用装具
2．支持装具	7．夜間装具
3．矯正用装具	8．牽引装具
4．免荷装具	9．機能的骨折治療用装具
5．歩行用装具	

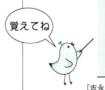

[吉永勝訓：整形外科疾患に対する治療用装具の処方，義装会誌 13：265-270，1997 より引用]

❏ 装具装着は，切断者における義肢の場合と異なり，原則として四肢が残存しており，その失われた身体的機能障害に対する治療手段，代償，補完あるいは適応させるための一手段として用いられる．

❏ 装具を必要とする疾病は，脳卒中片麻痺を初めとして脊髄損傷，骨関節疾患や脳性麻痺など多岐にわたっており，装具はその目的，機能改善や求められる効果に合致した処方がなされている．また，使用される時期によってもその役割が変化する．

❏ 一般的に急性期においては早期離床，早期起立を目指し，ADL で必要となる歩行を主体とした移動をできるだけ早期に獲得するための手段として，装具が

使用される．特に片麻痺などの中枢性疾患において，この時期に処方される装具は機能障害の代償，下肢の支持性の獲得などが主な役割である．
- そのために装具療法と運動療法を早期から組み合わせることは，筋力低下や拘縮などの廃用症候群の予防，精神的賦活の促進や意欲の向上など，単に機能的代償に留まらずにさまざまな効果をもたらす可能性をもっている．したがって，運動療法のみに固執することなく，有効な治療選択肢の1つとして積極的に装具の活用を試みることも必要である．
- 装具は，回復期では日常生活場面における活動性の増大や耐久性の向上，維持期（生活期）では生活機能の維持・改善ならびにQOLの向上などが主な役割である．
- 回復期から維持期は，機能的改善や生活環境整備などによって生じる障害像の変化に伴い，装具適応の再評価や調整，故障や修理などの保守に関する定期的なチェックが必要となり，これらは障害者とかかわる機会の多い理学療法士の役割である．
- 整形外科疾患における装具の役割は，関節の固定や保護あるいは免荷など主に治療手段としての位置づけが強く，一般的に運動療法と併用して用いられる場合が多い．したがって，装具装着の必要な時期が過ぎればすみやかに除去し，廃用の予防と機能の改善に努めることが必要である．

2-2. 義肢の役割と位置づけ

- 切断者のリハビリテーションにおいて，義肢は装具と違って切断肢を補完するものとして位置づけられており，欠くことのできない人工肢である．
- 切断者の障害は，四肢の部分的喪失による活動制限が重要な問題となる．最近の切断原因はさまざまであるが（図1-3），下肢切断者では労働災害や交通事故などの外傷性によるもの，生活習慣や食生活の欧米化などライフスタイルの変化に伴う糖尿病や閉塞性動脈硬化症などに起因する血管原性によるもの，高齢者が多い．

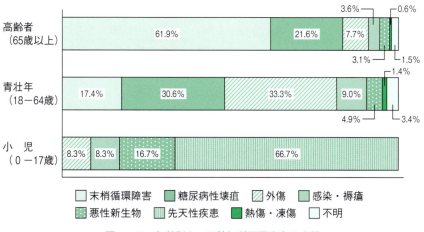

図1-3　年齢別上・下肢切断原因疾患の分類

［大峯三郎・他：身体障害者手帳診断書に基づく北九州市における切断調査，義装会誌23特別号：128-129，2007より引用］

- 切断者の理学療法を進めるうえで，血管原性や高齢切断者は，義肢装着と断端管理が重要な鍵となる．一般的に切断者自身が義肢の着脱を自立するためには，筋力低下や拘縮の予防を含めた断端管理が必要となる．
- 血管原性の高齢切断者では，最終的なゴールを実用性歩行とするには困難な場合が多く，装着による心理・精神的支援や reconditioning の練習の一環として捉える方がより実際的であり，臨床的である．
- したがって理学療法士は，義足装着による歩行練習により身体的活動性を高めるための道具として義足を使用する．このように，障害の特性を考慮しながらプログラムを進めることも必要となる．
- 義肢の処方は，切断者の身体の因子や特性，職業や生活環境などの社会的背景によって行われる．また，切断部位により処方される義肢の種類や構造がある程度限定される点が，装具処方とは異なっている．
- 上肢切断では装飾用義手，能動義手，作業用義手，筋電義手などが製作されるが，わが国では装飾用義手が約 90％を占めており，能動義手の製作はわずか 10％未満で，筋電義手に至ってはほとんど皆無である．
- 上肢切断者のこの実態は，手の繊細な機能を代償できるような高機能義手が存在しないことや，片側切断者では日常活動のほとんどが非切断手で自立可能なことによる．筋電義手については公的給付制度が十分でないこと，経済性あるいは専門的な指導者や施設の不足などがその要因として考えられる．
- 下肢切断については，上肢切断と対照的に下肢機能を代償できる高機能義足の開発が進んでいる．特にソケットデザイン概念の変化，コンピュータ制御による膝継手機構あるいはエネルギー蓄積型足部など，義足は今まで以上により安全で身近なものとなってきた．
- 下肢義足の進歩によって切断者のさまざまなニーズに応えられるようになり，ADL の制限が緩和され，QOL の向上に寄与できるようになってきた．

2−3. 理学療法士に求められる役割と知識

- 最近では，義肢装具分野の学際的な研究が進み，さまざまな機能をもつ装具や義肢が臨床で用いられており，障害をもつ人々に多くの恩恵を与えている．これらの装具や義肢の特性を最大限に引き出し，運動療法の効果を得るためには，これらの機能や構造，あるいは目的や適応を十分に理解したうえで理学療法を実践することが大切である．
- 臨床で義肢装具と運動療法との融合を図り，目的とする治療効果を発揮するためには，他職種とのコラボレーションによるチームアプローチが必要となる．また，これ以外にも，理学療法士としての義肢装具に関する専門的な知識と技量が要求される．
- 義肢装具の処方の際に必要となる障害像の把握については，身体的，社会的，経済的および心理・精神的な側面から具体的で的確な評価が必要となるが，これらは，対象者と常に接する機会の多い理学療法士の役割である．

❏ 最適な義肢装具の処方には，さまざまな視点から検討を加える必要がある．具体的には，理学療法室に数種類の装具を準備し，歩行などの諸動作を行わせて目的とする効果が実際に得られているかなどを動作分析で検討すると，実践的で有益な処方となる（図1-4）．この情報を義肢装具クリニックなどで提供することもまた，理学療法士の役割である．

❏ 義肢については膝や足の継手が次から次へと開発されており，切断者にとってどのような義足パーツの組み合わせが最適な義肢となるのかが重要となる．切断者は，最初に処方された義肢を好む傾向が強いため，慎重な検討が必要となる．

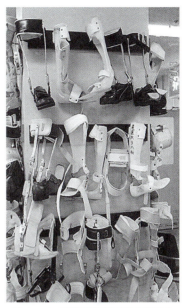

図1－4　運動療法室に備え付けられている各種装具

❏ 理学療法士は，常に新しい機能をもつ義足の情報と知識を把握して，運動療法や義足装着による指導を行うことが求められている．さまざまな義足パーツが提供されるようになった現在，それぞれのパーツの機能を十分に引き出すためには，義足パーツのメカニズムや特性を理解したうえで適切な指導を行うことが必要である．

❏ 不適切な指導は，最新の高機能なパーツを用いても逆にQOLの低下を招く．下肢切断者の運動療法を進めるうえで理学療法士に求められる知識は，切断者の高齢化を含めた最近の傾向，弾性包帯法（soft dressing）などの断端管理，拘縮予防や筋力強化などの義足装着前の基本的な運動療法，ソケットの構造と機能，膝・足継手機能に関する知識，義足装着時の適合評価や義足歩行練習に関する知識などである．

❏ 特に義足装着時の適合性のチェックや義足歩行練習については理学療法士の業務であり，適切な評価と指導が必要である．最近，この領域における義足装着，異常歩行評価あるいは義足歩行練習などを義肢装具士任せにしている理学療法士がいるが，自らの専門性を否定するものである．義肢装具士らとのチームワークのなかで，理学療法士としての専門性を発揮する必要がある．

❏ 臨床現場では，医師，義肢装具士および理学療法士などの専門職によって義肢装具クリニックが開催され，義肢装具の適合に関するチェックアウトをチームアプローチによって行っている．理学療法士は，日常業務のなかで対象者の障害像あるいは機能の変化を把握しながら義肢装具の適合状態をチェックできる機会が多い．したがって，適合やチェックアウトに関する豊富な専門的知識とこれらに精通した技量が理学療法士には求められている．

❏ さらには日常生活での使用状況や問題点など，義肢装具が地域のなかで実際ど

のように使用されているのかフォローアップを行うことも重要である．また，切断者の義肢に対する要望や問題点を謙虚に受け入れ，これらの情報を臨床へフィードバックすることで，よりきめ細やかなリハビリテーション・サービスを切断者に提供することができる．

3. 地域リハビリテーションと義肢装具

3−1. 地域における義肢装具の役割

- 義肢装具の役割は，日常生活の機能改善や維持，地域における活動・参加のために必要かつ有益な道具として活用され，その結果として生活の質を改善することである（図1-5）．

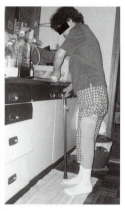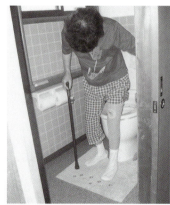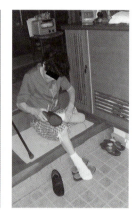

図1−5　日常生活場面での義肢の活用

- 義肢装具が日常生活のなかで具体的にどのように使用され，どのような役割を果たしているのか，あるいはメンテナンスをどのように行っているのか，その実態を把握し，検討することは理学療法士にとっても有益な情報となる．
- 義肢装具の日常生活のなかでの活用は，住居などの個人の環境因子や個人因子によって活動制限や参加制約を受けるため，身体的機能障害だけではなくこれらの背景因子についても把握しておかなければならない．
- 特に住環境整備は義肢装具を有効活用する鍵となるため，有益な生活支援の一手段としてこれらに積極的にかかわることも重要である（2章3　8. 在宅生活を参照）．

3−2. 地域での義肢装具使用実態とメンテナンスの実際

- 脳卒中片麻痺患者102名を対象とした装具使用状況調査結果（平均年齢60.5±13.7歳）から，家庭での義肢装具の使用実態について述べる．
- 装具の使用状況では，家庭において使用していた者は75％であり，このうち約60％が主に屋内外で使用していた（図1-6）．
- 1日の使用時間では，約40％がほぼ1日中使用していたが，1日の歩行距離に

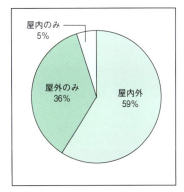
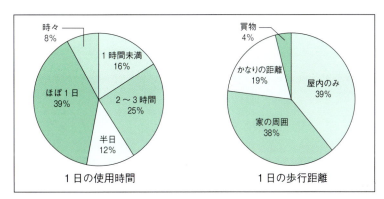

図1－6　家庭での装具使用状況　　　　　図1－7　装具の使用時間と歩行距離

　ついては約80％が屋内あるいは家の周りを散歩する程度としており，家庭での活動性低下の傾向がみられた（図1-7）．
☐ 装具の有用性については90％がその効果を認めていたが，対象者の43％が装具に何らかの不満をもっており，その主なものは，装具の適合不良，疼痛，装着が困難などであった（図1-8）．

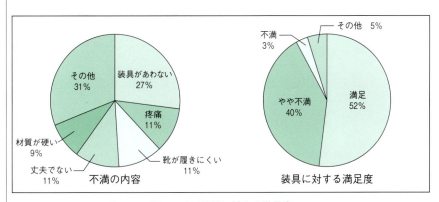

図1－8　装具に対する満足度

☐ 装具破損状況では45％が破損を経験し，その主なものは靴底，ベルクロの摩耗などの軽微なものであった．
☐ 63％がトイレ，風呂場など何らかの家屋改造を行っていた．家屋改造と装具の活用性との直接的因果関係については不明であるが，家屋改造などの環境調整は，装具の有用性を高める可能性があると思われる．
☐ 図1-9は，かつて日本義肢装具学会が義肢装具支給制度検討委員会において行った義肢使用者の現況調査から，製作修理に関する項目についての結果をまとめたものである．
☐ これによると，製作修理をする際の連絡先として切断者の58％が義肢製作所を相談窓口として挙げ，ついで病院，制度の窓口の順となっている．
☐ 製作修理を依頼する直接の相手としては，その大半は義肢装具士であり，理学

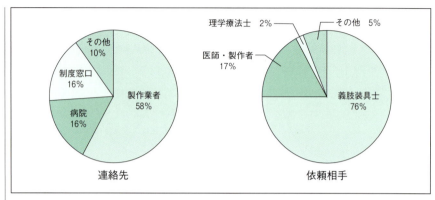

図1−9 製作修理をする際の連絡先および相手
［日本義肢装具学会義肢装具支給制度検討委員会資料より］

療法士に相談・依頼をするのはわずか2％程度であった．これらの調査結果から，大部分の切断者は義足のメンテナンスを義肢製作所で行い，さらにはこれに伴って必要となる装着あるいは歩行練習なども，製作所の義肢装具士が行っている可能性が示唆されている．

❑ このように，義肢装具の実態調査あるいは製作後のフォローアップなどを通して対象者の使用状況や障害像の変化を把握することが必要であり，これらの情報をチームの中で共有することが重要である．

3−3. 地域での義肢装具使用における理学療法士の役割

❑ チームアプローチで行われる切断者のリハビリテーションにおいて，理学療法士は，義足歩行練習に関する具体的な方法などに関して切断者に的確な指示を与え，実践する能力が必要である．さらに，歩行を中心とした移動能力に関する評価は理学療法士の専門領域であり，その結果を義肢装具士に情報提供することで，より適切な義足の製作が可能になる．

表1−2 メンテナンス時における理学療法士の関与

1. 身体的能力に関する評価と情報提供
    移動能力（歩行能力，歩行形態，異常歩行など）
2. 義足使用の現況と問題点
    適合状態，疼痛部位，必要となるメンテナンス情報
3. 使用者の義足ニーズに関する情報提供
    使用者の具体的ニーズの代弁者
4. 修理あるいは再製作後の義足装着，歩行練習の指導
    適合状態チェックアウト，具体的指導
5. 義肢装具士との情報交換

- また，理学療法士は，地域リハビリテーションにおいても適合調整，歩行練習，日常生活における具体的な指導や示唆，身体的な評価，義肢装具の保守などを含めたサービスを行い，義足使用状況や問題点，義足に対する対象者のニーズなど，より詳細な情報を義肢装具士へ提供する役割がある．
- 修理あるいは再製作などを含むメンテナンス時における理学療法士のかかわりについては，表 1-2 に示す事項などが考えられる．メンテナンス後のチェックアウトや具体的な歩行練習などについても理学療法士の役割であり，これについては義肢装具士とのチームワークにおいてなされる．

4．障害者スポーツと義肢装具
4−1．障害者スポーツの歴史と現況

> 調べてみよう！
> 障害者スポーツにはどんなものがあるかな？

- 障害者スポーツの歴史は，英国のストーク・マンデビル病院において，Guttmann 教授が脊髄損傷者のリハビリテーションにクリケットやバスケットを試み，予想以上の効果を上げたことに端を発したといわれている．
- その後，国際ストーク・マンデビル車椅子競技大会へと発展し，1960（昭和 35）年のローマ大会のオリンピックから開催都市での大会が実施されるようになった．1964（昭和 39）年の東京大会では，車椅子使用者だけでなくその他の障害者も参加できるスポーツ大会を目指して二部制で開催され，パラリンピックの名称が使用された．
- 東京大会以後は再び車椅子使用者に限られた国際大会となったが，1976（昭和 51）年に開催されたモントリオールオリンピックでは，脊髄損傷者に加えて切断者，視覚障害者が参加する大会となった．
- 1989（平成元）年国際パラリンピック委員会が創設され，2000（平成 12）年のシドニー大会からオリンピック開催国はオリンピック終了後，引き続いてパラリンピックを開催することが義務づけられ，国際的な障害者スポーツ大会へと発展した．
- わが国では Guttmann 教授に師事した中村裕氏が，帰国後東京オリンピックの誘致や大分国際車椅子マラソン大会の開催など，積極的に障害者スポーツの普及に尽力している．
- 1964（昭和 39）年に開催された東京大会を契機に日本身体障害者スポーツ協会が設置され，障害者スポーツの発展に貢献している．また，障害者スポーツに知的障害者も含めることになったために，名称も日本障害者スポーツ協会へと変更された．
- 2012（平成 24）年に開催されたロンドンオリンピックで，両下腿切断者の陸上競技選手が初めてオリンピックへの出場を果たしたことは記憶に新しい．国際陸上競技連盟は，義足の陸上競技選手が使用するカーボン製義足足部の推進力が競技規定に抵触するとしてオリンピックへの出場を認めていなかったが，スポーツ仲裁裁判所がこれを覆して出場を認めたことによる．これを契機に今後，オリンピック，パラリンピックの両方で活躍する切断者が増えてくると思われる．

4-2. 切断者のスポーツと義肢装具

❏ 初山は，障害者スポーツの種類を医療スポーツ，市民スポーツ，競技スポーツに大別している．このなかで現在は，より競技性の強い競技スポーツへの志向性が高まっており，スポーツがもつ本来の目的に近づきつつある．

❏ 今日，このように障害者スポーツが発展してきた背景には，各種の支援団体組織による貢献，障害者に対する社会的受容の広がり，障害者自身のスポーツへの志向性やスポーツ施設などの環境整備の充実など，さまざまな要因が影響を与えている．さらに，競技に使用する道具としての競技用義肢の開発や改良なども，発展に寄与している．

❏ 切断者のスポーツには，陸上競技を始めとしてバドミントン，テニス，アルペンスキー，トライアスロン，自転車，水泳，ゴルフなど，各種の競技種目がある．そのため，個々の競技種目に適した義肢装具の独自の開発や改良がなされている（図1-10）．

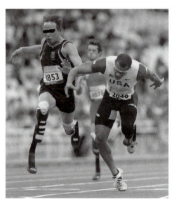
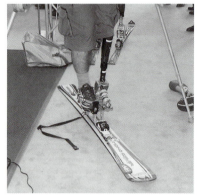

スキーのために改良された大腿義足足部

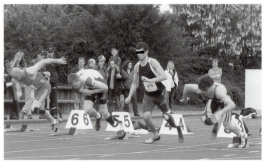

図1－10　障害者スポーツと義肢
[オットーボック・ジャパン株式会社提供]

❏ 特に高機能化された膝継手，エネルギー蓄積型足部の開発，カーボン繊維素材の導入など各パーツを含めた義肢の進歩は，スポーツ志向の高い切断者にとって大きな可能性と希望を与えている．

- しかし，余暇活動としてのスポーツは例外として，これらのスポーツ競技に特化した義肢への改良や開発については，切断者自身に経済的な負担を強いる場合も少なくない．さらに改良や開発の成否が競技成績にも影響することなどから，企業による経済的支援なども必要である．
- 一方，スポーツ活動における義肢の可能性を引き出すためには，活動レベルに応じたトレーニングプログラムが必要となる．これについては，切断者の身体能力を十分に把握している理学療法士や障害者スポーツ指導員など，より高度な専門的知識をもつスタッフによるプログラムの提供が望ましい．

5．義肢装具の最近の進歩
5-1．義肢装具における最近の進歩の背景
- 最近の義肢装具の開発やその進歩については，新しい素材の応用，各部パーツの高機能化やソケット自体の概念を大きく変える骨直結型義足の臨床応用など著しく進歩している（図1-11）．

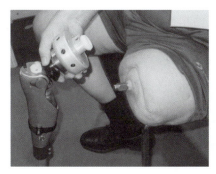
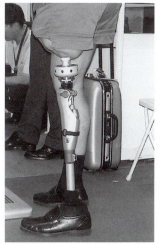

図1-11　生体骨直結型義足

- これらの背景には，義肢装具に対するQOLを含めた障害者による多様な要望を，カーボン繊維，シリコーンやチタンなどの新しい製作材料の応用や開発，マイクロコンピュータ制御機構を組み込んだ高機能部品の開発，リハビリテーション工学との連携，義肢装具の軽量化やソケットデザイン概念の変化など，さまざまな要因が支えていることが考えられる．
- これらの進歩は，義肢装具を利用する対象者にとってはいくつものデザインや機能，あるいはパーツの中から自分のニーズに合ったものを利用できるなど，選択肢が大きく広がり機能やQOLの向上に役立っている．
- 臨床においても，義肢装具の進歩は，より効果的で効率の良い理学療法の実施，ADLや歩行に対する積極的な受容あるいは心理面に対する良い影響など，さまざまな恩恵をもたらしている．

- 一方,選択肢の多様性は,最適な処方のためにはどのようなパーツを選択するのか臨床場面で十分な検討を要し,理学療法の進め方にも影響を与えている.これらの問題を解決するためには,理学療法士が知識の向上に努めること,各専門家とのチームワークなどが必要となる.
- 高機能を有するパーツで公的給付基準対象に含まれない場合には自費購入となるため,高額な費用を必要とし,対象者の経済力によっては不公平となる.理学療法士は,このようにすべての障害者が必要とする最善の義肢装具を平等に得ることができない現実も認識しておく必要がある.
- 澤村は,義肢装具の開発やサービスについては,対象者を中心としてリハビリテーションエンジニア(リハエンジニア),義肢装具士,理学療法士や作業療法士などの専門職によるチームアプローチのなかで進歩し,障害者のニーズを的確に把握し,その結果を対象者,消費者に還元できる研究開発を進め,最終的には社会保障の中で行政がフォローしていく仕組みをつくることが重要であるとしている.

5-2. 装具にみる最近の進歩

- 装具に関しては,既存の革製品や金属支柱を主な構成材料とする装具から,より軽く剛性が高く素材としても優れているカーボン繊維含有素材,プラスチックやアルミあるいはチタン合金などの構成材料からなる装具への開発がなされている.
- カーボン繊維は,軽い,弾性によるエネルギー蓄積が可能,などの特性があり,カーボン繊維製短下肢装具では,遊脚相前の底屈モーメントやつま先離れ時の足関節可動角度の増加によって,歩行速度の改善が期待できる(図1-12a, b).長下肢装具では,軽量で剛性の高いカーボン繊維含有素材を用いたポリオ罹患者に対するカーボン製装具が開発され,臨床でも良好な成果が得られている(図1-12c).

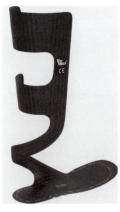
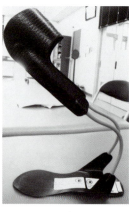
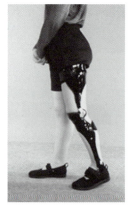

a

b

c

図1-12 カーボン製下肢装具
a:Easy Walk
b:Dynamic walk
c:カーボン製長下肢装具

- プラスチック製装具は，臨床場面では一般的に足継手のない短下肢装具が用いられている．しかしながら，歩行時の足関節の底屈あるいは背屈機能を制御することでより歩行時の安定性が得られる点や，膝関節制御や障害者の病態に合わせて調整が可能である点などで，足部に可動性をもつ足継手機構（プラスチック継手あるいは金属継手）を取り入れたプラスチック製短下肢装具が多く処方される傾向にある（図1-13）．

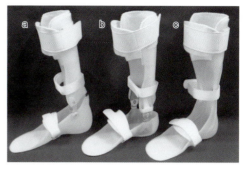

図1-13　プラスチック製短下肢装具
a：Gillette ankle joint
b：Planter/Dorsi flexion Control ankle joint（PDC）
c：Shoehorn type AFO（Polypropylene）

- 足継手では，油圧ダンパーを用いて底屈制動を制御するもの，平板支柱の運動特性（平面に対する大きな可撓性や側面に対する剛性の強さ）とヒンジ継手を組み合わせたもの，スライド式ストッパーと固定ネジで底背屈方向の制御を行うものなど，さまざまな構造や機能を備えた短下肢装具が開発されている（図1-14）．

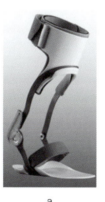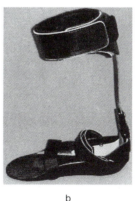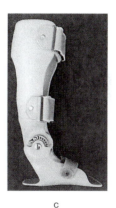

図1-14　足継手
a：足継手に油圧ダンパー機構を内蔵した金属支柱付き短下肢装具（gait solution）
b：平板支柱の運動特性を考慮した調整機能付き後方平板支柱型短下肢装具（APS-AFO）
c：スライド式ストッパーと固定ネジによる足関節制御を行うCCAD短下肢装具

- 膝継手では，足部にある足圧センサーからの情報を認識して，歩行の相に応じてコンピュータ制御による膝継手のロック，アンロックを行う立脚制御膝継手付き長下肢装具なども開発されている（図1-15）．
- また，歩行時の足底部接地情報を無線信号で電気刺激装置へ伝えて筋への電気刺激を行い，的確な筋収縮タイミングでの歩行を行う機能的電気刺激装置も開発されている（図1-16）．

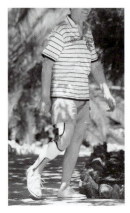
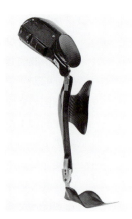

図1-15　立脚制御膝継手付き長下肢装具（電子制御式）E-MAG アクティブ
立脚相では膝固定，遊脚相では膝フリーとなる．
[オットーボック・ジャパン株式会社提供]

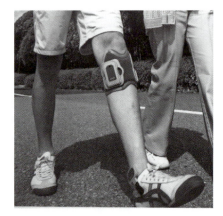

図1-16　機能的電気刺激装置を用いた歩行支援装置
[L300 フットドロップ・システム（米国バイオネス社製）]

5-3. 義肢にみる最近の進歩

- 義肢における進歩の特徴は大きく2つに大別できる．1つはソケットデザインの改良であり，もう1つは膝・足継手などにみられる高機能パーツや素材の開発である．特に大腿義足や下腿義足では顕著で，これらの開発により切断者の身体機能は大きく改善し，ADL や QOL の向上に寄与している．
- 義足ソケットは，断端と義足とを繋ぐ重要な役割を果たしており，生体力学では体重支持，運動伝達や義足懸垂などの機能をもっている．一般的に大腿義足ソケットとしては四辺形ソケットが用いられている．
- この四辺形ソケットの問題点として，①立脚相後期に坐骨結節が坐骨受けで突き上げられて不快感を生じる，②断端がソケット内で外転位をとるために側方不安定性が残り，立脚相で上体が切断側に傾く，③坐骨結節での支持性を得るためにソケットの前後径を狭くしているので，スカルパ三角部で大腿動脈を圧迫する，などが指摘されている．

❏ これらの問題点に対して，坐骨結節と坐骨枝とをソケット内に収納し，荷重を坐骨から坐骨および坐骨周辺部の軟部組織全体で行う坐骨収納型ソケット（ischial ramal containment：IRC）が開発されている．

❏ 坐骨収納型ソケットの特徴は，前後径を広く，内外径を狭くすることで断端のアライメントを内転位に保持し，坐骨結節をソケット内に収納することで坐骨下肢による骨性の固定を得て，ソケットの外側偏位を防止する点である（2章3 図2-56参照，p118）．

❏ 最近では，坐骨収納型ソケットのモデル修正とトリミングライン*の変更を行い，優れた外観，関節の可動性，快適性，サスペンション，歩容の改善を目的とするMAS®（Marlo Anatomical Socket）デザインが開発されている．

❏ MAS®デザインの特徴は，従来の坐骨収納型ソケットと比較して，坐骨枝の収納と坐骨枝の対角線上の骨MLにより重点をおいた採型であり，大腿骨を内転位に保持するモデル修正が行われている．前壁と後壁とのトリミングラインを低く設定していることも特徴である（図1-17）．

❏ MAS®デザインにより側方動揺の少ない美しい歩容の獲得が可能となった．従来型の坐骨収納型ソケットと比べて，後壁のトリミングラインを大殿筋下部までU字状に低くし，大殿筋部分を被わないようにしている．前壁部分も，従来の坐骨収納型ソケットよりも低くトリミングされている．

❏ このため，股関節の屈曲・伸展時のソケットによる制限なしに大きな関節可動域を得ることができ，胡坐や正座が容易となり，ソケット後壁による突き上げや衣服を着た時の外観上の問題を気にしなくてすみ，義足の装着も容易で機能的な歩行が可能となる点などが利点として挙げられる（図1-18）．

❏ 欠点としては，適合が難しく，良好な適合を得るためにはチェックソケットによる十分な修正と調整が必要になることである．

❏ 下腿義足ソケットでは，PTBソケットが主流であるが，断端に密着して懸垂作用のあるシリコーン内ソケットを組み合わせて断端全面で荷重を行う全表面荷重式ソケット（total surface bearing：TSB）の製作が行われ，臨床でも使用されている．このTSBソケットは，ほとんどすべての下腿切断者に適応があり，これらの適応も含めたソケットの理解が理学療法士には必要である．

❏ また，吸着式下腿義足の開発も行われており，シリコーンライナーとの組み合わせにより懸垂用のカフベルトが必要なくなり，義肢装着が容易となっている（図1-19）．

❏ 膝継手，足継手の進歩についても，マイクロコンピュータを組み込み立脚相および遊脚相の制御を行う膝継手や，足部の多軸運動を可能とする義足足部など，より切断者のニーズに合致した製品開発が盛んに進められており，切断者のQOLを高めるための大きなツールとなっている．

❏ 膝継手については，空圧および油圧機構を組み込んだマイコン制御による遊脚

---

* トリミングライン：ソケット上縁部やプラスティック装具の辺縁部分を削る際の位置．

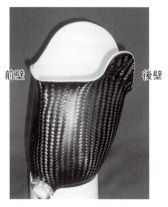 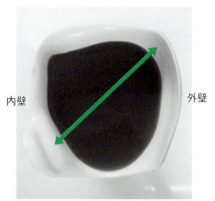

図1-17 MAS®

坐骨枝の収納と坐骨枝の対角線上の骨ML（右図 矢印）に重点をおいたソケットの形状と，前・後壁部分のトリミングラインを従来の坐骨収納型ソケットよりも低く設定しているのが特徴である．
［写真は大坪義肢製作所 大坪政文氏，有薗製作所 狩野綾子氏のご好意による］

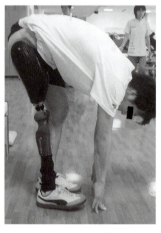 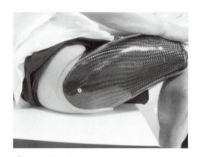

図1-18 MAS®と股関節屈曲

MAS®は前壁と後壁のトリミングラインを坐骨収納型ソケットよりも低く設定し，大殿筋部を被わないようにしているために，椅座位での殿部への圧迫がなくなり（右図），より快適な座位が可能となっている．また，躯幹の前屈時にも前壁が当たることなく，十分な可動性の確保が容易となっている（左図）．
［写真は大坪義肢製作所 大坪政文氏，有薗製作所 狩野綾子氏のご好意による］

相制御膝や多軸膝などますます高機能化しており，より機能的な歩行能力の獲得，QOLの向上，高齢者や身体的能力の低い切断者に対する歩行能力獲得の可能性など，多くの恩恵を切断者に与えている（図1-20）．

- 義足足部には，接踵期のショックの吸収やすみやかな立脚期への移行，立脚時の安定性や離床期に体幹を前進させる機能が求められる．足継手については，従来型足部に加え，現在では多種のエネルギー蓄積型足部が開発されており，特に走行やスポーツなどの面で切断者のQOLを飛躍的に向上させている（図1-10）．

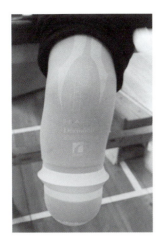
シリコーンライナー

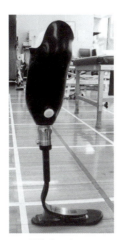
吸着式ソケット

図1−19 吸着式下腿義足

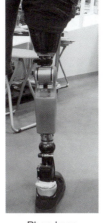
Rheo knee

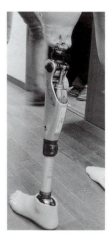
C-leg

図1−20 コンピュータ制御による膝継手
Rheo knee は磁気粘性流体機構を用いて膝制御を行い，磁場の強度により膝の抵抗量を変化させる．

5−4. 義肢装具の進歩と理学療法

❏ ソケットや膝・足継手などの構造や機能の進歩に伴って，実際に義足の適合評価，装着指導や歩行練習を担当する理学療法士は，これらに関する構造，機能の理解あるいは関連する情報の収集などが必要である．

❏ 実際は，情報収集についても限界があるため，義肢装具士による情報の提供，機構や機能についての具体的な教授を得るなど，積極的に義肢装具士とのきめ細かな情報交換を行い，それをもとにして切断者に対する適切な指導を行う必要がある．

❏ これらの情報は，切断者にとっても貴重な情報源であり，情報の共有化を図ることで義肢処方時や新規作成時などにおいて対象者に理解を求める際に役立つと思われる．

（大峯　三郎）

2. 義肢装具クリニックとチームアプローチ

1. 義肢装具クリニックの意義と目的
1-1. 義肢装具クリニックの意義

❑ 義肢装具クリニックでは義肢装具の適否，具体的な処方内容の検討，義肢装具の適合およびチェックアウトなどを行い，さらに各専門職間での情報交換の場として有用である（表1-3，図1-21）．

表1-3 義肢装具クリニックの機能

- 新しい対象者の登録と総合評価
- 最適な義肢装具の迅速な処方と供給
- ソケットの適合やアライメントの評価
- 新しい義肢装具パーツの積極的な適応と評価
- 義肢装具教育の場としての機能（研修医・学生）
- 切断者グループの情報交換の場
- 義肢装具の装着状態のフォロー

（覚えてね）

［澤村誠志：リハビリテーション医学全書18，切断と義肢（第4版），医歯薬出版，pp418-420，1999をもとに筆者作成］

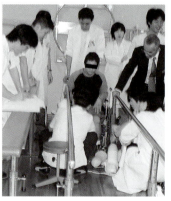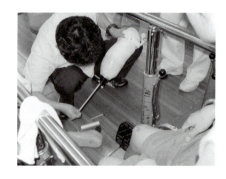

図1-21 義肢装具クリニックの実際場面
（医師，PT，PO，MSWなどの専門職による検討）
各専門職種が一堂に会してのチームワークによる義肢装具クリニックの実際．

❑ 義肢装具クリニックの意義について澤村は，チームメンバーが義肢装具に関するそれぞれの専門知識（science）と経験（art）を生かして障害者のニーズを確かめ，残余の身体的・職業的能力を最大限に生かす場であり，最も重要な点は他の職種の専門性との信頼関係であると述べている．

❑ 具体的には，チームメンバーによるさまざまな医学的（身体機能あるいは能力障害における各部門からの情報），社会的（生活環境，経済状況，職業などを含む），義肢装具全般（機能や構造などの情報），公的支給制度の利用に関する

それぞれの情報を，総合的に判断あるいは考慮して適否を検討し，最終的には最適な義肢装具の提供を行うという役割がある．
❑ 義肢装具クリニックでは，専門職によるチームアプローチで行われるため効率的で的確な処方となり，対象者の義肢装具に対する満足度も向上して理想的な製作が可能となる（図1-22）．

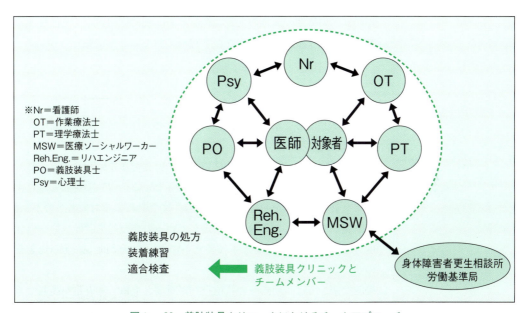

図1－22　義肢装具クリニックにおけるチームアプローチ
[澤村誠志：リハビリテーション医学全書18，切断と義肢（第4版），医歯薬出版，p417，1999より引用，一部改変]

❑ 義肢装具クリニック（表1-3）の運営を行っていくためには，専門職の役割を十分に発揮できること，個々の専門職としての能力を高めること，職種間の信頼関係を築くことが重要となる．

1－2. 義肢装具クリニックの目的

❑ 主な目的は表1-4のとおりである．

表1－4　義肢装具クリニックの主な目的と内容

・義肢の処方
・適合判定（チェックアウト）
　＊適合（Fitting）
　＊アライメント（Alignment）のチェック
　＊装着練習（進行状態も併せて）
・社会資源の提供
　＊各種保険の申請・手続きなど
　＊理学療法の進行具合，義肢装具パーツの適用など
・各専門職との情報交換

❏ 理学療法士は，他職種に有益なさまざまな情報を提供し，義肢装具処方に関する具体的な意見を述べ，専門職として積極的に関与することが必要となる．

❏ そのためには，常に対象者の障害像を評価し，現状における問題点を把握して，必要な情報を専門的な立場から整理しておく必要がある．

❏ 情報の提供には客観的な根拠に基づいたものが必要である．たとえば，いくつかの装具を試行して機能および能力障害に対する装具の効果を把握し，対象者のニーズの確認，装具の受容状況などの心理的側面および生活場面における装具の有用性などについての評価を行っておくことも重要である．

1−3. 義肢装具クリニックの流れ（図1-23）

1）義肢装具の検討

❏ 障害に準じた必要な義肢装具の検討は，必要な時期を見逃さないように機能あるいは能力障害の変化について常に留意する．検討は早期リハビリテーションの視点に立って，できるだけ早い時期に行う方がよい．

❏ 理学療法士が留意しておかなければならないことは，①対象者に対する利益は何か（製作の目的を明確にしておく），②装具による対象者への不利益は何か，③障害が進行しているのか，固定しているのか（対象者の病態や機能障害の程度），④対象者は装具を上手に使えるのか，⑤経済的に装具の代金を支払えるのか，などである．

❏ 義肢に関しては，切断肢の状態把握が重要となる．①義足が装着できる十分な断端成熟と形状が得られているか，②切断原因の確認（外傷性か血管原性かによって製作する義足が異なる場合がある）を把握し，理学療法士の視点による適切な各パーツ（ソケット形状，継手の種類，足部の種類など）の選択を行う．また，社会的背景（生活環境，職業，経済状況など），対象者の機能および能力状態についても把握しておく．

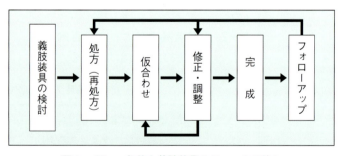

図1−23　一般的な義肢装具クリニックの流れ

2）処方（再処方）（表1-5）

❏ 各専門職からの情報提供を受けて最終的な義肢装具の検討が行われ，具体的な処方内容が決定する．理学療法士は，特に身体機能および能力障害の視点に立って説明することが重要である．

表1-5　義肢処方時の理学療法士の留意点

- 年齢
    - 高齢者は軽量化・安全性，小児は身体的・精神的な発達に配慮
- 性別：女性では機能面よりも美容面を考慮する
- 疾患名：疾患の進行など
- 変形の状態
- 健側肢および全身状態
- 職業：機能面か美容面
- 意欲：説明と納得
- 経済状態

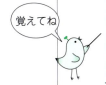

- また，装具を早期に処方する場合には，多くの機能を付加しすぎるオーバーブレイス*（over brace）の傾向になりやすいので，最低限必要な機能のみに留めるよう心がける必要がある．
- 製作後のフォローアップ時に能力障害や機能の変化に応じて義肢装具の再処方が必要となるので，公的支給制度関連についての情報確認をしておく必要がある．修理や再作成は，使用期間によっては制度を有効利用できない場合があるので注意する．

3）仮合わせ

- ここでは，仮製作された義肢装具のチェックアウトが行われる．臨床的には，医師，理学療法士，義肢装具士が協力してチェックを行う．製作されてきた義肢装具が処方どおりであるかどうか，装着した状態でのアライメントや適合状態のチェック，さらに動的な適合状態を観察する．
- チェックアウトでは，痛み，圧迫部位，対象者の主観的装着感などを確認し，処方された各パーツが本来の機能を発揮して有効に作用しているかをみる．その役割は理学療法士が担うことが多いので，チェックアウトの知識と技術には精通しておかなければならない．

4）修正・調整と完成

- チェックアウトの結果，問題があれば修正や調整をする．理学療法士の役割は，主に機能や能力障害の視点から義肢装具の効果，疼痛および圧迫部位などを評価し，これらの情報を具体的に義肢装具士に提供することである．
- 修正や調整後に再度チェックアウトを行い，最終的な完成へと導く．

5）フォローアップ

- 完成後には，臨床場面や生活場面において実際の使用状況などの確認を行い，

---

* オーバーブレイス：必要以上の機能を備えた装具を処方すること．

不都合があれば修正あるいは調整の依頼を行う．
- 理学療法士はこれらの役割を担うことが多く，積極的にかかわる姿勢が重要である．

2. 義肢装具クリニックにかかわる専門職種の役割

- 義肢装具クリニックは，対象者を中心として医師を含めた多くの専門職がチームアプローチによって処方，適合判定を行う場である．各専門職間の情報交換の機会としても有用であり，お互いの専門性を尊重することで信頼関係が成立している．
- なかでも理学療法士と義肢装具士とは業務内容が重複する部分が多いため，1章1の2-3でも述べたとおり，理学療法士の専門性を生かした理学療法業務が求められる．

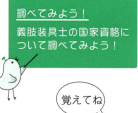

調べてみよう！
義肢装具士の国家資格について調べてみよう！

覚えてね

2-1. 理学療法士の役割

- 理学療法士の役割は，以下の点に大別できる．
  - ・義肢装具処方への助言，適合判定や装着練習
  - ・義肢装具を用いた運動療法
  - ・対象者の評価や運動療法を通した身体的・心理的な支援
  - ・義肢装具の効果的な活用のための住宅改造あるいは職場への訪問
- 処方では，現状の機能と能力を把握し，義肢装具の使用により予想される改善あるいは自立（self care）の可能性などの情報提供を行うと同時に，処方内容に関する根拠に基づく提案を行うことも必要となる．
- 適合判定については静的・動的な状況でのチェックアウトを行い，問題点や修正および調整の情報を提供する．特に理学療法士は，切断者の静的・動的アライメントに関連するチェックアウト，あるいは歩行観察が重要な役割である．
- 処方された義肢装具を用いた運動療法は理学療法士の役割であるため，その機能やメカニズム，あるいは構造については熟知しておく．さらに装具については，機能あるいは能力変化に応じてオーバーブレイスにならないよう，医師との協議のもとに変更することが必要であり，これらの判断を的確にできる能力が求められる．
- 対象者に対しては，具体的な装着練習を通して機能的，能力的な改善あるいは変化などについての説明をその都度行い，理学療法を通して心理的な支援を行う．
- また，生活の場である家庭における義肢装具の使用頻度を高めるために，住環境整備として住宅改造に関する具体的な指導も必要である．

2-2. 義肢装具士の役割

- 義肢装具士の役割は，新しい義肢装具に関連する情報の提供，処方時のパーツ決定に関する積極的な提案あるいは適応に関する貢献，対象者に対する動機づけなどである．

- 新しい機能，メカニズムや構造など新製品の情報提供を得ることは，理学療法士にとって有益である．特にその製品を用いた場合の歩行練習への影響に関する情報は，理学療法にとって重要なヒントとなるため，積極的に教授を受ける姿勢が理学療法士には必要である．
- 義肢装具の修正や調整は義肢装具士の業務であり，理学療法士はその修正や調整のための情報を的確に伝えなければならない．

2－3. 医師の役割
- 医師の役割は，クリニックの管理運営，義肢装具の処方，各専門職により提供された情報の統合，さらには適合判定の実施である．

2－4. リハエンジニアの役割
- リハエンジニアの役割は，対象者のニーズに合った義肢装具の研究開発，義肢の適合やアライメント調整に関する工学的側面からの支援などである．
- 職種としては少ないが，装着練習時の義肢装具のバイオメカニカルな知識，理論など，理学療法を行ううえで有用な情報を得ることができる．

2－5. 医療ソーシャルワーカーの役割
- 医療ソーシャルワーカーの役割は，義肢装具の交付に関する支援，精神面・経済面における支援活動などであり，義肢装具クリニックのチーム全体のコーディネーターとしての役割を担っている．

3. 義肢装具処方と理学療法士
- 義肢装具クリニックでの処方権については，医師の業務であり，医師以外が処方を行うことは法律上許されていない．
- 理学療法士は，対象者の身体機能や能力障害に対する情報，備え付けの装具を利用したより実際的・客観的評価の情報を医師に提供・提案することで，医師のより的確な義肢装具の処方に貢献できる．
- 義肢の処方で必要となる情報は，切断者の全身的因子（年齢や性別，残存能力など），局所的因子（断端長，形状や断端筋力など）の身体特性と社会的因子（職業，生活環境，QOL），対象者のニーズ，義肢に関連する情報である．
- 理学療法士は，訪問リハビリなどにおいて処方権がないため，業務の遂行が制限されることも少なくない．在宅患者の機能や能力変化により従来の義肢装具が適合不良となり，新規製作や補正が必要な場合などには処方が必要となるが，その際，対象者は必ず受診する必要が生じ負担が増加する．このように在宅における簡単な義肢装具処方権を緩和することなども，今後検討を要する問題かもしれない．

4. 義肢装具の適合とチェックアウト

- 義肢装具クリニックでのチェックアウトにおける理学療法士の役割は，機能障害や能力障害についての情報提供，適合判定の実施，治療効果のチェック，チェックアウト時の記録，フォローアップなどである．
- 忘れてはならないことは，義肢装具のチェックアウト時，修正が必要であった箇所とその内容，調整部位と具体的な調整内容などを診療録に記録することである．
- 次回のチェックアウト時に修正や調整が十分に行われているか，あるいは新たに修正箇所が生じていないかなどの確認を行ううえで，これらの記録は有用な情報となる．医師も同様に行ってはいるが，理学療法士も独自に記録を残しておくことが大切である．
- 特に義肢の動的な状態でのチェックアウト時には，これらの記録が有益となる．たとえばアライメントの変更や修正などによる影響を記録と照らし合わせることで，切断者にとって最適な適合状態へもっていくことが可能となる．

（大峯　三郎）

3. 義肢装具の支給体系

1. 福祉用具と義肢装具

- 1993(平成5)年5月に福祉用具の研究開発及び普及の促進に関する法律(福祉用具法)が施行された.
- この法律において「福祉用具とは,心身の機能が低下し日常生活を営むのに支障のある老人又は心身障害者の日常生活上の便宜を図るための用具及びこれらの者の機能訓練のための用具並びに補装具」と定義されている.
- 現在,わが国の公的給付などによる福祉用具の概念の全体像は図1-24に示すとおりである.
- これによると義肢装具は補装具・治療用装具の範疇であり,福祉用具の一部に属する.

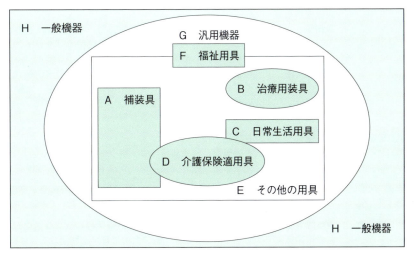

図1-24　福祉用具の概念

補装具・日常生活用具・福祉用具の関係
A:社会福祉・保険系における補装具
B:主に社会保険系における治療用装具
C:社会福祉系における日常生活用具
D:介護保険適用用具(A,C,Eの一部分)
E:A,B,C以外の用具
F:A,B,C,Eを含む福祉用具
G:障害者等にも利便性の高い一般汎用機器
H:一般機器
参考:福祉用具の研究開発及び普及の促進に関する法律(平成5年)

[黒田大治郎:福祉用具供給システムーその公的制度の現状と課題, OTジャーナル 36:811-835, 2002 より引用]

1-1. 補装具

- 補装具とはいわゆる「更生用装具」のことであり,治療用装具での治療終了(症状固定)後に給付される.
- 障害者総合支援法においては,「障害者等の身体機能を補完し,又は代替し,かつ,長期的にわたり継続して使用されるもの,その他の,厚生労働省令で定める基準に該当するものとして,義肢,装具,車椅子その他の厚生労働大臣が

定めるもの」とされている．

☐ 本法に規定される補装具費支給の対象種目は，義肢，装具，座位保持装置，車椅子，歩行器，歩行補助つえ，盲人安全つえ，義眼，眼鏡，補聴器，重度障害者用意思伝達装置と障害児のみの座位保持椅子，起立保持具，頭部保持具，排便補助具である（表1-6）．

表1-6 補装具の種目範囲（2006（平成18）年10月現在）

	種目	区分・名称・基本構造等
肢体不自由関係	義肢	義手：肩義手，上腕義手，肘義手，前腕義手，手義手，手部義手，手指義手 義足：股義足，大腿義足，膝義足，下腿義足，果義足，足根中足義足，足趾義足
	装具	上肢装具：肩装具，肘装具，手背屈装具，長対立装具，短対立装具，把持装具，MP（屈曲及び伸展装具），指装具，BFO 下肢装具：股装具，先天性股脱装具，内反足装具，長下肢装具，膝装具，短下肢装具，ツイスター，足底装具 靴型装具：長靴，半長靴，チャッカ靴，短靴 体幹装具：頸椎装具，胸椎装具，腰椎装具，仙腸装具，側彎矯正装具
	座位保持装置	
	車椅子	普通型，リクライニング式普通型，手動リフト式普通型，前方大車輪型，リクライニング式前方大車輪型，片手駆動型，リクライニング式片手駆動型，レバー駆動型，手押し型，リクライニング式手押し型
	電動車椅子	普通型（4.5km/h，6.0km/h），手動兼用型（切替式，アシスト式），リクライニング式普通型，電動リクライニング式普通型，電動リフト式普通型
	歩行器	四輪型（腰掛つき／腰掛なし），三輪型，二輪型，固定式，交互型
	歩行補助つえ	松葉づえ，カナディアンクラッチ，ロフストランドクラッチ，多点杖
視覚障害者関係	盲人安全つえ	普通用，携帯用
	義眼	普通義眼，特殊義眼，コンタクト義眼
	眼鏡	矯正眼鏡，遮光眼鏡，コンタクトレンズ，弱視眼鏡
聴覚障害関係	補聴器	標準型箱型，標準型耳掛型，高度難聴用箱型，高度難聴用耳掛型，挿耳型（レディーメイド／オーダーメイド），骨導型（箱型／眼鏡型）
その他	重度障害者用意思伝達装置	ソフトウエアが組み込まれた専用のパソコンおよびプリンタで構成されたもの，もしくは生体現象（脳の血流量等）を利用して「はい・いいえ」を判定するもの．
児童のみ	座位保持椅子 起立保持具 頭部保持具 排便補助具	

[樫本 修：障害者自立支援法による補装具費の支給，総合リハ 35：745-750，2007 より引用]

☐ なお，更生用装具を支給する制度としては，災害補償保険制度や介護保険制度，社会福祉制度などがある．

1-2. 治療用装具

☐ 治療用装具（医療用装具）は，「治療上必要で疾病障害等の回復改善を図る目的で一時的に使用されるもの」をいう．たとえば，骨折などの治療中に用いる固定用・免荷用装具，コルセット，練習用仮義足などがこれに相当する．

❑ なお，治療用装具を支給する制度としては，各種医療保険（健康保険・船員保険・共済組合保険・国民健康保険・老人保健），災害補償保険法，自動車損害賠償法，生活保護法などがある．

1-3. 日常生活用具

❑ 障害者総合支援法において日常生活用具とは，障害者らのために開発された安全かつ容易に使用できる実用性があるもので，障害者らの日常生活上の困難を改善する既製品と定義されている．

1-4. 介護保険適用具

❑ 2000（平成12）年4月に施行された「介護保険法」により，介護に必要な福祉用具として補装具や日常生活用具の一部が介護保険の支給対象となった（表1-7）．

表1-7 介護保険対象の福祉用具

	介護保険対象の福祉用具		補装具	日常生活用具
貸与	車椅子	自走用標準型車椅子，普通型電動車椅子，介助用標準型車椅子	●	
	車椅子付属品	クッション，電動補助装置など	●	
	特殊寝台			●
	特殊寝台付属品	マットレス，サイドレールなど		●
	床ずれ予防用具	空気マット，ウォーターマットなど		●
	体位変換器			●
	手すり			●
	スロープ			●
	歩行器		●	
	歩行補助つえ	松葉づえ，カナディアンクラッチ，ロフストランドクラッチ，多点杖	●	
	認知症老人徘徊感知機器			
	移動用リフト（つり具の部分を除く）			●
	段差解消機			●
	浴槽用昇降座面			●
購入	腰掛便座			●
	特殊尿器			●
	入浴補助用具	入浴用椅子，浴槽用手すりなど		●
	簡易浴槽			●
	移動用リフトのつり具の部分			●

[加倉井周一・他編：新編 装具治療マニュアル－疾患別・症状別適応－, 医歯薬出版, p365, 2000 より引用]

- 障害者総合支援法の補装具と共通している品目としては，車椅子（自走用標準型車椅子，普通型電動車椅子，介助用標準型車椅子）・歩行器・歩行補助つえ（松葉づえ，カナディアンクラッチ，ロフストランドクラッチ，多点杖）がある．
- 対象者が介護保険法と身体障害者福祉法の対象である場合，前者による支給が優先されるため，これらの品目は介護保険での対応となる．
- なお，更生相談所において個別の身体状況に対応することが必要と判断された場合には，補装具費支給として給付されることもある．
- 筆者の経験では，介護保険適応の方が自宅退院するにあたって，車椅子を貸与しようとしたが，介護保険対象の車椅子では対応できなかったため，そこから身体障害者手帳の申請をし，補装具として給付してもらったことがある．
- 身体障害者手帳の交付は，申請から数か月かかることもあるので，このケースの場合，結果的に自宅退院が延期された．そのような例もあるため，注意が必要である．

2．義肢装具費用支給の申請から給付まで

- 義肢装具の費用支給にあたっては，治療用装具か補装具（更生用装具）か，あるいは該当する保険によって，申請窓口，給付割合などが異なる．

2-1. 治療用装具の費用支給の流れ

- 医療保険制度を利用して，練習用仮義足や治療用装具を製作する場合には，「療養費払い」という制度がとられる．
- 義肢装具の代金は，いったん製作所へ全額支払い，その後，各種医療保険の窓口で申請手続きをして，その保険の給付割合に従って代金が還付される（償還払い制度）．

1）医療保険制度における流れ（図1-25）

- 医療保険制度には健康保険・船員保険・共済組合保険・国民健康保険・老人保健などがある．
  ①対象者は医師の診療を受ける．
  ②医師は補装具製作業者に処方する．対象者に対しては証明のための診断書が出される．
  ③補装具製作業者は補装具を製作する．
  ④適合判定後，納品される．対象者は費用の全額を支払い，内訳書をもらう．
  ⑤対象者は各保険者の申請窓口に「療養費支給申請書」と医師の診断書，補装具製作業者の内訳書を添えて，払い戻し（還付）の申請をする．
  ⑥後日，自己負担分を除いた金額が払い戻される．
- なお，製作費用の負担率は保険の種類によって異なる（表1-8）．

確認しよう！
各種医療保険における負担率の割合が変更していないか確認しよう！

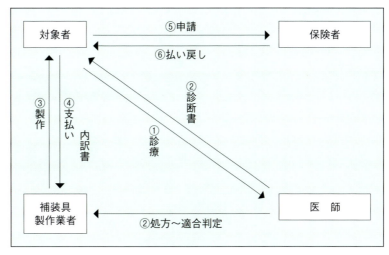

図1-25 医療保険制度における流れ

表1-8 医療保険制度と医療給付

制度名		保険者	医療給付(一部負担)
医療保険	被用者保険(社会保険) 健康保険	国・健康保険組合	3割 0歳〜就学前, 70歳〜75歳未満は2割負担
	被用者保険(社会保険) 共済組合保険	共済組合・事業団	
	被用者保険(社会保険) 船員保険	国	
	国民健康保険	市町村・国保組合	
	長寿医療制度(後期高齢者医療制度) *75歳以上	〈実施主体〉市町村	1割(高額所得者は3割)

2) 災害補償保険制度における流れ (図1-26)

❑ 災害補償保険制度には労働者災害補償保険法,公務員災害補償法,船員保険法などがある.

❑ 労働者が,業務上または通勤により負傷したり,疾病にかかって療養を必要としたりする場合,医療保険制度より災害補償保険制度が優先され,療養補償給付(業務災害の場合)または療養給付(通勤災害の場合)として支給される.

①対象者は医師の診療を受ける.
②医師は補装具製作業者に処方する.
③対象者は事業主の所轄の労働基準監督署(都道府県労働局)に補装具製作の旨を伝え,申請書に医師・事業主の証明を記入してもらう.
④補装具製作業者は補装具を製作する.
⑤適合判定後,納品される.対象者は費用の全額を支払い,内訳書をもらう.

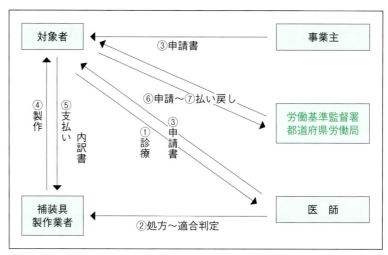

図1−26 療養（補償）給付の流れ

⑥対象者は労働基準監督署に「療養（補償）給付たる療養の給付請求書」と医師・事業主の申請書（証明書）の診断書，補装具製作業者の内訳書を添えて，払い戻し（還付）の申請をする．
⑦後日，労働局から全額が払い戻される．

3）自動車損害賠償制度における流れ（図1-27）

❏自動車損害賠償制度は自動車の運行により人が死亡し，または負傷した場合における損害賠償を保障する制度であり，公的制度ではないが，各種医療保険制度より優先される．
①対象者は医師の診療を受ける．
②医師は補装具製作業者に処方する．対象者に対しては証明のための診断書が出される．
③補装具製作業者は補装具を製作する．
④適合判定後，納品される．対象者は費用の全額を支払い，内訳書をもらう．
⑤対象者は加害者（またはその保険会社）に対して医師の証明書，補装具製作業者の見積書を添えて，費用の請求をする（加害者から保険会社に請求する）．
⑥保険会社が，加害者あるいは本人の請求に応じて，費用を支払う．

4）生活保護制度における流れ

❏生活保護法による医療扶助においては，必要に応じて補装具が給付される．
❏被保護対象者は，指定医療機関の医師意見書と補装具製作業者からの見積書を添えて福祉事務所に補装具給付の申請をし，治療材料券が交付された後，補装具が製作される．
❏なお，治療用装具などの自己負担はない．

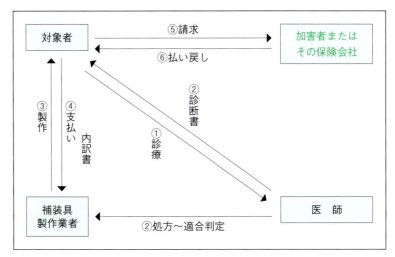
図1−27　自動車損害賠償制度における流れ

2−2. 補装具（更生用装具）の費用支給の流れ

❑ 治療終了後も障害が残り，義肢装具を必要とする場合には，補装具給付制度により支給される．
❑ わが国における補装具給付制度は，それぞれの目的に応じて災害補償保険制度，医療保険制度，介護保険制度，社会福祉制度，生活保護制度などによって行われている（付録1参照）．
❑ 制度ごとに受給者資格があり給付システムが異なるため，制度によっては給付対象とならない補装具がある．
❑ これらの制度間には優先順位が決められているので，必要とされる補装具がどの制度に含まれ，対象者に受給資格があるかを確認する必要がある．
❑ 各種制度の優先順位は，①労働者災害補償保険制度，②介護保険制度，③社会福祉制度，④生活保護制度，である．

1）災害補償保険制度における流れ

❑ 労働災害による治療が終了し，症状固定後は，労働福祉事業により更正用の義肢装具，車椅子などの費用が支給される．
❑ なお，これまでは現物給付であったが，2009（平成21）年4月から費用の支給に変更された．
❑ また，一定の要件を満たせば，基準に定める価格との差額を申請者が負担し，基準額を超える補装具を購入（修理）することができるようになった．
　①申請者は事業所の所轄の都道府県労働局に補装具購入（修理）の申請をする．
　②審査後，承認されれば支給承諾書が交付される．
　③申請者は支給承諾書を持って，義肢装具製作所に製作を依頼する（採型指導が必要な場合は，採型指導医から指導を受ける）．
　④補装具製作業者は補装具を製作する．

⑤支払い（支払い方法は2通りある）を行い，義肢装具を受け取る．

ⅰ）申請者が費用負担をしない場合
　　a. 受領委任の手続きをし，費用請求書を製作業者に渡す．
　　b. 製作業者が労働局に費用請求し，労働局が製作業者に費用を支払う．

ⅱ）申請者がいったん費用を負担する場合
　　a. 製作業者に制作費用を支払う．
　　b. 申請者が労働局に費用請求し，労働局が申請者に費用を支払う．

2）介護保険制度における流れ
❑ 介護保険対象の福祉用具の貸与と購入の場合の利用手続きを図1-28に示す．
❑ 利用者の自己負担の割合は，貸与の場合は指定事業者に1割相当額を支払うが，購入の場合には，事業者に全額支払い，後で市町村から9割相当額の支給を受ける償還払い制度である．

3）社会福祉制度（身体障害者福祉法・児童福祉法）における流れ
❑ 社会福祉制度においては，2005（平成17）年10月に障害者自立支援法が成立したことにより，2006（平成18）年10月から補装具の支給はそれまでの「現物給付」から「補装具費支給」になった．
❑ 補装具費支給の流れを図1-29に示す．
　①身体障害者（児）は市町村の福祉事務所に補装具費の申請をする．
　　・市町村は意見照会・判定を更生相談所などに依頼し，判定書が交付される．
　　・更生相談所は補装具の種目によって，利用者を実際に診察するか医師意見書に基づく文書判定を行い（表1-9），その判定書に基づき，市町村は補装具費の支給決定を行う．なお，この医師は身体障害者福祉法第15条に定められた医師（15条医と呼ばれる）でなければならない．
　②利用者と補装具製作業者が契約をし，更生相談所などの意見をもとに業者が補装具を製作する．
　　・更生相談所あるいは意見書を書いた医師が仮合わせ，適合判定を行う．
　③補装具が完成し利用者へ引渡す．

❑ 補装具費の支給にあたって，理学療法士らは対象者が身体障害者手帳を持っているかを確認する必要があるが，たとえば，下肢装具を処方する際には，肢体不自由での身体障害者手帳でなければ有効とならないため，その種別も確認すべきである．
❑ 補装具費の支払いについては償還払い方式（⑤～⑦）が原則であるが，一時的であれ全額自己負担することは負担が大きいため，代理受領方式（⑤～⑦）が一般的である（図1-29）．

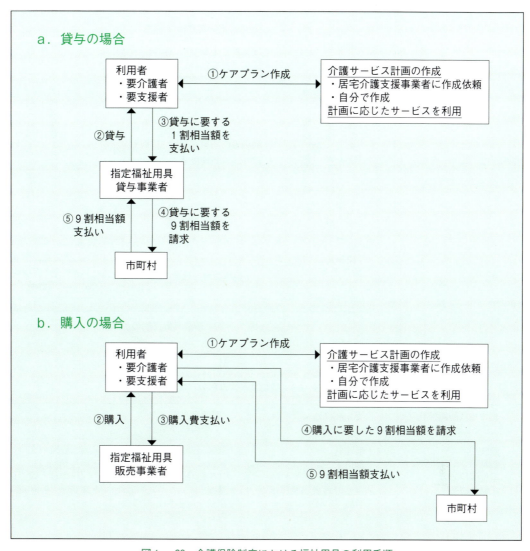

図1-28 介護保険制度における福祉用具の利用手順

[塩出博司:介護保険法の福祉用具に関する規定について.日本義肢装具学会誌16:81-88, 2000より引用]

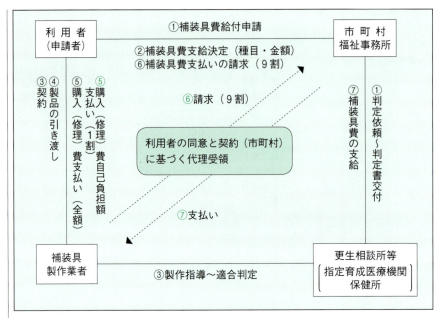

図1-29 補装具費支給の流れ

[厚生労働省資料より]

表1-9 補装具判定事務取り扱い

更生相談所直接判定 申請者を直接診て判定	更生相談所文書判定 医師意見書による判定	医師意見書により 市町村が判断	市町村のみで判断
・義肢 ・装具 ・座位保持装置 ・電動車椅子	・補聴器 ・車椅子 　(オーダーメイド) ・重度障害者用意思伝達 　装置	・眼鏡(矯正眼鏡・遮光 　眼鏡・コンタクトレン 　ズ・弱視眼鏡) ・義眼 ・車椅子(手押し型以外 　のレディメイド) ・歩行器	・盲人安全つえ ・歩行補助つえ 　(一本杖を除く) ・車椅子(手押し型レディ 　メイド)

※都道府県によって取り扱いが異なる.

[樫本 修:障害者自立支援法による補装具費の支給, 総合リハ 35:745-750, 2007 より引用]

2-3. 補装具費支給制度の利用者負担（表1-10）

- 障害者自立支援法における補装具に係る利用者負担は, これまでの所得に応じた負担（応能負担）から定率1割負担（応益負担）に変更された.
- ただし, 所得に応じた4段階の負担上限額が設けられている.
- なお, 公費の負担割合は国1／2, 県1／4, 政令市・市町村1／4 である.

2-4. 障害者自立支援法から障害者総合支援法へ

- 障害者自立支援法は施行当初より, 利用者の負担増, 障害者や地域でのサービス内容の格差, 慢性疾患などで該当しない者の出現などの問題が指摘されてきた. こうした現状を踏まえ, 2012（平成24）年に障害者総合支援法が公布され,

表1-10 補装具費支給制度の利用者負担

区分	世帯の収入状況	負担上限額
生活保護	生活保護受給世帯	0円
低所得1	市町村民税非課税世帯：補装具を使用する本人または保護者の収入が80万円以下の方	15,000円
低所得2	市町村民税非課税世帯 例）3人世帯で障害基礎年金1級受給の場合，概ね300万円以下の収入 例）単身世帯で障害基礎年金以外の収入が概ね125万円以下	24,600円
一般	市町村民税課税世帯	37,200円
公費負担対象外	市町村民税所得割額が50万円以上の方がいる世帯	全額自己負担

[樫本 修：障害者自立支援法による補装具費の支給，総合リハ35：745-750，2007より引用]

2013（平成25）年4月に施行された．
❏ この制度では，障害者の範囲を見直し，難病の対象者などで，症状の変動などにより身体障害者手帳の取得ができないが一定の障害がある方々に対して，障害福祉サービスを提供できるようになった．
❏ また，市町村によってサービス内容に格差が生じていたが，補装具・日常生活用具，その他多くのサービスは，全国共通の仕組みで提供されることになる．

3．義肢装具の支給体系における問題点

❏ 前述したとおり，わが国における義肢装具の支給体系は非常に煩雑で，対象者に受給資格があるか，かつ必要とされる義肢装具が含まれているかを確認する必要がある．
❏ たとえば，医療保険で治療用装具（仮義足）を受給し，再度，同じ保険を利用して同種の装具（義足）を受給することは認められない．
❏ したがって，身体障害者手帳の申請などが必要となるが，手帳が完成するまでに時間を要するため，予後を見据えて適切な時期に手続きをし，更生用装具の受給対象となる必要がある．
❏ また，義肢装具の支給体系は，法律の改正などに伴い頻繁に変更されるので，常に新しい情報の入手を心がける必要がある．

（吉田 遊子）

4. 義肢装具の製作と材料

1. 義肢装具の製作と工程

❏ 義肢装具は，基本的には対象者一人ひとりに合わせてオーダーメイドで製作される．その種類は多岐にわたり，製作方法も工程も一様ではないが，一般的には図1-30に示すような流れで製作される．

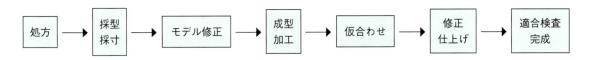

図1-30　義肢装具処方から完成までの流れ

> **Point**
> 義肢装具の一般的な製作工程を理解しよう！

1-1. 処方

❏ 対象者の身体的な情報，装具の目的をもとに，さらに家庭環境などを考慮して適切な義肢装具仕様と使用材料が決定される．処方にかかわるメディカルスタッフは，それぞれの立場から適切な義肢装具選定のための情報を提供する．

1-2. 採型・採寸

❏ 石膏包帯を用い，製作に必要な身体部位を，目的に応じた肢位（前額面，矢状面，水平面上の角度）で採型（casting）する（図1-31 a）．矯正や免荷などが必要な場合は考慮し，種類や目的に応じて必要な手技を加える（図1-31 b）．こうして得られる身体形状の外形モデルを陰性モデルと呼ぶ．

❏ さらに必要に応じて各部位の採寸を行う．周径や関節間の距離，関節角度などの寸法を測ったり，身体形状のトレースを採ったりする．採寸のみで製作する場合は，対象者の軟部組織の量や質などをよく観察し，必要であれば写真撮影なども行うことがある．いずれにしても，入手可能な情報をできるだけ多く集めることが必要である．

> **考えてみよう！**
> 義肢装具処方の際に理学療法士が提供すべき情報は何か，考えてみよう！

1-3. モデル修正

❏ 採型で得られた陰性モデルに石膏を流し，必要な修正を加えて陽性モデルを製作する．免荷や徐圧が必要な部位には盛り修正を，圧迫や矯正が必要な部位には削り修正を施す（図1-31 c）．腱や神経を圧迫しないよう，その走路も考慮して行う必要がある．

1-4. CADの利用

❏ 最近では採型，修正にCAD（computer aided design）を使用する場合もある．より正確な対象者の身体モデルが得られ，石膏を使用せずにコンピュータ上で

修正が可能である（図1-31 d, e）．製作時間の短縮や身体モデルデータの再利用が可能で，今後はより普及が進むと思われるが，微調整や微妙なフィッティングなどは手作業で行う必要があるなど，解決すべき課題も多い．

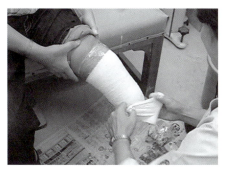 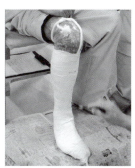

a

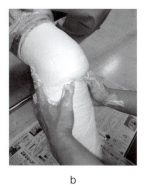 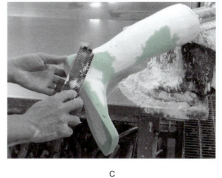

b   c

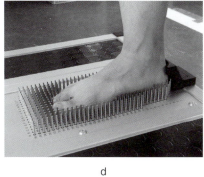 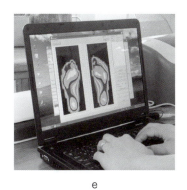

d   e

図1－31 義肢装具の採型およびモデル修正

a．採型：対象者の身体形状の外形を石膏包帯で採る．通常，装具は伸縮性のない非弾性石膏包帯，義肢は伸縮性のある弾性石膏包帯を用いる．弾性包帯は断端に圧を加えて断端形状を整えることができる．
b．採型手技：写真はPTB免荷装具の手技．膝蓋靱帯部を圧迫して，体重支持面を明らかにする．
c．陽性モデルの修正：修正箇所をわかりやすくするため，盛り修正には着色した石膏を用いている．
d, e．CADを用いた採型：足部形状をスキャニングし，PC上で修正や補正を行う．

1-5. 成型・組み立て

❏ 陽性モデルに合わせて義肢装具のベースとなる本体を成型する．用いる材料によってさまざまな成型方法があるが，主なものを紹介する．

①熱可塑性プラスチックの成型（モールディング）

❏ シューホンタイプの短下肢装具や，硬性（プラスチック製）体幹装具などでこの方法を用いる．ポリプロピレンやポリエチレンなどの熱可塑性プラスチックを炉で軟化させ，モデルに沿わせて成型する（図 1-32 a）．軟化に要する温度と時間は材料の種類と厚みにより異なる．

②熱硬化性プラスチックの成型（ラミネーション）

❏ 主に義肢ソケットでこの方法を用いる．陽性モデルに必要な分量と材質の積層材を被せ，エポキシ樹脂やアクリル樹脂などの熱硬化性プラスチックを注入して硬化させる（図 1-32 b）．積層材には綿やナイロン製のストッキネットを用いるが，特に補強が必要な部位にはカーボン繊維やガラス繊維を用いることもある．

③金属製装具の加工

❏ 金属支柱付き短下肢装具や，硬性（金属製）体幹装具でこの方法を用いる．アルミニウム合金などの金属支柱をモデルに沿わせて曲げ加工を行う．前述の樹脂製の本体と組み合わせて用いられることも多い（図 1-32 c）．

④皮革・セルロイド製装具の成型

❏ セルロイドは熱可塑性樹脂の一種であり，ポリプロピレンやポリエチレンなどが開発される以前は，義肢装具の代表的な材料であった．今でも支柱付き短下肢装具の足部や靴型装具の本体材料として用いられている（図 1-32 d）．天然皮革を貼ったモデルに麻布を重ね，セルロイドを塗って固める．

❏ 義肢装具本体が完成すると，必要な部品を組み合わせて義肢装具を組み上げる．装具にベルトを取り付けたり，義肢にソケット以下の構造部品を組み込んだりして，仮合わせができる状態にする．

1-6. 仮合わせ

❏ 装具の種類に応じたチェックポイントを確認する．詳しいチェックポイントは別章を参照．

1-7. 修正・仕上げ加工

❏ 仮合わせで明らかになった適合不良箇所を修正し，義肢装具の仕上げ加工を行う．

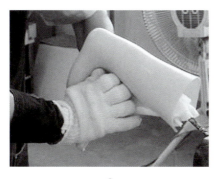
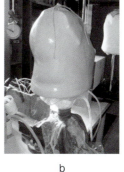
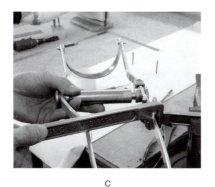

図1－32　各製作材料による成型・組み立て工程

a．熱可塑性プラスチックの成型
b．熱硬化性プラスチックの成型：陽性モデルに綿，ナイロン，カーボン繊維などの積層材を被せ，硬化剤と着色料を入れた熱硬化性プラスチックを注入して吸引成型する．写真は股義足のソケット．
c．金属の曲げ加工：陽性モデルやトレースに合わせて金属支柱を曲げ加工する．
d．麻布にセルロイドを塗った足部．写真は金属支柱付き短下肢装具

①プラスチック材料の仕上げ
❏義肢のソケットや装具の縁を滑らかに削り，接触する皮膚に擦過傷などができないようにする．必要があれば縁を返してフレアをつけ，運動時の圧迫によって装具の縁で皮膚が損傷を受けないよう防止する．

②金属材料の仕上げ
❏表面の見た目を良くするため，また加工時の表面の傷から劣化や腐食が進むのを防止するために，金属部品は一度分解して表面加工を行う．
❏最後に，ベルト類や滑り止めなどを取り付け，外観を整えて完成する．

1－8．完成
❏仕上げ加工を行った状態で，製品に応じたチェックポイントを確認する．詳しいチェックポイントの内容は別章参照．

2. 義肢装具に用いられる材料

❑ 義肢装具はその目的により、種類も用いられる材料もさまざまである。そこで本章では、それぞれの部材を用いた代表的な義肢装具を例に挙げながら、その特性を解説する。

2-1. 金属材料の一般的特性と種類

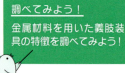
調べてみよう！
金属材料を用いた義肢装具の特徴を調べてみよう！

❑ 一般的に金属材料は他の義肢装具材料と比較して強度があり、耐久性に優れている。金属の種類による特性は、その組成や熱処理によって異なるが、一般的にはステンレス鋼などの鉄鋼材料が耐食性と強度に優れる。

❑ 義肢装具で最も多く使用されるアルミニウム合金などの非鉄金属材料は、鉄鋼材料と比較して軽量で加工性がよい。最近では、さらに軽量で強度があるチタニウム合金やマグネシウム合金なども義肢装具材料として用いられるようになった。

2-2. 金属材料を用いた装具の特徴

❑ 一般的に金属材料を用いた装具は、強固で確実な体重支持や強い矯正が可能である。また、調整機能（継手など）を付加できることから、可動性をもたせたり症状の変化に応じて調整したりすることが可能である。皮膚への接触面積が少ないため通気性が良いが、他の材料と比較して重いことが欠点である。

2-3. 両側支柱付き短下肢装具（金属製）

❑ 現在製作されている一般的な金属製短下肢装具は、支柱・半月・継手・あぶみを主な構成要素として製作されている（図1-33）。

❑ 支柱は継手や付属品を取り付けるベースとなるパーツであり、素材には比強度*のあるアルミニウム合金が用いられることが多い。

❑ 半月は身体と接して支持する帯状のパーツである。半円状に曲げ加工を行う必要があり、素材には加工性の良い板状のアルミニウム合金が用いられる。

❑ 継手は関節の代償運動を行うパーツである。動きが生じるため強度が必要となり、ステンレス鋼やクロムモリブデン鋼などが用いられる。

❑ あぶみは足板とも呼ばれ、足底部を支持する板状パーツである。もっとも負荷がかかる部品であることからステンレス鋼が用いられる。尖足や内反足を矯正する役割があり、最も応力が集中

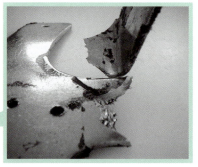

図1-33　金属支柱付き短下肢装具と破損したあぶみ部分
①支柱　②半月　③継手　④あぶみ

---

*　比強度：重量比強度。物質の強さを表す物理量。比強度が大きいほど、軽いわりに強い材料である。

する箇所であるため，破損しやすいパーツである（図1-33）．

2−4. プラスチック材料の一般的特性と種類

- プラスチックは軽くて強く，耐水性・耐薬品性に優れており，義肢装具材料として最も広く利用されている．成型性が良く，また，皮革に比べると経年変化しにくいという特徴をもつ．
- 義肢装具で用いられるプラスチックは，大きく2つに分類される．

①熱可塑性プラスチック

- 加熱すると軟化し，冷えると硬化する性質を熱可塑性という．義肢装具材料としては，ポリエチレンやポリプロピレンなどが多く用いられる．
- ポリエチレン（polyethylene）は柔軟性に富み，加工性に優れている．低密度の軟性ポリエチレンは上肢装具などで用いられる．
- サブオルソレン（Sub-ortholen）は分子量50万以上の高密度ポリエチレンで，耐衝撃性，耐摩耗性，耐化学薬品性，加工性が優れているため，さまざまな装具に使用できる．
- オルソレン（ortholen）は分子量100万以上の超高密度ポリエチレンで，粘りがあり強靭であるため，トリミングにより弾性（撓み）を調整できる特徴をもつ．しかし成型加工は難しく，短下肢装具製作には高度な加工技術を必要とする．
- ポリプロピレン（polypropylene：PP）は，プラスチック短下肢装具で最も利用される素材である．耐衝撃性に優れ，繰り返しの曲げに強い特徴をもつが，低温下では脆い特徴がある．

②熱硬化性プラスチック

- 触媒に硬化剤を加えることで硬化し，一度硬化させた後は加熱しても軟化しない（可塑性を示さない）．義肢ソケットによく用いられる．
- メタクリル酸メチル樹脂（アクリル樹脂）は，材料特性上は熱可塑性樹脂の部類であり，成型後の熱加工が可能である．対衝撃性に優れ，義肢ソケットの材料として最も広く使用されている．
- エポキシ樹脂は強度に優れ，義肢ソケットや繊維強化プラスチックの母材としてよく用いられる．繊維強化プラスチック（Fiber Reinforced Plastics：FRP）は，カーボンやガラス繊維に樹脂を含浸させて硬化したもので，強度が必要な部位の成型に用いることがある（図1-34）．

2−5. プラスチック材料を用いた装具の特徴

- プラスチックの成型性の良さから，身体に密着して使用することが可能である．装具の上から着衣が可能で，短下肢装具などは上から靴を履くことができるので，使用者にとってメリットが大きい．また，軽量で着色も可能であり，軽くてデザインの良い装具を製作することができる．しかし，対象者によっては接

> **調べてみよう！**
> プラスチック材料を用いた義肢装具の特徴を調べてみよう！

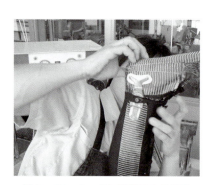
図1-34　カーボン繊維による補強
この上から通常の積層材を被せて熱硬化性プラスチックを成型する.

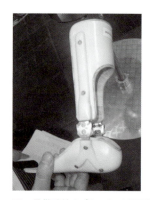
図1-35　足継手付きプラスチック短下肢装具
金属が外れないよう，成型性の良いプラスチックを用いる．必要に応じて金属を鋲やカーボン繊維で補強する.

触性皮膚炎などを生じることもあるので，注意が必要である.
- 同じシューホンタイプのプラスチック製短下肢装具でも，使用する材料によって性能が大きく異なる.
- ポリプロピレン製のものは足関節に厚みをもたせ，トリミングラインを深く作れば足関節をほぼ固定の状態にすることができ，トリミングラインを浅く作れば足関節に可動性を出すことができる．オルソレン製のものは材質そのものに柔軟性があり，足関節の底背屈が可能となる.
- さらに補助機能を付加したい場合には，足継手付きプラスチック短下肢装具を製作する（図1-35）．この際，素材は成型性が良く，継手部品をしっかりと固定できるポリプロピレンやコ・ポリマーを用いることが多い.

2-6. 軟性発泡樹脂

- プラスチックの一種である発泡樹脂は，合成樹脂にガスを分散させてフォーム状に成型したもので，さまざまな硬さのものがある．軟性ポリウレタンフォームは装具内面のクッション材や義肢の外装として，EVAフォームはインソールや靴の底材などとして利用されている.

2-7. 新しいプラスチック材料

- 熱硬化性プラスチックの一種であるシリコーン（silicone）は，新しい義肢装具の材料として広く利用されるようになった．耐水性，耐熱性に優れ，科学的に安定しているため，直接肌に接触する部位に用いても身体に影響を与えることのない優れた素材である．義肢のライナー，義肢の外装や装具の滑り止めなどとして利用する機会が多い（図1-36a, b）.
- 他業界で用いられている新素材が義肢装具材料として取り入れられた例では，スーパーエンジニアリングプラスチックであるPEEKや，オートクレーブで成型されたドライカーボンなどがある.

調べてみよう！
新しい義肢装具材料としてどのようなものが用いられるようになったか，調べてみよう！

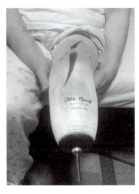 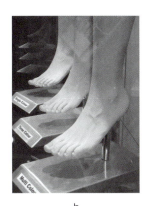

　　　　　　　a　　　　　　　　　　　b

図 1 − 36　シリコーンを素材とするライナーと装飾用カバー

a．ライナーシリコーン：シリコーンは義肢と身体のインターフェースとして利用されることが多い．
b．シリコーン製の義肢外装：シリコーン製のコスメチックカバーを用いることで，外観や質感を健側に合わせて作ることが可能になった．

❑装具の軽量化は以前より解決すべき課題として議論されてきたが，これらの非常に軽くて強い素材を用いることで，その課題を解決しようという試みが多く報告されるようになった．しかし，コスト面や加工面（成型加工や 2 次加工）などに多くの課題があり，国内では既製品を除いては実用的な普及にまで至っていない．

2−8. 皮革

❑皮革は古くから義肢装具の材料として用いられてきた．プラスチック材料の普及により装具本体の素材として用いられることは少なくなったが，ベルト類や装具内面の直接肌に接触する部位，また靴を製作する際には欠かせない材料である（図 1-37 a, b）．

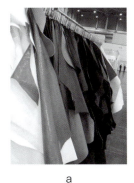

　　　　　　a　　　　　　　　　　　b

図 1 − 37　靴製作に用いる革と靴型装具

靴型装具は義肢装具のなかでも特にデザイン性が求められる．さまざまな色や素材の革が使用される．

- 皮革は大きく天然皮革と人造皮革に分けられる．天然皮革は柔らかくて肌当たりが良く，使用していると次第に身体に馴染むことから，装具の内張りや，義足ソケットのインサート，靴の材料として多く利用されている．また，タンニンなめしを施されたヌメ革は非常に強くて伸びが少ないので，ベルト類の材料として用いられる．
- 人造皮革は天然皮革に似せて作られた人工素材で，水に強く，価格も安価である．そのなかでもクラリーノ®は耐摩耗性に優れ，ベルト類に多く用いられる．

3．材料力学

- 一般的に物体に力（外力）が加わると物体は変形（歪み）をきたしたり，場合によっては破損したりする．そのため，外力が加わった際に物体内部でどのような現象が起こっているのかを理解することが，破損の防止や安全性確保につながる．

3−1．弾性と塑性

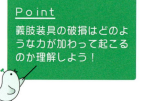

Point
義肢装具の破損はどのような力が加わって起こるのか理解しよう！

- 物体に力（外力）を加えると物体は変形する．力を除去すると変形が元に戻る性質を弾性（だんせい：elasticity）といい，力を除いても変形が戻らない性質を塑性（そせい：plasticity）という．
- 物体の弾性限度を超えて物体に力を加えると，力を除去しても原形に戻らず変形してしまう．さらに力を加えていくと歪み（塑性変形）が大きくなり，破損にいたる．

3−2．疲労破壊

- 繰り返しの力が長期間作用すると，小さな外力（負荷）でも破壊することがある．短下肢装具の足関節部にはこのような負荷が常に作用しており，破損しやすい．プラスチック製装具は，負荷がかかる部位にクラックが生じて白濁し，やがて破断に至る（図 1-38 a）．

3−3．加工硬化

- 金属を加工すると歪みが生じるが，この歪みによる内部の変性が金属を硬化させる．加工硬化が起こると金属は変形しにくくなるが，この部位にさらに繰り返し力が加わると，部材は容易に破断を起こす（図 1-33）．

3−4．剛性

- 物体に一定の外力（曲げやねじり）を加えると物体は変形する．その変化量の度合いを示したものを剛性（stiffness）という．変形のしづらさをあらわしたもので，一般に剛性が高いと変形しにくく，低いと変形しやすい．
- 剛性を高くするためには材料の厚みを増やす，強度のある素材に変える，物体の形状を立体にするなどの方法がある．たとえば断面積が同じであれば，パイ

プ（中空丸棒）は丸棒よりも曲げやねじれに対して強いことから，義足や杖に用いる支柱は軽くて強いパイプ（中空丸棒）を用いる（図1-38 b）.

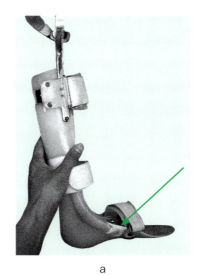
a

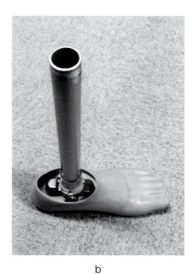
b

図1－38 義肢装具にみられる疲労破壊と加工硬化
　　　　a．プラスチック材料のクラック
　　　　b．骨格構造義足のパイプ

（狩野　綾子／山田　麻美）

5. 義肢装具におけるバイオメカニクス

1. 義肢装具を理解するためのバイオメカニクスの基礎

❏ 理学療法では，人の動きを運動のみに着目するだけでなく，その運動はどのような要素で成り立っているかを，力学の概念を含めて論じることが必要である．運動の解析や分析は，力学的概念を含めない運動学（kinematics）と，含めた運動力学（kinetics）の2つの見方で行われる．これら2つを合わせてバイオメカニクスという．図1-39に示したバイオメカニクスと理学療法の関係で，色づけした領域が理学療法の臨床や義肢装具に深くかかわっている．

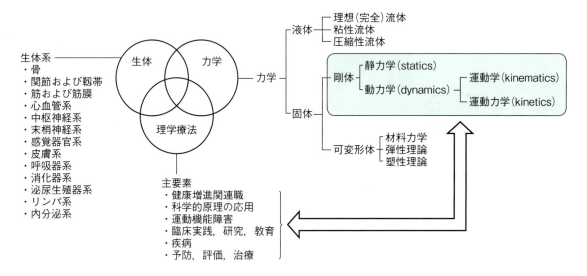

図1-39　バイオメカニクスと理学療法

［Smidt GL: Biomechanics and physical therapy, Phys Ther 64（12）: 1807-1808, 1984 および新小田幸一：動作解析のパラメータ，標準理学療法学 病態運動学，医学書院，p38，2014 より改変］

1-1. モーメント

❏ 図1-40のように，ある物体の回転軸 O から距離 d の位置に力 F が加えられると回転運動が生じる．このとき，力と回転中心から力の加えられた位置までの垂直距離の積 $F \times d$ を力のモーメント（moment）といい，回転の強さを表す．

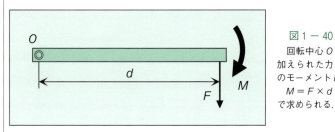

図1-40　力のモーメント
回転中心 O から距離 d のところに加えられた力 F によって発生する力のモーメント M は，
$M = F \times d = Fd$
で求められる．

1−2. てこ(梃子)の作用

❏ 多くのヒトの運動が「てこ(lever)」の原理で説明できる．てこは，支点(fulcrum)，力点(関節運動では筋の起始あるいは停止に相当．point of effort)，作用点(荷重点ともいう．point of application)の3つによって構成される．図1-41には最も簡単な3種類のてこが示されている．図1-41aは第1種のてこといわれるもので，支点をはさんで両側に力点と作用点が配置される．作用点がはさまれた図1-41bは第2種のてこ，力点がはさまれた図1-41cは第3種のてこである．これらでモーメントが釣り合っているとき，3種類のどのてこにおいても，

$$F \times \ell_1 = W \times \ell_2, \quad \therefore F = W \frac{\ell_2}{\ell_1}$$

が成立する．

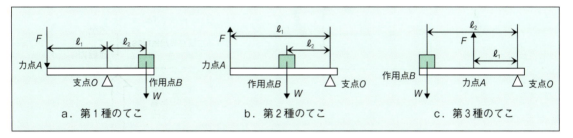

図1−41 関節に発生する筋張力によるモーメントと3種のてこ
Fを力点Aに加える力(上向きは引っ張る力，下向きは押さえる力)，荷重物Wを作用点Bにかかる力，ℓ_1をAと支点Oの距離，ℓ_2をBとOとの距離とすると，力のモーメントが釣り合っている状態では，3種類のてこのいずれにおいても下の式が成立する．
$F \times \ell_1 = W \times \ell_2, \quad \therefore F = W \frac{\ell_2}{\ell_1}$

❏ 人体のうち，てこの機構をもつ関節の例を挙げると，力学的関係から第1種のてこには，つま先立ち姿勢時の足関節が相当する．また，第2種のてこは，顎関節での開口運動以外は極めて少ない．第3種のてこでは，筋の付着部と支点にあたる関節軸の距離が短いため，筋に要求される力は大きくなるものの，短い長さの筋収縮距離でも関節を素早く動かすことができ，肘関節と上腕二頭筋の肘関節屈曲作用の関係の例など，人体には数多く存在している．

1−3. 筋収縮と関節モーメント

❏ 関節(joint)を動かす力源は筋収縮(muscle contraction)による力であり，これを筋張力(muscle tension)という．筋が求心性収縮を起こすと筋長は短くなり，その筋の起始と停止の間の距離が縮まることによって，関節軸を中心とする回旋(rotation)運動が起こる．図1-42では，関節より末梢部分の重量が，関節回転中心OからLの距離(重心位置)に，重力Wによる関節を伸展させようとする関節モーメント(joint moment)である$M_W = W \times L$が発生している．

これに対して関節に関与する屈曲筋が力 T で収縮すると，$M_T = T \times \ell$ のモーメントが発生する．このときの筋収縮の様式は，$M_T > M_W$ であれば求心性収縮（concentric contraction），$M_T < M_W$ では遠心性収縮（eccentric contraction），$M_T = M_W$ では等尺性収縮（isometric contraction）となる．図1-42を，肘関節として考えれば第3種のてこに相当することがわかる．

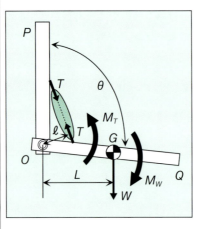

図1－42 関節にはたらく力のモーメント
「◯」は体節 OP 上に起始，OQ 上に停止をもつ筋で，T は筋の停止部を始点とする筋張力，ℓ は関節の回転中心 O と T との垂直距離である．

「◉」は体節 OQ の重心 G を表し，W は重心にはたらく重力，L は O と W との垂直距離である．

この関節が角度 θ で保持されるためには，W による時計回りのモーメント M_W と筋張力による反時計回りのモーメント M_T が釣り合っている必要がある．したがってこのとき，モーメントの釣り合いの式は，

$$M_W = W \times L, \quad M_T = T \times \ell$$

となる．筋が等尺性収縮を行っているとき，2つのモーメントが釣り合っている（$M_W = M_T$）．このとき，筋張力 T は次のような式で求めることができる．

$$T = W \frac{L}{\ell}$$

2．義肢装具に必要な機能解剖学

2－1．関節運動

❏ 多くの関節で関節運動は滑り（sliding）と回転（rolling）の2つの運動によって行われ，これらが適切に組み合わさったものとなっている（図1-43 a, b）．また，ほとんどの関節はお互いに凹面と凸面で向かい合っているが，相対する関節面の長さが異なるものもある．その典型である膝関節では，内側顆と外側顆は真円ではなく，大きさも異なる．さらに，関節中心位置と回転半径が膝角度によって異なるため，屈曲と伸展運動に際し回旋運動が起こる．

2－2．多関節筋の機能

❏ 2つ以上の関節を通過する筋を多関節筋（polyarticular muscle）という．腓腹筋は，膝関節と足関節をまたぐ2関節筋（biarticular muscle）であり，膝関節の角度によって他動運動による足関節の背屈可動域は変化する．たとえば，膝関節伸展位での足関節背屈角度は膝屈曲位のときよりも狭い．このため，足部の内反尖足の強い片麻痺者の短下肢装具は，座位にて膝関節を屈曲させ腓腹筋の緊張を取り去った状態で装着する（図1-44）．

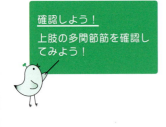

確認しよう！
上肢の多関節筋を確認してみよう！

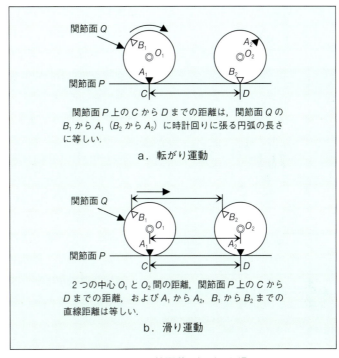

関節面 P 上の C から D までの距離は，関節面 Q の B_1 から A_1（B_2 から A_2）に時計回りに張る円弧の長さに等しい．

a．転がり運動

2つの中心 O_1 と O_2 間の距離，関節面 P 上の C から D までの距離，および A_1 から A_2，B_1 から B_2 までの直線距離は等しい．

b．滑り運動

図 1 − 43　関節運動の転がりと滑り

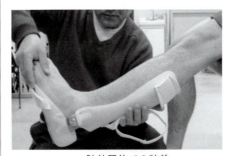
a．膝伸展位での装着

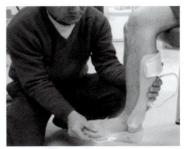
b．膝屈曲位での装着

図 1 − 44　装具装着時の 2 関節筋の影響

膝伸展位のままの a では腓腹筋が緊張し，下腿と足部を短下肢装具にフィットさせられないが，b のように膝屈曲位とすることにより緊張が取り除かれ，適切な装着が可能となる．

3．運動生理学

❏ 臨床の場では生理的コスト指数（physiological cost index：PCI）を用いて理学療法の効果判定を簡便に行うことができる．PCI は，安静時の心拍数（beat/min）と一定距離を歩行したときの心拍数（beat/min）を記録し，歩行に要した時間から歩行スピード（m/min）を計算して次の式に代入して得られる．

PCI ＝（歩行終了時の心拍数 − 安静時心拍数）÷ 歩行スピード（beat/m）

> 調べてみよう！
> PCI 以外にどのような臨床的指標があるか調べてみよう！

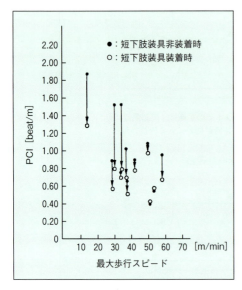

図1−45 脳卒中片麻痺者の短下肢装具装着の有無によるPCIの変化

[今田 元・他：Physiological Cost Indexによる脳卒中片麻痺患者の歩行機能評価，リハ医学 28：491-494, 1991 より引用，一部改変]

❏ PCIは歩行スピードによって変化し，健常者は自然歩行で最小値を示す．図1-45には，脳卒中片麻痺者12人の最大歩行スピードでの歩行で測定したPCIを，装具装着時と非装着時の2つの条件に分けて行った結果を示している．

❏ 切断者の歩行の持久力，QOLを考えるうえで，日常生活活動でのエネルギー効率を考えることは重要である．図1-46は，C-Leg（図1-20）とその他のパーツを用いた大腿切断者の義足の歩行，および健常者の歩行を，エネルギー効率から比較したものである．おおむねC-Legは比較的高いエネルギー効率をもっていることを示している．特に，高い活動性を求められている切断者へのアプローチでは，運動生理学の観点からも，義足パーツの適切な選択が理学療法の成否の鍵を握る場合があることを心得ておくべきである．

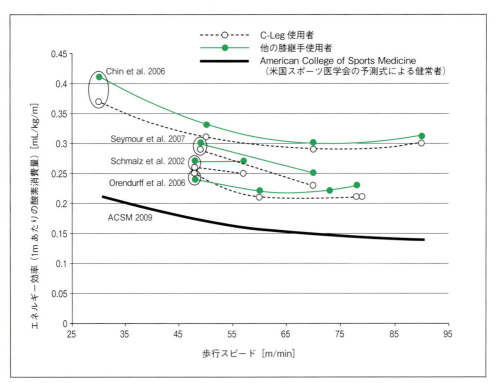

図1−46 大腿切断者の歩行スピードとエネルギー効率の関係

[Highsmith MJ et al.: Safety, energy efficiency, and cost efficacy of the C-Leg for transfemoral amputees: A review of the literature, Prosthet Orthot Int 34（4）: 373, 2010 より改変]

4．歩行のバイオメカニクス
4-1．歩行と関節モーメント

❏ 立位や歩行中は，足底と床面が接触している部分に圧が分布する．一方，床面からは，その反作用で反対方向へ同じ大きさの圧が生じている．この圧により生じた力を反力という．反力は，接触している面に一様に同じ大きさで分布しているわけではない．反力は大きさと向きをもったベクトルであるため，動作解析の領域では，これらの分布した反力が 1 つに合成されて 1 点に作用するものとして考える．この合成された力を床反力（ground reaction force，あるいは floor reaction force）という．また，床反力もベクトルであり，その始点を足圧中心（center of pressure：COP），あるいは，床反力作用点（point of application of floor reaction force）という（図1-47 a）．

❏ 床反力をベクトル $\vec{P}$ で表し，動作中の $\vec{P}$ を 3 次元的に観察すると，このベクトルは傾きをもっていることがわかる（図1-47 b）．したがって，$\vec{P}$ は 3 次元空間座標では側方成分の $\vec{P_x}$，前後成分の $\vec{P_y}$，鉛直成分の $\vec{P_z}$ の各成分に分解できる．

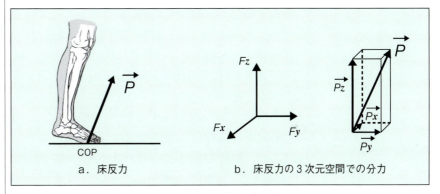

a．床反力　　　　b．床反力の 3 次元空間での分力

図 1-47　足部と床反力

❏ 床反力と各関節の回転中心と垂直距離の積が，床反力によって関節回りに生じる外力のもたらすモーメントである．立位や歩行で，ある瞬間に図1-48のような関節角度を維持するには，筋収縮によってこれと反対方向の関節モーメントを発生させる必要がある（実際には，関節回りの靱帯や筋の間にはたらく粘弾性などによる抵抗，拮抗筋の収縮などを差し引きした結果が関節モーメントである．したがって，計算の結果，伸展モーメントが示されても，屈筋が全くはたらいていないということではない）．

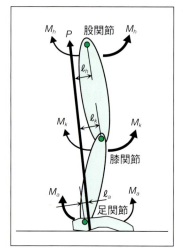

図 1 − 48
床反力による外部関節モーメントと
筋収縮による内部関節モーメント

　足底で受けた床反力によって各関節周りに発生する外部関節モーメント（力×距離）は，股関節と膝関節では時計回りに，それぞれ伸展モーメントM_h＝$P\ell_h$，屈曲モーメントM_k＝$P\ell_k$，足関節では反時計回りに背屈モーメントM_a＝$P\ell_a$である．
　これらの外力によるモーメントに対抗して，図の関節角度を維持するために，反対方向に関節を回す内部関節モーメントとして，股関節と膝関節には反時計回りにそれぞれ屈曲モーメント$P\ell_h$，伸展モーメント$P\ell_k$が，足関節には時計回りに底屈モーメント$P\ell_a$が必要となる．

● は各関節の回転中心．
矢印付の斜線は床反力 P を表す．
ℓ_h，ℓ_k，ℓ_a は床反力と関節の回転軸との垂直距離．

4 − 2. 正常歩行

❏ 正常歩行は，下肢の前方振り出しと地（床）面を踏んで，足底で荷重しながら身体を前方に移動させる運動が左右交互に，しかも自動的に反復されることによって成り立っている．同側下肢が踵から接地してつま先が離れるまでの時間を立脚期（stance phase），つま先が地面から離れ，前方へ振り出されて再び踵が接地するまでの時間を遊脚期（swing phase）という．

❏ 立脚期と遊脚期を合わせて 1 歩行周期（gait cycle）といい，同側下肢の踵接地から同側の踵が再度接地するまでの時間にあたる．正常歩行では，立脚期は 1 歩行周期の約 60％に，遊脚期は約 40％にあたる．

❏ さらに，体重支持を同側下肢のみで行う時期を単脚支持期（single limb stance phase あるいは単に single stance phase），両側で行う時期を両脚支持期（double limb stance phase あるいは単に double stance phase）という．前者は 1 歩行周期の約 20％，後者は約 10％ずつがそれぞれの側に出現する．

4 − 3. 立位・歩行中の床反力

❏ 先の図 1-47 に示した床反力 $\vec{P}$ は，歩行中には時々刻々その大きさと方向を変化させる．図 1-49 には一般的な健常者の歩行中の床反力を示した．床反力側方成分（Fx）は台形に近いか，あるいは 2 つの峰をもっている．床反力前後成分（Fy）は，踵接地から立脚中期までの制動力（後方へ向かう床反力）と，その後は駆動力として前方へ向かう床反力へと転じる特徴がある．床反力鉛直成分（Fz）は，2 つの明確な峰と 1 つの谷をもち，Fy の符号が入れ替わる時期はこの谷間の時期にほぼ等しい．Fz が体重を超えているときは上向きの加速度を，下回っているときは下向きの加速度をもって運動している．

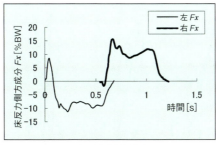
a．床反力側方成分 Fx

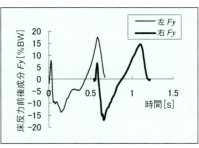
b．床反力前後成分 Fy

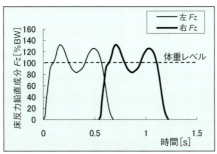
c．床反力鉛直成分 Fz

図1-49 歩行時の床反力3次元成分
Fx：左は内向きを（−），右は内向きを（＋）；
Fy：左右とも前向きを（＋），後ろ向きを（−）；
各床反力は体重（BW）に対する百分率で表示．

4-4. 歩行時の関節モーメント

❑ 床反力が通過する位置により，足関節，膝関節，股関節に生じる外部関節モーメントの向きが異なる．
❑ 床反力は，踵接地時には足関節の後方，膝関節と股関節前方を通過し，足底屈，膝伸展，股屈曲のモーメントを生じさせる．これらに対応するために，筋収縮によって各関節には足背屈，膝屈曲，股伸展の内部関節モーメントを発生させる必要がある（図1-50）．このように各関節と床反力の通過する位置の関係から，必要な筋収縮による内部関節モーメントも向きが異なってくる．

4-5. 歩行時の重心の動き

❑ 健常者の歩行では重心の動きに関し，以下のような特徴がある．
❑ 鉛直方向：重心は立脚中期で最も高く，踵接地期に最低となるようなサインカーブに似た曲線を描く．重心の最高位と最低位の距離は約5 cmである．
❑ 左右方向：左右方向に約3 cmの移動を行い，立脚中期に最も側方に位置する．重心は，エネルギー消費を最小にした効率的な歩行が持続できるように，鉛直（上下）方向と左右方向の動きが組み合わさった動きをみせる．

> 調べてみよう！
> 重心の移動とエネルギーの関係を調べてみよう！

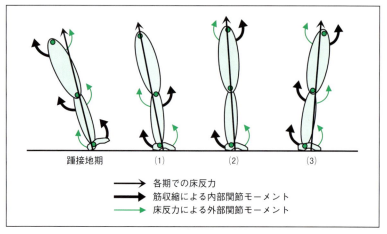

a

各期での床反力によって生じる各関節周りの外部関節モーメントと，それに対抗する筋収縮による内部関節モーメント．床反力が関節回転中心を貫くときは，モーメントアームがゼロとなり，その関節には外部モーメントは発生しない．

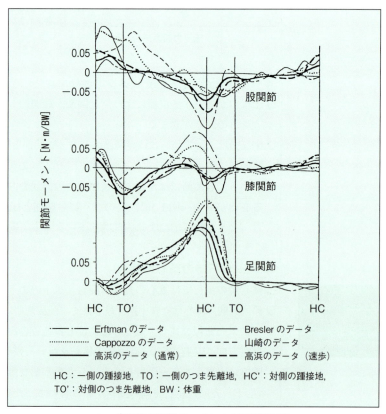

b．歩行時の関節モーメントの時系列変化

図1－50　床反力による関節周りの外部関節モーメントと対抗する筋収縮による内部関節モーメント

[bは高浜逸郎：人の歩行運動に関する実験的研究，コロニー印刷，p40，1981より引用，一部改変]

5. 装具歩行のバイオメカニクス
❑ 処方される頻度の高い靴べら式短下肢装具の例で示す.

5-1. 短下肢装具による歩行
❑ プラスチック製靴べら式短下肢装具（ankle foot orthosis：AFO）は，脳卒中片麻痺者で，軽度から中等度の下肢筋痙性をもつ対象者に処方される頻度が高い．この種の AFO に要求される機能は 2 つある.
  ・尖足を防止し，遊脚期での床面とのトウクリアランス（toe clearance：床面をこすらない程度のつま先と床面との距離）を与える.
  ・初期接地時から始まり，つま先離地まで続く下肢への荷重が適切に行われるように，床面に対して足部を適切な位置に配置する.
❑ 図 1-51 には，このAFO を装着して歩行中の矢状面における踵接地期，立脚中期，つま先離れ期の足部が加える力と AFO の制動力を示した.

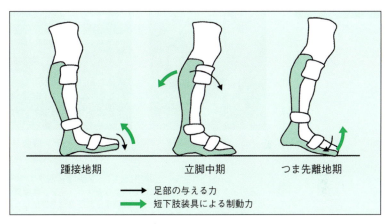

図 1 - 51　プラスチック製短下肢装具の制動

図は矢状面のみを表している．尖足に加えて強度の内反を伴うときは，両側支柱付き靴型短下肢装具によって前額面での制動が必要となる．
［山本澄子・他：ボディダイナミクス入門 片麻痺者の歩行と短下肢装具，医歯薬出版，p114, 2005 より改変］

5-2. 痙性の影響
❑ プラスチックが軟らかすぎると，足関節底屈筋の痙性を制御できず，遊脚期での十分なトウクリアランスを確保できない，あるいは初期接地でつま先からの接地となる．つま先から初期接地すると，床反力は膝の前方を通過しているので，床反力は膝伸展の外部関節モーメントを発生させる.
❑ 上述のような歩行が長期間続く例では，反張膝に移行する頻度が高い．反張膝が高度になると，スウェーデン膝装具（Swedish Knee Cage）のような軟性の膝装具では対応できず，さらに強制力の強い膝装具や長下肢装具が必要となる（図 1-52）.

> 確認しよう！
> 装具の機能に必要な「3点支持の原則」を確認しよう！

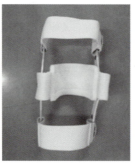
a．スウェーデン膝装具（正面）

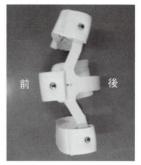
b．スウェーデン膝装具（側面）

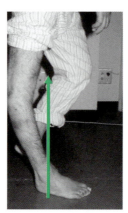
c．高度の反張膝

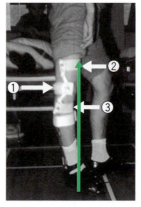
d．スウェーデン膝装具装着と3点支持

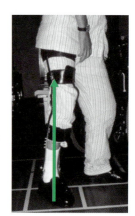
e．長下肢装具装着

図1－52 反張膝に対する装具療法

　cのような高度の反張膝にはdのようなスウェーデン膝装具では十分な対応ができない．このため，eのようなダイヤルロック式膝継手で膝屈曲位を保持した長下肢装具を用いている．スウェーデン膝装具では第1種のてこ（①が支点）に相当する力点的関係がある．緑の鉛直上向き矢印は床反力鉛直成分を表す．

6．義足歩行のバイオメカニクス

❑ 義足歩行のバイオメカニクスを，大腿義足歩行と股義足を例にして述べる．

6－1．義足歩行における膝の安定性要因

❑ 義足歩行においてバランスに優れ，安定した歩行を獲得するのに重要な要因の1つとして，特に急激な膝の屈曲が起こらず，義足への安全な荷重が可能となることが挙げられる．このため，膝の安定性は，義足歩行の成否を決定するといっても過言ではない．

❑ 膝継手の安定性が過度になると，前遊脚期から遊脚期にかけて義足の振り出しが難しくなる．

❑ 膝関節あるいは膝継手と床反力作用線の間の距離が近ければ，外部モーメントは小さく，長ければ大きくなる．外部膝モーメントは，床反力作用線が膝の前

方を通ると伸展モーメントを生じて膝は安定し，後方を通ると屈曲モーメントを生じるため膝は不安定となる．

❑ 足部と足継手の設定によっても膝の安定性は影響を受ける．たとえば，後方バンパーが硬すぎると，踵への荷重はそのまま前方へ戻されるため，足継手は背屈運動を誘導され，下腿部が前傾するため膝は屈曲傾向となり，膝は不安定となる．足背バンパーが柔らかすぎるときも同じことがいえる．

❑ 後方バンパーが柔らかすぎるときや，足背バンパーが硬すぎるとき，足継手は底屈の誘導とともに膝が安定するが，立脚終期から遊脚初期にかけて遊脚に必要な膝，あるいは膝継手の屈曲が損なわれ，階段や坂道でも歩行が困難となる．

6-2. 大腿義足歩行のバイオメカニクス

1) 立脚期の膝継手の安定性

❑ 図1-53は，股関節，膝継手，足継手と床反力の関係を示している．通常は膝継手を伸展位にして踵接地期を迎えるため，膝の安定性は比較的確保される．しかし，立脚中期の初期において床反力が膝継手の後方を通過する時期には，膝には屈曲モーメントが生じる．膝継手の荷重ブレーキの効きが弱い場合は，膝折れが起こる可能性がある．

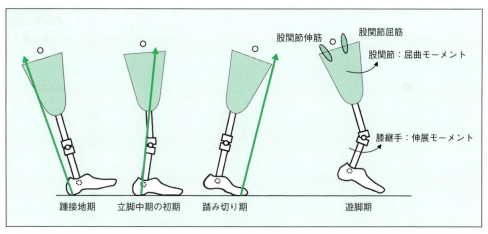

図1-53 大腿義足歩行での床反力によるモーメントと膝の安定性，振り出しにおける股関節屈筋と伸筋の役割

立脚中期の初期には，膝継手の周りには床反力によって屈曲のモーメントが生じる．膝継手の荷重ブレーキの効きが弱いとこの時期に膝折れを起こす危険があり，遊脚期には膝継手の伸展にインパクトが生じる．逆に効きが強すぎると遊脚期の振り出しが小さくなり，義足による歩幅は短くなる．股関節屈筋は義足の振り出しに作用するが，股関節伸筋は過度の屈曲が起こらないように遠心性の筋収縮を行う．

❑ 近年になり，義足の膝継手は単軸からリンク式多軸膝継手にとって代わられつつある．図1-54には，完全伸展位から屈曲が最大150度まで可能な今仙技術研究所社製 M0780 Swan の瞬間回転中心（instantaneous center of rotation）の軌

跡が示されている．リンク式多軸膝継手の瞬間回転中心は，義足大腿部と下腿部間のリンクの延長線の交点に相当し，伸展位では膝継手よりも上後方に，そして屈曲するに従い前下方へと移動する．このため，歩行の初期接地時には，股関節伸展筋力が弱くても，大腿部をソケット後壁に押し当てて股関節を伸展させ，膝継手の安定化が容易となる．

- また，リンク式多軸膝継手を用いることにより，義足の膝継手より末梢の下腿部は，実行長が単軸膝継手使用時よりも短くなる．このため，遊脚期では床面と足部爪先とのトウクリアランスが得られやすく（図1-55），単軸膝継手使用時にありがちな義足側遊脚期に観察される健側での伸び上がりも改善できる例がある．さらに，単軸膝継手にみられる座位時に義足側膝が前方へ飛び出したような外観もおさえられ，長断端の大腿切断や膝離断の例への適応がある．

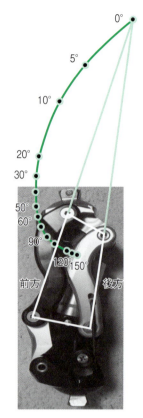

図1－54　リンク式膝継手の継手角度ごとの瞬間回転中心軌跡（今仙技術研究所社　M0780 Swan）
[栗山明彦：義足の部品の概念と機能，義肢学 第2版（日本義肢装具学会監修，澤村誠志編），医歯薬出版，p218, 2010 より改変]

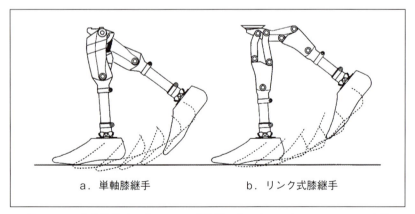

a．単軸膝継手　　　b．リンク式膝継手

図1－55　義足膝継手の違いによる義足振り出し時のトウクリアランスの変化
[栗山明彦：義足の部品の概念と機能，義肢学 第2版（日本義肢装具学会監修，澤村誠志編），医歯薬出版，p219, 2010 より引用]

2）遊脚期の義足の振り出し

- 荷重ブレーキが強すぎると，義足振り出しで膝継手が伸展しにくくなり，伸展させるため義足を振り回すように股関節屈筋を強く収縮させねばならない．逆

に効きが弱いと，膝継手の伸展にインパクトを伴った歩幅の広すぎる振り出しになることもある．振り出し量の制御には，股関節屈筋と振り出しすぎを調節する股関節伸展筋の遠心性収縮が適切に起こることが必要である（図1-53）．

3）単脚支持期の側方安定性

❑ 図1-56のような義足側での単脚支持期では，股関節外転筋が収縮力（T）を発揮して，重心のもたらす骨盤の遊脚側への傾斜が防がれる．四辺形ソケットによる大腿義足にて坐骨結節で体重のほとんどを支えていると仮定し，坐骨結節を支点とするモーメントの釣り合いで考えれば，TaとWbが釣り合って骨盤が水平に保たれる．股関節外転筋の筋力低下や短縮があれば，十分な筋出力が発揮できず，特に立脚期に前額面で不安定な状況が顕著となる．

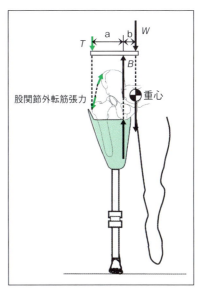

図1-56　大腿義足歩行の単脚支持期での姿勢と筋の動き

4）義足のコントロールに及ぼす断端長の影響

❑ 図1-57には長短2つの断端長の例が示してある．大腿骨がソケット内で軟部組織を介してソケット壁を押すときに，ソケットに与える力（F）の平均的な位置が断端の中央であるとする．股関節からこの位置までの距離は長断端の方が長いので，回転モーメントを大きくすることが可能となり，義足のソケットがコントロールしやすい．

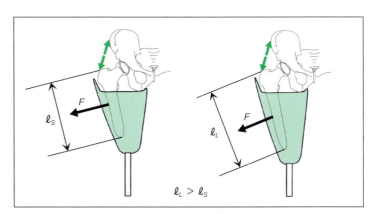

図1-57　義足のコントロールに対する断端長の影響
膝継手より末梢は省略してある．

> 調べてみよう！
> 膝継手の種類と機能を調べてみよう！

5）初期屈曲角度

- 後述するように，断端が短いほど膝継手の制御が困難である．このため図1-58のように，断端の長さに合わせソケットに初期屈曲角度（短断端20-30°，中断端約5°，長断端5°未満）を設定し，股関節伸展筋に適度の伸張を与えて股関節伸展筋の機能を少しでも引き出す．

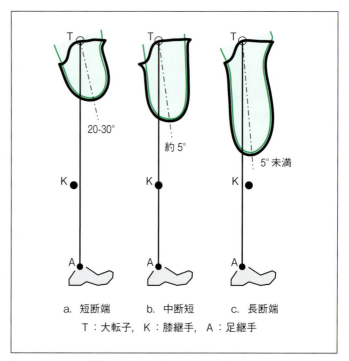

図1－58 大腿義足における断端長の長短に基づくソケット初期屈曲角度の設定とアライメント
（大腿外ソケットと下腿部は省略してある）

[Inman VT et al.: Human Walking, Williams & Wilkins, p134, 1981 を参考に改変]

- 初期屈曲角度の設定とともに，短断端例では膝継手を大転子（T）と足継手（A）を結ぶ線（TA線）上ではなく，その約1cm後方に設定し，膝継手の安定化を図る．中断端例では膝継手をTA線上に，長断端ではTA線上かわずかに前方に設定する．
- 歩行では，10°までの腰椎前彎は脊柱に問題を引き起こさない．股関節伸展5°の可動域をもつ大腿切断者の大腿義足ソケットに5°の初期屈曲角度を設けると，踏み切り期には義足のTKA線は切断側股関節を通る鉛直線に対し約15°後方に位置し，正常歩行と同じような股関節伸展機能が与えられる（図1-59）．
- 股関節屈曲拘縮を来した大腿切断例に対しても拘縮の程度に応じ，ソケットへの初期屈曲を設定することにより，腰椎前彎の増強を抑え腰痛の発生も防ぐことができる．

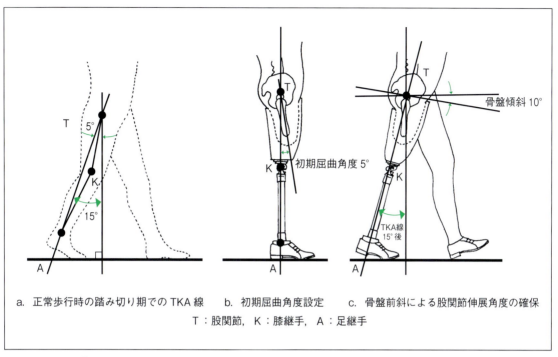

a. 正常歩行時の踏み切り期でのTKA線　　b. 初期屈曲角度設定　　c. 骨盤前斜による股関節伸展角度の確保
T：股関節，K：膝継手，A：足継手

図1−59　大腿義足ソケットへの初期屈曲角度の設定と踏み切り期の骨盤前傾，股伸関節展におけるTKA線との関係
[田澤英二：5 股義足，義肢学 第2版（日本義肢装具学会監修，澤村誠志編），医歯薬出版，pp168-169，2010 より改変]

6−3. 股義足歩行のバイオメカニクス

1）カナダ式股義足

- 一般に，股離断（hip-disarticulation）や半側骨盤切断（hemi-pelvectomy）の股義足には，カナダ式股義足（Canadian hip prosthesis）が用いられる．
- 継手との床反力作用線との関係は，図1-60に示すように，矢状面では義足への荷重によって，股継手と膝継手には外部伸展モーメントを発生させるようなアライメントが設定され，膝継手の安定性が図られている．

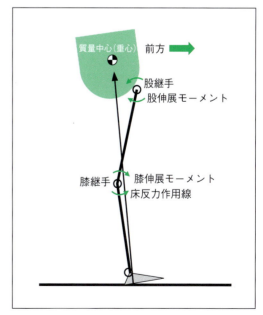

図1−60　股義足における床反力作用線と各継手の関係
[Jefferies GE et al.: Prosthetic primer: fitting for hip disarticulation and hemi-pelvectomy level amputations, inMotion 9 (2), 1999 より改変]

2) カナダ式股義足のソケット内外に働く力

❏ 前額面では図1-61に示すように，義足側単脚支持期ではソケット内外の力のモーメントの釣り合いが成立していることを考える．点2回りの力のモーメントの総和はゼロになるため，

$$\sum M_2 = 0$$

が成立する．ソケットが非切断側を押す力Hと点2の距離をa，体重による重力Wの作用線と点2との距離をb，点2を通過するソケットが断端を押す力をS，ソケットが切断側の坐骨から臀部にかけて押す力をIとすると，SとIは点2上を通過するため，点2とこれら2つの力との距離は発生しない．このため，SとIによるモーメントはゼロである．したがって，

$W \times b - H \times a = 0$

$H = \dfrac{b}{a} W$

となる．

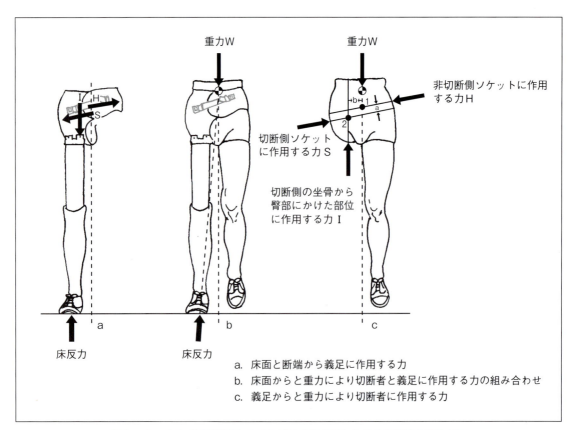

図1-61 カナダ式股義足による歩行時立脚中期における前額面での示力図

[Radcliffe CW: The biomechanics of the Canadian-type hip-disarticulation prosthesis, Artif Limbs 4 (2) : 34, 1957 より改変]

3）カナダ式股義足歩行時に作用する力と継手の関係

- 義足側立脚期で作用する力と継手の関係は，図1-62aに示すように，踵接地期では股屈曲が股屈曲制限バンドで制限され，床反力作用線が膝継手の前方を通るため，膝は伸展位で安定している．
- 足底接地期では，踵接地の後に踵バンパーの柔軟性によって足部が底屈し，足底面全面が接地する（図1-62b）．床反力作用線が膝継手の前方を通るため，膝の安定性は保たれている．
- 立脚中期では，股バンパーはソケットと義足大腿部との間で圧され，股，膝，足の各継手はロックされた状態で荷重がなされるので，安定した荷重が行える（図1-62c）．
- 踏み切り期では，非切断側の踵接地期を迎え，両側支持期に入る．床反力作用線はソケットの後方を通るようになり，股バンパーは強く圧せられる．ソケット内では図1-62dのようにソケット後壁を後方へ押す力S_1，大腿部を前方へ押し出す力S_2が生じ，ソケットを反時計回りに回転させるはたらきをもつ．これらは大腿部を前方へ押し出す機能をもつため，膝継手は屈曲し，スムーズな遊脚期へと移行する．

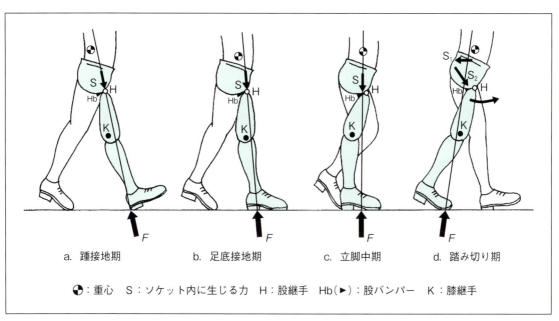

図1-62　カナダ式股義足による歩行立脚期に作用する力と継手の関係
床反力線はaからcの各期で膝継手の前方を通過している（図1-53参照）．

（新小田　幸一）

●引用・参考文献●

(1.1. 障害と義肢装具)
1. 松尾清美：リハビリテーションにおける福祉用具の位置づけ，第2回産業医科大学リハビリテーション医療研究会配付資料，2007
2. 吉永勝訓：整形外科疾患に対する治療用装具の処方，義装会誌 13：265-270，1997
3. 大峯三郎・他：身体障害者手帳診断書に基づく北九州市における切断調査，義装会誌 23 特別号：128-129，2007
4. 初山泰弘：障害者スポーツの概要，義装会誌 19：5-9，2003
5. 財団法人 日本障害者スポーツ協会ホームページ：パラリンピックの歴史より
6. 長倉裕二：スポーツのための特殊な教育プログラム，義装会誌 19：28-35，2003
7. 澤村誠志：最近における義足の進歩，リハビリテーション医学 31：565-576，1994
8. 吉本奈美・他：ポリオ罹患者へのカーボン製装具の応用，義装会誌 21：44-47，2005
9. 和田　太・他：脳卒中の短下肢装具−病態によるベストな選択−，義装会誌 22 特別号：78-79，2006

(1.2. 義肢装具クリニックとチームアプローチ)
1. 澤村誠志：リハビリテーション医学全書 18，切断と義肢（第3版），医歯薬出版，1997

(1.3. 義肢装具の支給体系)
1. 黒田大治郎：福祉用具供給システム−その公的制度の現状と課題，OTジャーナル 36：811-835，2002
2. 塩出博司：介護保険法の福祉用具に関する規定について，日本義肢装具学会誌 16：81-88，2000
3. 坂本洋一：図説よくわかる障害者自立支援法，中央法規出版，2006
4. 樫本　修：障害者自立支援法による補装具費の支給，総合リハ 35：745-750，2007
5. 加倉井周一・他編：新編 装具治療マニュアル−疾患別・症状別適応−，医歯薬出版，pp365-371，2000
6. 鶴見隆正・他：標準理学療法学 専門分野 日常生活活動学・生活環境学，医学書院，2012

(1.4. 義肢装具の製作と材料)
1. 関川伸哉・他：入門−義肢装具，医歯薬出版，pp79-108，2008
2. 村上敬宜：材料力学，森北出版，1994

(1.5. 義肢装具におけるバイオメカニクス)
1. Smidt GL: Biomechanics and physical therapy，Phys Ther 64（12）：1807-1808，1984
2. 新小田幸一：動作解析のパラメータ，標準理学療法学 病態運動学，医学書院，pp37-47，2014
3. 今田　元・他：Physiological Cost Index による脳卒中片麻痺患者の歩行機能評価，リハ医学 28：491-494，1991
4. Highsmith MJ et al.: Safety, energy efficiency, and cost efficacy of the C-Leg for transfemoral amputees: A review of the literature, Prosthet Orthot Int 34（4）：362-377, 2010
5. 土屋和夫監修（臨床歩行分析懇談会編）：臨床歩行分析入門，医歯薬出版，pp114-115，1989
6. 高浜逸郎：人の歩行運動に関する実験的研究，コロニー印刷，p40，1981
7. 山本澄子・他：ボディダイナミクス入門 片麻痺者の歩行と短下肢装具，医歯薬出版，

pp114-115，2005
8．Inman VT et al.: Human Walking, Williams & Wilkins, pp129-134, 1981
9．田澤英二：股義足，義肢学 第2版（日本義肢装具学会監修，澤村誠志編），医歯薬出版，pp193-202，2010
10. Jefferies GE et al.: Prosthetic primer: fitting for hip disarticulation and hemi-pelvectomy level amputations, inMotion 9（2），1999（http://www.amputee-coalition.org/inmotion/mar_apr_99/pros_primer_hip_dis.html）
11. Radcliffe CW: The biomechanics of the Canadian-type hip-disarticulation prosthesis, Artif Limbs 4（2）: 29-38, 1957
12. 澤村誠志：切断と義肢，医歯薬出版，p234-257，2007
13. 栗山明彦：義足の部品の概念と機能，義肢学 第2版（日本義肢装具学会監修，澤村誠志編），医歯薬出版，pp207-223，2010

2 義肢

学習目標

① 切断者の動向を把握したうえで，切断部位に応じた基本的な切断手技の内容と断端管理の方法を述べることができる．
② 切断術施行後に起こる可能性の高い合併症を十分理解し，その予防方法と適切な理学療法の内容を理解する．
③ 義肢装着前後の適切なアプローチおよび義肢の適合状態とアライメントのチェック方法について，具体的に説明することができる．
④ 各種義肢の種類，構成要素，機能および特徴を述べることができる．

1. 切断者のリハビリテーション

1. 切断者の動向

1-1. 切断原因

- わが国における切断者数について，2006（平成18）年度の厚生労働省「身体障害児・者実態調査」によると，18歳以上の肢体不自由障害者のうち，上肢切断者は約4.7％，下肢切断者が約3.4％である．
- わが国の切断者の発生率は欧米先進国に比べて少なく，人口10万人に対する年間の切断者の発生率は6.2人（下肢切断者は1.6人）であり，その主な原因は食事摂取内容の差であるとされている．
- 切断の主な原因として，外傷，末梢循環障害，悪性腫瘍，糖尿病性壊疽などが考えられるが，治療技術の進歩により最近では切断者数が減少する傾向にある（表2-1）．
- ここ数年における下肢の切断原因は血行障害が増加しており，その原因疾患のほとんどは閉塞性動脈硬化症（arteriosclerosis obliterans：ASO）と糖尿病であり，切断時の年齢も60歳以上が大半である．

確認しよう！
下肢切断原因の最近の傾向について知っておこう！

表2-1 切断の原因

1) 外傷および後遺症 ・複雑骨折による治療困難 ・血管損傷（動脈栓塞，血栓症）による壊死 　　　　　　　　　　　　　　（血行再建術） ・火傷，凍傷による壊疽 2) 末梢循環障害 ・閉塞性動脈硬化症（ASO） ・閉塞性血栓性血管炎（TAO：バージャー病） 3) 悪性腫瘍（骨肉腫） ・放射線治療や化学療法の進歩で減少	4) 糖尿病性壊疽 ・末梢神経障害，細小血管症による潰瘍形成 5) 炎症・感染 ・骨髄炎，骨関節結核，化膿性関節炎など 6) 神経性疾患 ・脊髄損傷による変形，難治性潰瘍など 7) 先天性奇形 ・四肢の欠損や変形 8) 著明な脚長差 9) その他

- 血行障害が原因で切断した場合には，外傷や腫瘍における切断と違い，一般的に創治癒が得られにくいことが問題となる．そのため，切断直後よりきめ細かい配慮が必要であり，理学療法士は断端の成熟のために用いる弾力包帯の締め具合の微調整とともに，断端の管理と循環改善のための適切な運動指導が必要である．
- 血行障害が原因で切断に至る過程として，血管に何らかの変化が起こると阻血状態を引き起こし，壊死または壊疽に発展して切断せざるを得ない状態となる．これに感染が加わるとさらに悪化へとつながる（図2-1）．

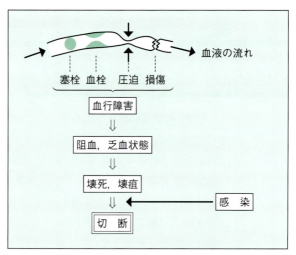

図2−1　血行障害が原因で切断に至る過程

1−2. 切断部位

- 切断部位の内訳は，一肢切断が全切断者のほとんどを占め，そのなかで一側上肢切断が約7割，一側下肢切断が約3割である．
- 上肢と下肢別の切断部位の割合は次のような特徴を示す（図2-2）．
- 上肢切断では，指の切断が約8割を占めている．次いで，前腕切断，上腕切断，手根中手部切断，手関節離断，肩関節離断，肘関節離断，肩甲胸郭切断の順となっている．
- 下肢切断では，下腿切断が約5割と最も多く，次に大腿切断が35％であり，両者で85％を占めている．次いでサイム・足部切断，股関節離断，膝関節離断および片側骨盤切断の順となっている．
- 上肢機能には高い巧緻性が求められ，片手機能によりADLのなかで両手動作以外の約8割が可能となり，また保険制度の問題により高価な筋電義手が欧米に比べて普及率が低いことから，上肢切断においては義手の必要性が低い．
- 下肢機能には支持性と運動性が要求され，義足を装着することで歩行が可能となることから，その必要性より高い技術の導入と改良によって，高齢者や両側の切断者および重度な血行障害などを除けば，義足の使用頻度が比較的高い．

> 調べてみよう！
> 上肢と下肢の切断部位の割合の第1位はどの部位の切断でしょう？

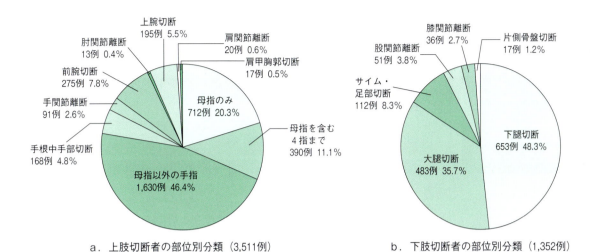

図2−2 切断部位別数（1968〜1997年，30年間4,866人）

[澤村誠志：切断と義肢，医歯薬出版，2007より引用]

2．切断手技と断端管理
2−1．切断手技の特徴

❏ 切断術の目的
　①病的な組織を切り離し，創の治癒を促進させる．
　②筋肉，神経，血管などをできるだけ生理的に残存させ，その後に義肢を装着することにより，残存機能を最大限に引き出す．
❏ 以下に記述する切断手技の一般的方法を熟知したうえで，適切な理学療法を施行する．

1）皮膚の処理

❏ 上肢の切断では，前後の皮膚弁は等長であるのが一般的であるが，前腕長断端もしくは手関節離断の場合には，屈曲側の皮膚瘢痕を背側にもっていく．
❏ 下肢の切断では，断端末での荷重が必要である場合が多いため，荷重部分に瘢痕を残さないように慎重に皮膚処理を行う．
❏ 末梢循環障害による下肢切断の場合には，多くの症例で後方の筋肉筋膜の血流が前方よりも良好なことから，長い後方皮膚弁を用いた切断術が施行されることが多い．
❏ 理学療法士は皮膚の処理法を確認し，傷口からの感染および過度の圧迫による発赤に十分注意して，縫合部の疼痛の軽減や，組織の強度や柔軟性を向上させるためにマッサージや物理療法を行う．

2）血管の処理

❏ 切断時における血管の処理は，たとえ小血管の処理でも完全に止血して血腫の形成を防ぐことが，創の治癒を良好とし感染を予防することになる．

> **調べてみよう！**
> 神経腫の形成を予防するための工夫は？

- 切断時の血管の一般的処理方法として，動脈と静脈はできるだけ分けて結紮し，大きな血管は二重結紮を行い，手術の縫合前にはドレーンを挿入して持続吸引が行われる．

3）神経の処理

- 神経の切断では，神経腫の形成を予防することを最優先するために，神経を軽く遠位部に引っ張り鋭利なメスで切断する方法がとられている．この方法により，神経が骨や血管などの他の組織より短くなるために，外部からの圧迫刺激を受けにくくなり，神経腫の形成を予防できる（図2-3）．
- 坐骨神経などの大きな神経の処理を行う場合には，原則的に神経をナイロンまたは絹糸で結紮する方法がとられている．

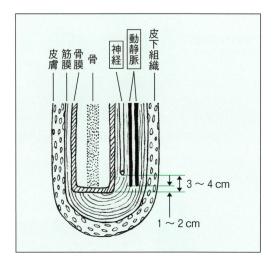

図2-3　切断時の神経と血管の長さ

4）骨の処理

- 切断時の骨の処理として，骨端の硬くとがった骨皮質部はやすりで丸く処理したうえで，遠位部で骨膜を剥離して骨髄腔を閉鎖する方法が一般的である．
- 下腿切断の場合には，脛骨と腓骨の骨膜を縫合する架橋形成術を行い，断端負荷に対する強度を増す工夫も行われる．

5）筋肉の処理

- 切断時には筋肉への侵襲が必然的であるため，筋肉萎縮に伴う局所の循環状態の低下，退行変性は避けられない．このことを踏まえ，切断に伴う筋の固定方法を確認し，筋の萎縮と筋力低下をできるかぎり予防することが必要である．
- 切断時の筋肉の処理については，大別すると以下の3つの方法がある．

(1) 筋膜縫合術（myofascial suture）

- 筋肉を骨軸に対して直角方向に切断し，皮膚と筋膜との間を剥離しないで筋膜を縫合する方法である（図2-4 a）．断端筋膜で骨断端部が覆われることになり，筋肉自体の固定性が乏しいためにある程度の筋萎縮が起こる．この方法が選択されることは少ない．

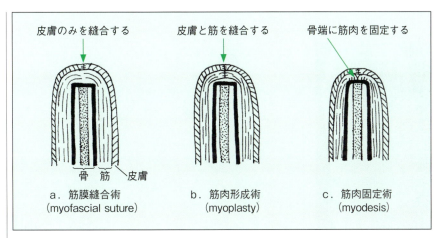

図2-4 切断時の筋肉処理法

確認しよう！
筋肉の処理法のなかで末梢循環障害による切断には用いられることが少ない方法は？

(2) 筋肉形成術（myoplasty）
- 断端筋肉の生理的な機能を重視し，筋肉を切断前の緊張状態に保つために，それぞれの拮抗筋同士を縫合する方法である（図2-4 b）．この方法を選択することにより，切断後の筋肉であっても循環状態が良好に保たれる利点がある．よって，末梢循環障害による切断時にはこの方法が用いられることが多い．

(3) 筋肉固定術（myodesis）
- 筋肉を切断前の緊張状態に保つ目的で，筋肉を骨端部のドリル孔を通して強固に固定する方法である（図2-4 c）．この方法は，末梢部に組織の壊死や瘢痕化を起こす欠点があり，末梢循環障害のある症例に対しては不適応である．
- 理学療法士として，切断時の筋肉処理方法については手術記録などで確認したうえで，廃用性の筋力低下を予防して十分な柔軟性の確保のために適切な筋力維持・増強運動と個別的な筋のストレッチングを行う．

2-2. 弾性包帯の巻き方

練習しよう！
弾性包帯の巻き方は何度も繰り返し練習してマスターしよう！

- 切断後，まず早期に断端の浮腫の軽減および過度の脂肪組織を少なくし，断端部の安定を図り成熟を促進することが，義肢の適合を進めるうえで重要である．そのためには，弾性包帯をいかに適切に用いるかが大きな鍵となる．
- 理学療法士は断端に巻きつける弾性包帯の正しい使用方法を熟知し，対象者および他のスタッフにも指導できるように次のいくつかの重要なポイントをおさえ，繰り返し練習し弾性包帯の使用法を完全にマスターしておく必要がある．

　①弾性包帯（elastic bandage）は，下腿および上肢の切断では10cm，大腿切断では12.5〜15cm幅のものを2〜4m使用する．
　②弾性包帯を巻く順序は，図2-5に示すとおりである．必ず断端の長軸に沿って2〜3回巻き，あとはできるだけ斜めに巻きつけるようにする．

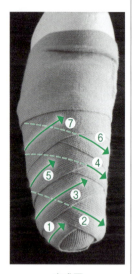

完成図

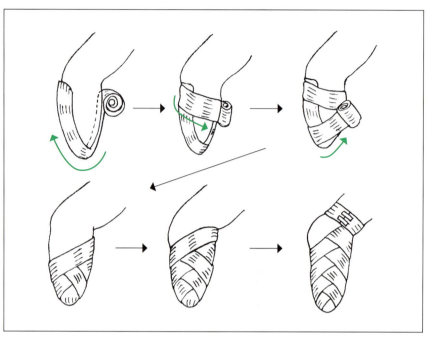

図2-5　弾性包帯の巻き方（下腿切断例）

③大腿切断では骨盤まで，下腿切断の中および短断端では大腿部まで，上腕切断では胸郭まで，前腕短断端では上腕部まで巻きつける必要がある．

④基本的には一日中巻いておくが，途中で4〜5回は巻きかえるようにして，夜間も巻きつけておく．

⑤弾性包帯の巻きつける圧迫強度は，図2-6に示すように，断端の末梢部ほどに強く巻きつけるようにする．

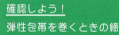

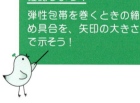

確認しよう！
弾性包帯を巻くときの締め具合を、矢印の大きさで示そう！

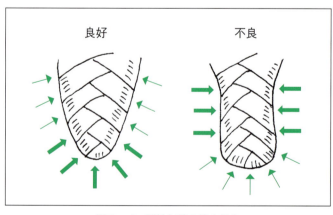

図2-6　弾性包帯の締め具合

☐最近では，弾性包帯の代わりにスタンプシュリンカーなどの伸縮性のある円筒状の断端袋を用いることもある（図2-7）．

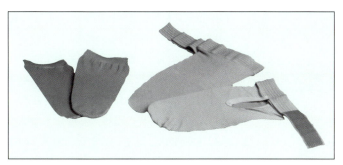

図2−7　スタンプシュリンカー
[オットーボック・ジャパン株式会社提供]

❑ 入院期間の短縮化を目指す欧米では，術後の断端処理において，まずrigid dressingを5〜7日行い，感染症がない場合にはシリコーンライナーによる圧迫療法が行われている．この方法の利点として，断端の浮腫を軽減させて容積を一定に保つ作用と鎮痛効果が挙げられる．

3．切断の合併症と理学療法
3−1．幻肢と幻肢痛

❑ 幻肢（phantom limb）とは，四肢を切断または離断した者が，すでに失われた手足が断端部か空間部にまだ残存しているような幻覚を感じることであり，この部分に痛みを感じる場合を幻肢痛（phantom pain）と呼んでいる．

❑ 切断後の理学療法を円滑に進めていくために，以下に示す幻肢の特徴を十分知っておくべきである．
　・切断者は，患部の痛みが軽快してくる術後数日間に幻肢の出現を意識する．
　・幻肢の持続期間は平均6か月から2年ほどであるが，痛みが強い例では数十年継続する例もある．
　・幻肢の現れ方について大塚は，実大型，遊離型，断端密着型，痕跡型，断端陥入型の5つに分類している（図2-8）．これらの幻肢の型はしばしば移行することがあるが，幻肢は初め健側肢と同一部位にあり，これが時間ととも

> 確認しよう！
> 幻肢のタイプを5つに分けたうえで，経過とともにどのように変化するか知っておこう！

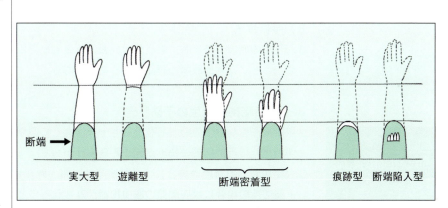

図2−8　いろいろな幻肢のタイプ（大塚の分類による）

- に中枢側に移行し断端の中に入り込むのが普通である．
- ・幻肢の大きさは健側肢とほぼ同様であり，変化することは少ない．
- ・幻肢の強さは，一般に上肢の方が下肢よりも強く認められる．
- ・幻肢は，6歳以下の小児切断者では出現しない．
- ・幻肢は，断端の運動につれて移動する．
- ・幻肢の形態は外界の温度，湿度などによって左右されることが多い．

☐ 幻肢は運動知覚，視覚，触覚などすべての神経系統の部分を含んだ心理学的・生理学的な統一現象とされている．切断によって末梢からのすべての知覚の供給が突然なくなることから，機能的に分離された部分の幻想として現れたものと解釈されている．

☐ 幻肢および幻肢痛に対する理学療法士の評価として，痛みを伴う幻肢かどうかを区別し，幻肢痛の種類・程度・持続期間を把握したうえで義肢の操作およびADLへの影響を判断する．

3-2. 幻肢痛に対する治療

1）理学療法

☐ 断端における神経腫，癒着，瘢痕などが幻肢痛の一因となるので，保存的治療として物理療法である超音波療法，低周波療法，マッサージや温熱療法などを実施する．断端の局所的循環の改善による疼痛の軽減を目的として，軽度～中等度の強さで毎日20～30分間実施する．

☐ 幻肢痛の軽減を目的として，非切断肢と鏡を使用したミラーボックスによる再教育を行う mirror therapy の効果も報告されているので，幻肢痛の状態に応じて積極的に実施すべきである．

2）ギプスソケットの装着

☐ 切断術直後の義肢装着法が幻肢痛を軽減させる効果があるので，早期にギプスソケットを装着して運動療法を実施することにより，末梢からのインパルスを送り幻肢痛の軽減が期待できる．

3）手術療法

☐ 幻肢痛の原因が神経腫，瘢痕の形成および癒着である場合には，手術にて切除することにより幻肢痛の軽減を図ることもある．

3-3. 断端拘縮発生の予防

☐ 切断後，ベッド上での安静肢位にも十分注意していないと，わずかな期間でも切断部位の近位関節に拘縮が起こる危険性がある．

☐ 大腿切断で短断端の場合には，股関節の屈曲，外転および外旋拘縮がみられ，下腿切断の場合には膝関節の屈曲拘縮がみられることが多い．

☐ 切断後，拘縮発生の予防のためには，次のような注意が必要であるとともに，

> 確認しよう！
> 下肢の切断部位によって生じやすい拘縮を確認しておこう！

切断術後にとってはいけない肢位に留意する必要がある（図2-9）．

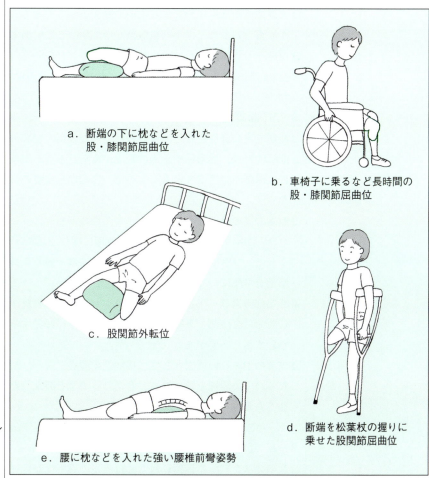

図2－9　切断術後にとってはいけない肢位

- 断端の下に枕や下肢架台を置かないようにする．
- 長期間にわたって座位をとることや車椅子に乗ることは，できるだけ避けることが望ましい．下腿切断であれば，断端全体が完全に座面に載るように座面を延長するための「足のせ台」を利用する．時々膝を伸展する自動運動を行うなどの工夫をする．
- 大腿切断の場合には頻回に腹臥位をとらせたり，肢位を変えたりして拘縮を予防する．
- 切断後，早期より断端の自動運動を積極的に行う．
- 切断後の拘縮は予防することが最も重要であるが，拘縮が生じてしまった場合でも，関節に対する温熱療法とともに自動および抵抗運動を繰り返し行うと改善する可能性がある．

3−4. 断端の浮腫の予防
- 断端の浮腫（stump edema）は毛細血管の循環障害により発生する．
- 浮腫の原因は，切断により末梢の動脈圧が上昇することに加えて，静脈の還流が阻害されることにより組織液が増加することである．
- 浮腫を予防するためには，断端にタッピングや弾力包帯などで適度の圧を加えたり，断端部を心臓の位置より高く保持して血液の環流を促したりするとよい．

3−5. 断端皮膚の管理
- 断端皮膚の合併症として多いのは，断端の傷と皮膚のかぶれである．
- 断端の傷は，擦過傷や水泡の形成がみられることが多く，末梢循環障害の場合には潰瘍ができることもあるので，日頃から皮膚の状態を細かくチェックしておく．
- 断端の傷の原因として，ソケットの適合不良に伴うピストン運動の出現や，ソケットが小さすぎるために断端を無理に押し込んでいることなどが考えられる．よって，ソケットの不適合がある場合には，義肢装具士に相談してソケットの修正を早急に行う．
- 断端部の傷は，圧迫を受ける部分よりもむしろ皮膚が引っ張られる部位，大腿切断では会陰部，下腿切断では脛骨遠位端に好発するので，注意して皮膚を観察しておく必要がある．
- 皮膚のかぶれの原因として，接触性皮膚炎，湿疹，断端の不衛生などが考えられるので，断端を常に清潔にしたり，清潔な断端袋を使用したりすることが大切である．

3−6. 義足の適応とはなりにくい症例
- 次の症状を有する症例に対しては義足の適応度が低いので，他の移動法を選択する．
    ・切断する前に歩行が不可能である者
    ・体力が低下している者：高齢者や肥満
    ・精神障害を有する者：認知症や統合失調症などで意欲の低下がある場合
    ・脳卒中後の片麻痺対象者：特に非麻痺側を切断した場合
    ・両側大腿切断者
    ・人工透析者：透析後に全身倦怠感があり，易疲労性である場合

4．義足装着前練習
4−1. 断端の評価
- 切断者の評価として重要なことは，切断者の障害像を正確に捉えて統合と解釈を行い，問題点を適切に把握したうえで最適な対応を行うことである．
- 切断者の障害（像）を捉える視点（背景）は，次の3つの側面がある．
    ①身体的背景

基礎的情報，医学的情報，機能的情報

例）身長・体重，下肢長，下肢周径，関節可動域，粗大筋力，歩行能力，疼痛，感覚，姿勢の観察，ADL機能，現病・既往歴，投薬状況など

②社会的背景

家庭的情報，職業的情報

例）家族構成，家屋状況，生活歴，職業，経済状況，保険など

③精神・心理的背景

意識あるいは知的情報

例）メンタル面，意識レベル，コミュニケーション能力など

❏ 切断後に装着する義足を想定し，そのために必要な筋力や関節可動性などの機能について，切断術後早期より確保するように指導することが義足装着前の準備として欠かせない．

❏ 切断者の理学療法を行う前に情報として把握しておくべき必要事項として，いくつかの項目がある（表2-2）．

表2-2 切断者の情報として把握しておくべき必要事項

1. 切断原因
2. 切断の目的
3. 切断部位
4. 原疾患の治療計画
5. 術後の断端管理法
6. 手術手技（骨・筋の処理方法）
7. 断端創部の状態
8. 術後の経過日数
9. 合併症の有無
10. 入院予定期間
11. 年齢
12. 職業
13. 生活環境

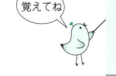

覚えてね

❏ 切断肢の評価として，断端長と周径，関節可動域，筋力，感覚，皮膚の状態などの評価を正確に行う．

1）断端長と周径の計測

❏ 断端長は正確に測定し，健側に対する断端の長さの割合を割り出す．一般的な断端長の計測は，上腕断端長は腋窩から断端まで，前腕断端長は上腕骨外側上顆から断端までとし，大腿断端長は坐骨結節から断端まで，下腿断端長は膝裂隙から断端までを原則とし，通常は立位で計測する（図2-10）．

❏ 周径は原則として断端より中枢に5cm間隔で3回ずつ計測し，平均値もしくは最小値を記録して，その経過・変化を見る必要がある（図2-11）．

見極めよう！

断端の周径を正確かつ定期的に測定して，周径の変動が最小限になる時期を判断しよう！

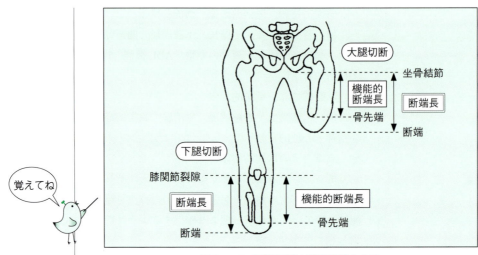

図 2 − 10　下肢切断の断端長測定方法

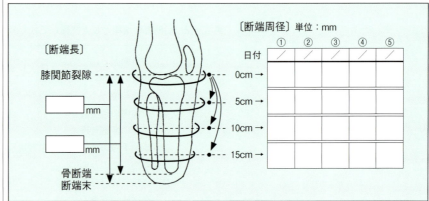

図 2 − 11　切断肢の測定記録表（例）

4 − 2. 基本的運動療法

1）良肢位保持

☐ 術直後より適切な良肢位保持の指導が必要である．特に，短断端は拘縮が起きやすいので看護師とのチーム医療にて，ベッドや車椅子上での安静肢位などを含めた生活指導を適切に行う．

☐ 切断により筋のバランスが崩れるために，大腿切断では股関節の屈曲・外転・外旋，下腿切断では膝関節の屈曲拘縮を生じやすい．特に，短断端の場合には拘縮が生じやすいために十分注意しておくべきである．

2）関節可動域運動

☐ 拘縮を起こしやすい関節に対しては，拘縮予防を主目的として，術後早期よりセラピストによる筋のストレッチングや自動・他動的関節運動を定期的に行う．

☐ 筋緊張が高い部位に対しては，できるだけ緊張を緩和するために，超音波療法

やホットパック，極超短波などの物理療法を施行する．
- 下肢の切断では，骨盤の傾斜と体幹の側彎を起こさないように，早期より仮義足で歩行を行ったり，鏡を見て視覚によるフィードバックにより姿勢を修正する必要がある．

3）筋力強化

- 切断手術3〜4日後から自動運動を開始し，残存筋と切断筋とのバランスを考えながら，切断肢周囲の筋力維持・増強運動を積極的に行う（図2-12）．
- 大腿切断における筋力強化のポイントとして，義足歩行時の膝関節の安定性確保のために股関節伸筋群を，立位時の骨盤の安定性確保のために中殿筋を特に強化する．

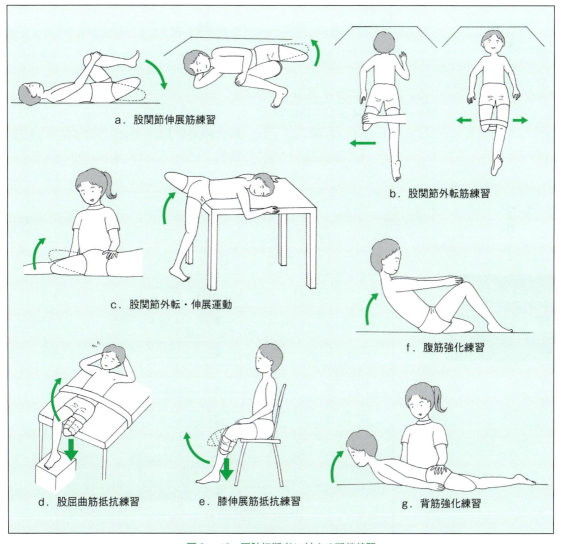

図2－12　下肢切断者に対する断端練習

- ❏ 体幹の支持性を向上させるためには体幹周囲筋のトレーニング，体幹の回旋，側方移動や骨盤の挙上運動を行うとよい．また，下肢の切断であっても，平行棒や杖歩行の準備のために肩甲帯周囲筋の強化を行う．
- ❏ 高齢の切断者では，手術後の比較的短期間の臥床で全身機能が低下するので，早期離床と適切なリスク管理の下で早期より運動を開始する．
- ❏ 血行障害による切断者は，動脈硬化の進行と活動性の低下に伴う全身の体力低下をきたしている場合が多いので，心肺機能と筋疲労に留意したうえで適切な運動を指導する必要がある．

4）全身調整運動

- ❏ 高齢者および心肺機能に問題がある場合には，呼吸機能の維持・改善のために腹式呼吸法の指導や有酸素運動による全身持久性の改善などの肺機能運動を積極的に導入する．
- ❏ 適切なリスク管理の下で行う全身運動の具体例として，有酸素運動を行う目的でリカンベントエルゴメーターやハンドエルゴメーターを導入する場合もある．

5．適合とアライメント
5-1．アライメントの意味

- ❏ アライメント（alignment）とは，義肢の構成要素間の相対的な位置関係（配列）を意味し，具体的にはソケット，継手，支柱，足部または手部の配列状態である．アライメントが不適切であれば異常歩行を生じるので，慎重に調整する必要がある．
- ❏ 義足のアライメントには，①ベンチ（bench）アライメント，②静的（static）アライメント，③動的（dynamic）アライメントの3種類がある（図2-13）．

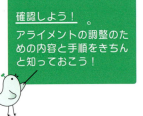

確認しよう！
アライメントの調整のための内容と手順をきちんと知っておこう！

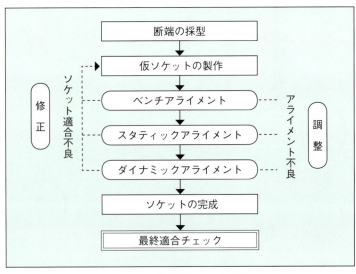

図2-13 義足製作の一般的流れ

①ベンチアライメント

- 作業台上でソケット，継手や足部などの位置関係を確認する．義足においては，膝継手と足継手の軸位を作業台の上で正常な軸位と一致させるが，最終的には静的あるいは動的アライメントのチェックで決定する．
- ベンチアライメントの調整は，通常義肢装具士が行い，義足を矢状面（外側から），前額面（後方から），水平面（上方から）の3方向からチェックする．具体的には，基準線を設定して大腿義足（四辺形）と下腿義足（PTB）の各継手との位置関係を確認する（図 2-14 a, b, c）．

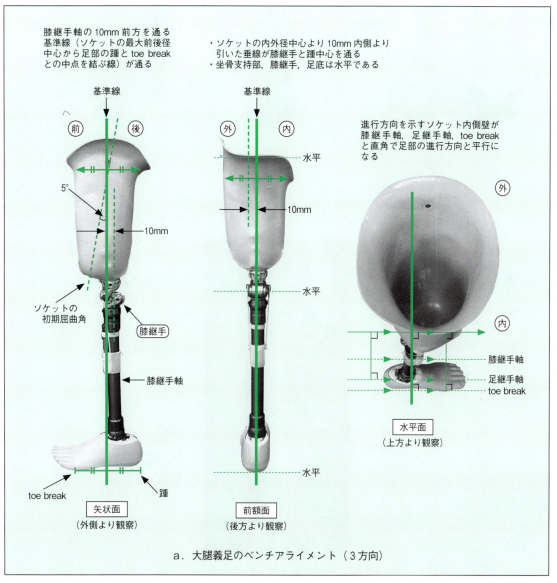

図2-14 ベンチアライメント

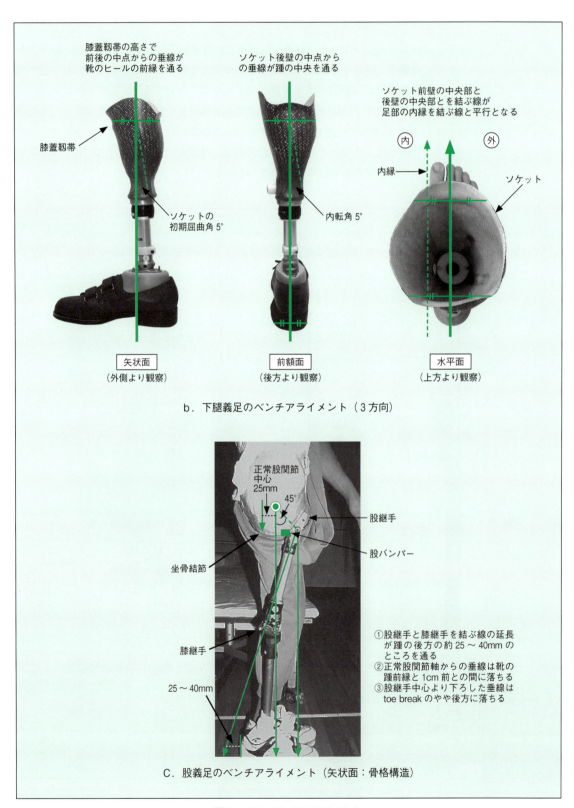

図2-14 ベンチアライメント

②静的アライメント

❑ 義肢を装着した状態で，ソケットの適合およびアライメントをチェックして調整を行う．実際に切断者が義足を装着した静止立位にて，アライメントの調整を行う．その際，ソケットの適合状態，義足長，初期屈曲角，下肢全体のアライメントなどを確認する．

❑ 大腿義足の静的アライメントのチェック方法

・装着操作については，実用的な時間内に適切に吸着操作ができて，ソケットを装着できるかどうかを判定する．少なくとも数分以内に装着できる必要があり，片麻痺や上肢切断などの重複障害切断者，高齢者などではソケット形状や懸垂装置に特別の配慮を要する．

・義足長のチェックでは，①足底を床面につけた状態で膝継手を伸展位に保ち，歩隔を約 10cm 開ける．②切断者の両側の上前腸骨棘もしくは腸骨稜にセラピストの手を当てて，左右の高さが等しいかを確かめる（図 2-15）．③臨床的には義足長をわずかに短くする方が歩きやすい．

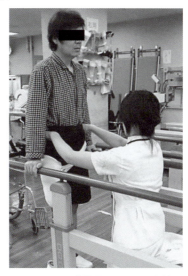

図 2－15　義足長のチェック方法

・ソケットの全面接触の確認は，吸着バルブ孔の内部に 5～6mm 程度軟部組織が膨隆しているぐらいが適切であり，バルブ孔から指を差し入れ，ソケット底部に隙間がないかを確認する（図 2-16）．

・疼痛部位の確認では，装着時や歩行時に疼痛を生じないかどうかを確認することで，ソケットの不適合部位を容易に探し出すことができる．さらに，おじぎをしたり足を交差させたりしたときに痛みを生じないか，などの確認も合わせて行う．

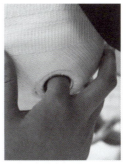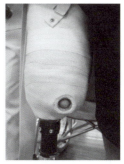

図 2－16　ソケット全面接触の確認

・断端とソケットとの適合に関しては，長内転筋腱と坐骨結節の適合状態を特に確認する必要がある．四辺形ソケットの場合，スカルパ三角の適切な圧迫により坐骨結節が坐骨受けに乗っているかを確認する．具体的には，両足をこぶし 1 個くらいの幅で開いて立ち，切断者におじぎをさせる．検者は指を坐骨受けの上に置き，そ

のまま上体を起こさせる．この際，検者の指に痛みを強く感じたら，坐骨部で正しく体重支持が行われていることを示す（図2-17）．

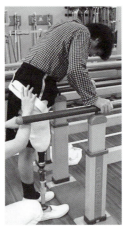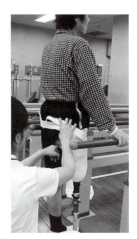

図2−17　坐骨部での体重支持の確認

- 懸垂のチェックでは，義足が抜ける感じがする，力を入れて持ち上げる，義足との一体感がないなどの訴えがあれば，懸垂が不十分である．
- 踵バンパーの硬さについては，義足を一歩前に出し，踵に体重をかけ，足底部が着くか，つま先と床面との間隔が1cm以内であればよい（図2-18）．

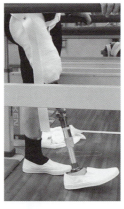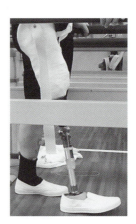

図2−18　踵バンパーの固さのチェック

- 膝の前後方向のチェックでは，安静立位時に後方よりセラピストが膝継手を軽く前方に押して，膝折れが起きないかをチェックする．容易に膝折れが起きる場合には，再度ベンチアライメントの調整が必要である（図2-19）．
- シレジア・バンドの取り付け位置は，ソケットの大転子の位置から後方を回って健側の腸骨稜と大転子との間を通り，ソケットの前面中央線上に取り付ける（図2-20）．

・座位時での適合に関しては，椅子に腰掛けたときにソケットが抜けない，膝が十分に屈曲できる，ソケットの前壁上縁の圧迫や恥骨の圧迫がない，坐骨支持面でのハムストリングスの圧迫がない，膝継手の高さや大腿部の長さが健側と同じである，などの確認を行う（図2-21）．

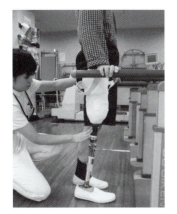
図2-19 膝の前後方向のチェック

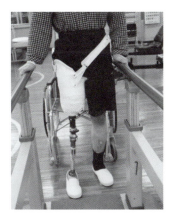
図2-20 シレジア・バンドの取り付け位置の確認

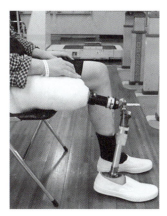
図2-21 座位時の適合のチェック

❏ 下腿義足の静的アライメントのチェック方法
・義足長，装着感，ソケットの高さ，断端とソケット間のピストン運動の確認，前後・内外側のアライメント，座位での適合などを確認する．
・膝が過伸展する場合の原因として，①ヒールクッションが柔らかすぎる，②ソケットが足部に対して後方すぎる，③ソケット屈曲角度の不足が考えられる（図2-22）．また，膝折れが起きる場合の原因としては，①ソケットの屈曲角度が大きすぎる（図2-22），②ソケットが前すぎる，③トウブレークまでの長さが短いなどが考えられる．

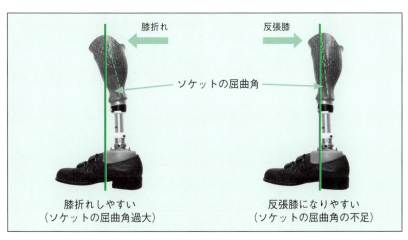
図2-22 下腿義足の静的アライメントの異常

③動的アライメント
- 快適で効率よい義足歩行を可能とするために，歩行時などの動きのなかでアライメントをチェックする必要がある．
- 義足歩行時にみられる異常歩行を注意深く観察し，その原因が義足側にあるか，切断者側にあるか，あるいは装着練習が不十分かを見極めて，最も重要な問題から修正や再指導を行い，できるかぎり早期に正常歩行に近づける．義足での異常歩行が一度身に付くと改善することは困難になる．
- 一度に複数箇所の調整をすると原因が追究できないため，1か所ずつ調整し，どの程度の調整をしたかを明確にしておく．異常が改善しないときは，元の状態に戻してから別の調整を行う．アライメントの不適は，非切断側下肢の股・膝関節の疼痛や腰椎前彎増強に伴う腰痛症などを引き起こすので留意する．
- 異常歩行を改善することにより，安定して効率よく，しかも疲れずに長時間歩行することが可能となる．
- 義足歩行の観察は，立脚相と遊脚相に分けてあらゆる方向から行う．
- 大腿義足歩行の各相でみられる異常歩行の代表例として，以下の現象が挙げられる．

立脚相
　踵接地時：足部の回旋（foot rotation）（図 2-23 a）
　　　　　　フットスラップ（foot slap）（図 2-23 b）
　立脚中期：体幹の側屈（図 2-23 c）
　　　　　　外転歩行（図 2-23 d）
　　　　　　過度の腰椎前彎（図 2-23 e）

遊脚相
　加　速　期：内側ホイップ（whip）と外側ホイップ（whip）（図 2-23 f,g）
　　　　　　　蹴り上げの不同（図 2-23 h）
　中　　　期：ぶん回し歩行（図 2-23 i）
　　　　　　　伸び上がり歩行（図 2-23 j）
　　　　　　　歩幅の不同（図 2-23 k）
　減　速　期：膝のインパクト（図 2-23 l）
　　　　　　　手の振りの不同

- 大腿義足歩行の異常とその原因を表 2-3 に示す．

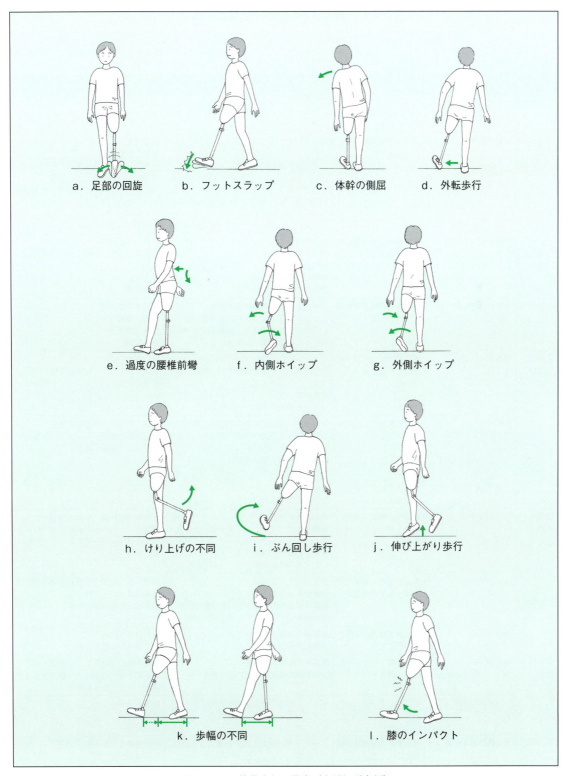

図2−23 義足歩行の異常（大腿切断者例）

表 2 − 3 大腿切断者の義足歩行の異常とその原因

		異常歩行	義足における原因	切断者における原因
踵接地時	足部の回旋	踵接地期に義足足部が回旋する	後方バンパーが硬すぎる 義足足部の過度の外転 ソケットの適合が緩い 踵接地前にホイップ	
	フットスラップ	踵接地期に義足足底が床にたたきつけられる	足継手の底屈を制動する後方バンパーが弱すぎる	
立脚相中期	体幹の側屈	立脚中期に体幹が義足側へ側屈する	義足が短すぎる ソケット外壁の適合が不良 ソケット内壁の適合不良により疼痛 ソケットに対して足部が外側（foot outset）	練習不足 断端の外転拘縮 会陰部に圧痛，不快感 大腿断端の外側遠位部に疼痛 短断端で，ソケット外壁での支持が不十分 悪い習慣 断端の外転筋力が弱い
	外転歩行	義足側の踵が著明に外側に移動する	義足が長すぎる 内壁の高さが高すぎる 義足が外転位にアライメント設定 外壁の支持が不十分 骨盤帯の取り付けが不良	断端の外転拘縮 会陰部に圧痛，不快感（創，内転筋ロール） 練習不足 悪い習慣
	過度の腰椎前彎	立脚相で腰椎前彎が過度に増強する	ソケットの初期屈曲角度が不足 ソケット後壁不良のため疼痛を避けようとして前壁の支持が不良で，坐骨支持が不十分 ソケットの前後径が大き過ぎる	股関節屈曲拘縮 股関節伸展筋力低下 腹筋筋力低下 悪い習慣
遊脚相加速期	内側ホイップ	義足の離床時に踵が内側にけり上がる	ソケットに対し膝継手が過度に外旋 トウブレーク方向が進行方向に対して直角でない，足部が外向き 膝継手の内反 ソケットの適合不良	悪い習慣 義足を振り出す時股関節外旋 断端の筋力が弱くてソケット回旋
	外側ホイップ	義足の離床時に踵が外側にけり上がる	ソケットに対して膝継手が過度に内旋 トウブレーク方向が進行方向に対して直角でない，足部が内向き 膝継手の外反または過伸展 ソケットの適合不良	義足を振り出す時股関節内旋 断端の筋力が弱くてソケット回旋 断端の皮下組織が過剰
	けり上げの不同	義足側の踵の上がり方が健側より強い	膝継手の摩擦が不十分 膝伸展補助装置が弱い	遊脚相制御の調節を超えて速く義足を振り出そうとする
遊脚相中期	ぶん回し歩行	遊脚相に義足を外側に円弧を描くように振り出す	義足が長すぎる 膝継手のアライメントによる安定性が良すぎる 膝継手の摩擦が強すぎる ソケットの懸垂が不十分	断端の外転拘縮 練習不足　転倒など義足への不安から膝を曲げないで歩行する 悪い習慣
	伸び上り歩行	義足遊脚相に健側が踵を浮かして伸び上る	義足が長すぎる 懸垂が不十分 膝継手が過度の安定性のために屈曲困難 膝伸展補助が強すぎるために屈曲困難	練習不足　転倒など義足への不安から膝を曲げないで歩行する 不整地での悪い歩行習慣
	歩幅の不同	義足側と健側の歩幅が不均衡である	膝継手の遊脚相制御が不適 初期屈曲角度の不足	股関節屈曲拘縮 義足側への荷重不十分
遊脚相終期	膝のインパクト terminal swing impact	遊脚終期で踵接地前に極端に膝を伸展する	膝継手の摩擦が不十分 膝伸展補助装置の張力が強すぎる	踵接地時の膝折れによる転倒への不安定感があり，衝撃により膝完全伸展を確認しながら歩行する
	手の振りの不同	義足側の手の振りが不自然	ソケットの適合不良により不快感	練習不十分 恐怖感 悪い習慣
	立脚時間の不均衡	義足側の立脚時間が健側に比べて短い	①ソケットの適合不良で荷重により疼痛，不快感 ②遊脚相制御不適 ③アライメント不良	①断端筋力が不十分 ②練習不十分 ③歩行に対する恐怖感，不安感

［澤村誠志：切断と義肢，医歯薬出版，2007 より引用，一部改変］

❏ 下腿義足の動的アライメントのチェック方法
　・実際に下腿義足を装着して歩行中の歩容を客観的に分析し，切断者の動的アライメントをチェックして最適な状態に調整する．
　・下腿義足にて歩行中の安定性について，次の2方向から観察する．

1．前後方向から観察して，内外側の安定性を観察する（図2-24）
❏ 立脚中期で下腿支柱が床面に対して垂直になっているかチェックする．
❏ ソケットの内外上縁部と大腿両顆部との適合状態をチェックする．
　・ソケットの外上縁に隙間がみられる原因として，支柱が垂直である場合には，足部に対してソケットが過度に外側に位置しているのに対し，支柱が外側に傾いている場合には，ソケットが過度に外転位にあると考えられる．
　・ソケットの内上縁に隙間がみられる原因として，支柱が垂直である場合には，足部に対してソケットが過度に内側に位置しているのに対し，支柱が内側に傾いている場合には，ソケットが過度に内転位にあると考えられる．

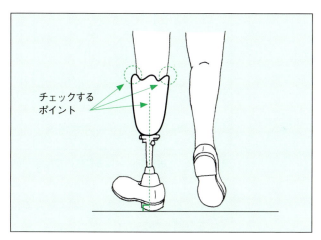

図2-24　後方から見た内外側の動的アライメントの観察

2．側方から観察して，前後方向の安定性を観察する
❏ 膝屈曲角度の程度とソケットの足部に対する前後の位置関係，踵バンパーの状態，カフベルトの適合性の観察などを歩行周期に分けて行う．

初期接地から立脚中期まで
　・過度の膝屈曲がみられる場合には，①踵バンパーが硬すぎる，②ソケットが足部に対して過度に前方に位置している，③ソケットの前傾角度が強すぎる，④足部の背屈が強すぎる，などの原因が考えられる（図2-25）．
　・膝関節の屈曲が不十分で伸展が強すぎる場合には，①ソケット前部での適合が不良である，②大腿四頭筋の筋力が低下している，などの原因が考えられる．
　・膝関節の屈曲が初期接地期より遅れて起こる場合には，①踵バンパーが柔ら

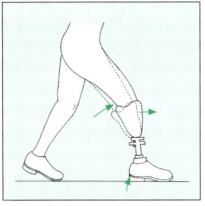
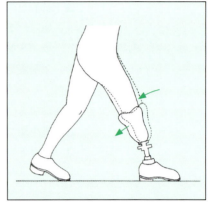

図2－25 初期接地における過度の膝屈曲　　図2－26 初期接地における過度の膝伸展

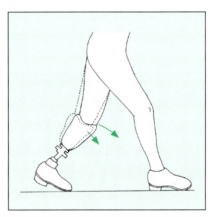
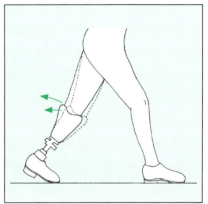

図2－27 立脚終期における過度の膝屈曲　　図2－28 立脚終期における過度の膝伸展

かすぎる，②ソケットが足部に対して後方に位置する，などの原因が考えられる（図2-26）．

立脚中期から立脚終期まで
- 急な膝屈曲がみられて骨盤の低下が起こる場合には，①ソケットが足部に対して前方に位置しすぎる，②足部が過度に背屈している，③ソケットの前傾が強すぎる，④靴の踵が高すぎる，などの原因が考えられる（図2-27）．
- 膝関節の急激な伸展が起きるときは，①ソケットが足部に対して後方に位置しすぎる，②足部が底屈している，③ソケットの角度の後傾が強すぎる，などの原因が考えられる（図2-28）．

❏ 下腿義足歩行の異常とその原因を表2-4に示す．

表2−4 下腿切断者の義足歩行の異常とその原因

	異常歩行	義足における原因	切断者における原因
踵接地〜立脚中期	膝が過度に屈曲する	後方バンパーが硬すぎる ソケットの位置が足部に対して前すぎる 足部が背屈しすぎる ソケット屈曲角度が大きすぎる	膝・股関節の屈曲拘縮 疼痛 練習不足
	膝屈曲が不十分で伸展位になる	断端前面の適合不良 後方バンパーが柔らかすぎる ソケットの位置が足部に対して後ろすぎる ソケット屈曲角度が不足している	大腿四頭筋の筋力が弱い 断端前面の疼痛 練習不足
	足部が外旋する	後方バンパーが硬すぎる 足部の位置がソケットに対して内側すぎる(インセットしすぎ)	股・膝関節筋力低下 疼痛
立脚相中期	ソケット外壁と断端の間に隙間がある ソケット内壁上縁圧迫 義足が外倒れし足底の内側が浮く	足部の位置がソケットに対して内側すぎる(インセットしすぎ) ソケット内転角が不足している	
	ソケット内壁と断端の間に隙間がある ソケット外壁上縁圧迫 義足が内倒れし足底の外側が浮く	足部の位置がソケットに対して外側すぎる(アウトセットしすぎ) ソケット内転角が大きすぎる	
	ソケットの前壁の上端部が膝蓋骨に当たる 義足側に体幹側屈	足部が底屈しすぎている ソケットが足部に対して後ろすぎる ソケットの屈曲角が不足している	
立脚中期〜踏み切り期	急に膝屈曲し骨盤低下(drop-off)	義足が短すぎる ソケットの適合不良	疼痛 体幹・股関節筋力低下 練習不足
	急に膝が伸展する 膝屈曲が遅れる	ソケットの位置が足部に対して前すぎる 足部が背屈しすぎる ソケットの前傾角度が大きすぎる 足部トウブレークの位置が後ろすぎる	股関節伸展制限 練習不足
	体幹が義足に傾く	ソケットの位置が足部に対して後ろすぎる 足部が底屈しすぎる ソケットの前傾角度が不足している 足部トウブレークの位置が前すぎる ソケットの適合不良	
遊脚相	ソケットのピストン運動	足部のトウアウトが不足	

5−2. 義肢の適合

❏ ソケットは,断端をその内部にきちんと納めると同時に,義肢に残存部の力を効果的に伝達する機能を果たす人間−機械系の接触面となる重要な部分である.

❏ ソケットの適合(fitting)とは,ソケットと断端部の結合状態を表すもので,機能解剖的,生理学的および生体力学的に適切な良い適合のソケットを製作することが必要である.

❏ 良好な適合状態は,断端の筋力が無駄なく義足に伝達できる機能性と,ソケット内に断端の収まり具合が最適である快適性の両面を備えた状態である.

❏ 断端とソケットの最適な適合状態をつくり出すには,立位保持や歩行中と装着後に,断端皮膚の観察や切断者自身による適合感の訴えに耳を傾けることが必要である.

❏ 断端とソケットとの接触関係として,①圧の分散化,②圧の均一化,③圧の差別化,を考慮する必要がある(図2-29).

> 確認しよう!
> 良好な適合状態になるために必要な要素を整理してみよう!

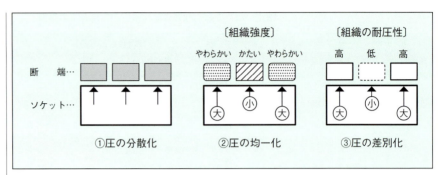

図2－29　断端とソケットの接触関係

①圧の分散化：ソケットと断端の身体的接触面積を広くして，単位面積あたりの圧力を低下させる．
②圧の均一化：断端部の柔らかい組織には圧迫力を大きく，硬い組織には圧迫力を小さくする．
③圧の差別化：耐圧性の高い組織には圧迫力を大きく，逆に低い組織には圧迫力を小さくする．

- 断端とソケットの適合が不良であると，疼痛，創の形成，ピストン運動の誘発，異常歩行の誘発の原因となる．
- 適合とアライメントは密接な関係にあり，たとえば歩行時にソケット内で生じる断端部の痛みの原因は，ソケットの取り付け角度や，矢状面や前額面におけるアライメントの不良が原因であることもあり，これらの場合はいくら適合の検査やソケットの修正を行っても疼痛の軽減にはつながらない．
- 一般的に異常歩行の原因は，アライメントの不良よりも適合の不良に原因があることのほうが多い．
- 理学療法士は，適合検査を適切に実施しながら，義肢装具士と連携して良好な適合状態をもつソケットの製作のために協力する必要がある．

5－3. チェックアウト

- 義肢の適合判定（チェックアウト）とは，義肢が処方どおりに製作されているか，または期待した役目を十分に果たすことができるかを点検することである．
- 適合判定は，義肢の装着前，装着時，装着後の3つの時期に分けて，理学療法士および作業療法士が義肢装具士と協力して行うことが望ましい．

1）義肢を装着する前のチェック項目

- 義肢が処方どおりに製作されているかどうかについて，ソケットの形状，継手の種類や位置，ハーネスの長さや位置について確認する．
- アライメントの確認として，基本的なベンチアライメントで組み立てられているか，義肢の重量の確認および各継手の機能や異常音などの確認を行う．

2）義肢装着時のチェック項目

☐ 以下の6項目について点検する．

①義肢の長さが適切であるか
- 義手は健側上肢の肩峰より母指先端までの長さ，義足は両側腸骨稜の高さをチェックする．

②断端とソケットの適合について
- ソケット内で断端が全面接触しているかどうかをX線で撮影後，断端とソケットの隙間を確認する（図2-30）．

> **Point**
> チェックアウトを行うときに必要な6項目をすべて知っておくことが大切です．

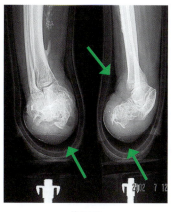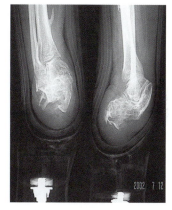

修正前　　　　　　　　　　修正後

図2-30　X線像による断端とソケットの適合度チェック
緩みや圧迫などをX線像で確認して修正を行う（矢印部の緩みが修正されている）

③痛みの部位の確認
- 痛みの部位と程度および諸動作時に伴う痛みの有無を確認する．

④懸垂が十分にできているかをみる
- 断端とソケットの吸着力について，義手であれば物を持ったとき，義足であれば遊脚相での断端のずれを確認する．

⑤関節可動域のチェック
- 義手を装着した状態での肘の屈曲角度と前腕の回旋機能を確認する．

⑥動的アライメントのチェック
- 義足を装着した状態での歩行を観察して異常歩行の有無を確認する．

3）義肢を除去したときの断端のチェック項目

☐ ソケットの圧迫による擦過傷および循環障害による内出血や発赤などの有無を確認する．また，断端の腫脹やチアノーゼの有無もチェックする．

6. 断端の衛生管理

❑ ソケット内に包まれた断端の皮膚は，正常な皮膚の状態と異なり，常に圧迫と摩擦，さらに温湿度の変化が加わることになる．
❑ どんなに優れたソケットであっても汗をかくので，断端末にガーゼを敷いたり，バルブ孔から汗を排出したりして対応している．
❑ 特に，断端に負荷が加わる場所である坐骨結節や膝蓋靱帯，または内転筋腱部と発汗過多の皮膚は問題を起こしやすい．
❑ よって，入浴時には断端部を清潔にするとともに，必ず断端をチェックするように心がけて，日頃から断端の状態変化の観察と衛生管理に十分注意しておく必要がある．

> **指導しよう！**
> 断端と義肢の各部品の衛生管理もきちんと実施してもらえるように指導しよう！

6－1. 断端の清拭 （図2-31 a～c）

❑ 断端は，毎日温水と石鹸で洗い，最後には石鹸をきれいに洗い流す．石鹸を残してしまうと皮膚に刺激を与える．
❑ 断端を洗った後は乾いたタオルできれいに拭き取り，完全に乾かす．

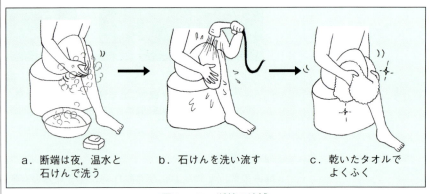

図2－31　断端の清拭

6－2. ソケットと断端袋の清拭 （図2-32 a～c）

❑ ソケットの内面を石鹸でよく洗った後に，タオルで完全に水分を拭き取る．
❑ 断端袋は毎日交換して使用するが，発汗が多い夏は1日に2～3回交換したほうがよい．断端袋や弾性包帯は，義肢を除去したときにできるだけ早く洗い，皺が寄らないように干すとよい．
❑ 断端の発汗が多い場合には，断端の発汗からソケットの悪臭と湿疹を起こしやすいため，化学処理を行った防臭ストッキネットを使用した消臭断端袋を使用したほうがよい．

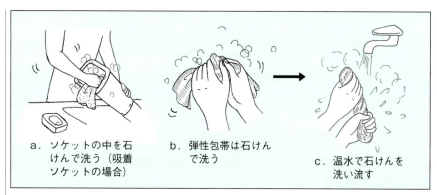

a. ソケットの中を石けんで洗う（吸着ソケットの場合）
b. 弾性包帯は石けんで洗う
c. 温水で石けんを洗い流す

図2－32　ソケットと弾性包帯の清拭

6－3. 皮膚に異常を認めたときの処置

1）間擦性湿疹
❏ 断端に間擦性湿疹を認めた場合には，湿疹がさらに広がり二次感染を起こす恐れがあるために，義肢の使用をすぐに止めるべきである．
❏ この原因として，ソケットの不適合により特定部位に圧迫と摩擦が加わっていることが考えられるために，ソケットの適合改善を図る必要がある．

2）断端末梢部の充血，浮腫，色素沈着
❏ 断端皮膚の異常な変化の原因として，ソケットと断端が全面接触せずに，一部の皮膚のみに異常な緊張が作用していることが多い．放置すれば感染・潰瘍などを起こすので，早期にソケットの適合を再チェックする必要がある．

3）すり傷や小水疱
❏ 断端に傷や水疱の形成が見られた場合には，消毒と抗生物質を含む軟膏を塗布すると同時に，ソケットの不適合を早期に改善する．

（石橋　敏郎）

2. 上肢切断の理学療法に必要な知識

1. 概要

- 上肢切断者が社会復帰するためには，医師，理学療法士，作業療法士，義肢装具士，ケースワーカーらのチームアプローチが必要である．そのなかで，理学療法士の役割は，切断上肢および非切断上肢の関節可動域の維持，拡大，筋力増強，断端の管理，全身調整などである．
- 義手は装飾用義手，作業用義手，能動義手，筋電義手に分類されるが，ここでは上腕義手，前腕義手，筋電義手について，切断肢の管理，義手の構造と操作方法，チェックアウトなどの概略を説明する．

> 調べてみよう！
> 義手の処方の割合を調べてみよう！

2．上腕能動義手，前腕能動義手

2-1．切断肢への対応

1）断端の管理

- 救急病院では生命維持を最優先させるため，切断時の骨，筋肉，皮膚，神経などの処置に義手の装着が考慮されていないことが多い．そのため，神経腫による痛みや感覚障害，幻肢，幻肢痛，断端痛など，さまざまな症状を呈することが多い．特に筋肉の処置には筋萎縮の予防，循環障害の予防などを目的とした筋膜縫合術，筋肉形成術，筋肉固定術，筋肉形成部分固定術などがあるが，このような処置を受けていることは稀であり，円錐形の良好な断端を有するケースは少ない．
- 上腕，前腕切断では，効果器である手の喪失により，廃用による筋力低下や関節拘縮をきたしやすい．これらの症状に対する最も効果的な対応は「予防」である．
- これらに対する理学療法では，切断直後からの他動運動や自動運動などの運動療法や，痛みに対する物理療法や徒手療法などを施術し改善を図る．また，運動は浮腫の軽減や良好な断端成熟も促す．

2）断端形成と保持

- 義手装着のためには，断端は円錐形でできるだけ安定していることが望ましい．
- 断端成熟には，弾性包帯を巻く方法があり（図 2-33），巻き方は以下のとおりである．弾性包帯の幅は 10cm が適当である．
  - ・断端の長軸に沿って 2〜3 回巻き，その後は斜めに巻きつける．
  - ・断端の末梢部にいくほど循環障害に配慮しながら適度に締め付ける．
  - ・弾性包帯を巻き終えたら 10 分後に圧迫程度，循環障害，痛みなどをチェックする．
- 断端の成熟度は周径の計測を行い判断する（付録 2, 3）．上腕切断では腋窩から断端末梢部まで 2.5cm ずつの間隔で計測する．周径値が一定となったらソ

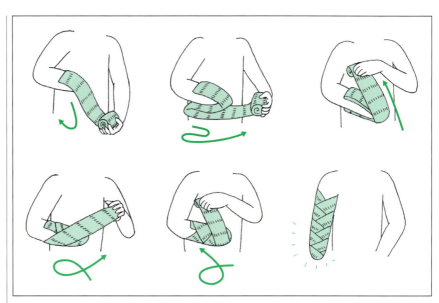

図2－33 弾性包帯での断端形成

ケットの採型となる．なお，前腕切断肢の巻き方も同様の方法で行う．

3）関節可動域の改善と維持

❏ 上腕義手の操作は，肩甲－上腕関節と肩甲骨の複合運動により行われるため，これらの関節運動の確保が重要である．上腕切断において肩関節可動域制限がある場合には，胸鎖関節，肩鎖関節，肩甲上腕関節，肩甲－胸郭関節など関節ごとに可動域や抵抗感，制限方向などを評価し，制限因子を明らかにする．制限因子が明らかになったら原因別に治療を行い，関節可動域の改善を図る．

4）感覚，知覚の改善

❏ 知覚過敏やしびれ，冷感などの異常感覚は装着の阻害因子となる．対応として，知覚過敏の場合は感覚の順応を図る．冷感が強い場合は，断端袋の装着，冬場は義手をコタツなどであらかじめ暖めておく，などの工夫も有効である．

2－2. 義手の種類

❏ 義手は機能別に，装飾用義手，能動用義手，作業用義手に大別される．装飾用義手は（図2-34），外見を重視した義手であり，軽量で，非断端側を基本に製作される．そのなかでも手先具は，塩化ビニール製，シリコーン製，指関節に可動性をもたせたパッシブハンドなど各種の部品が

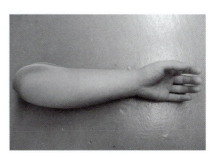

図2－34 装飾用前腕義手

> 調べてみよう！
> 幻肢痛について調べてみよう！

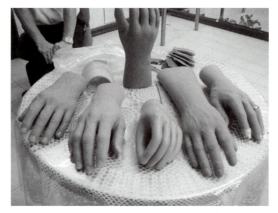

図 2 − 35　各種装飾用グローブ

あり，対象者の好み，使用用途などに合わせて選択する（図 2-35）．義手の長さは，通常，非断端側と同じにする．

❏ 能動義手には，能動フック型と能動ハンド型がある（図 2-36，37，38）．手先具，肘継手などが能動的に動く義手で，義手を動かす力源により，体内力源と体外力源に分かれる．体内力源は，切断側の肩甲帯および肩関節，非切断側の肩甲帯の運動でハーネスを引っ張ることで，肘継手のロック，アンロック，フックの開閉操作を行う．義手の長さは，非切断側の母指先端とするのが一般的である．

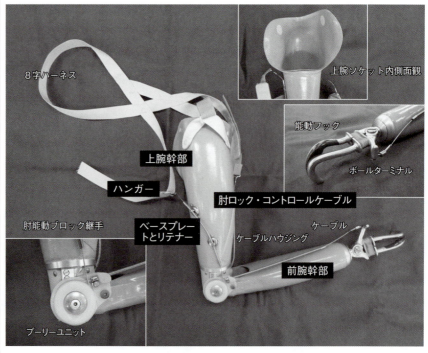

図 2 − 36　能動フック型上腕義手の構造

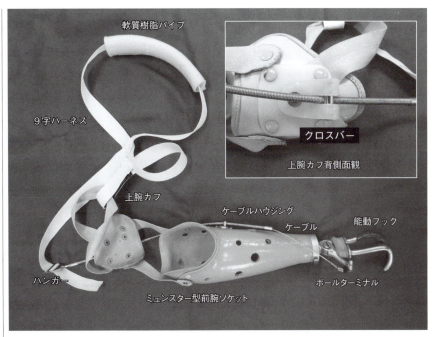

図2-37 能動フック型前腕義手の構造

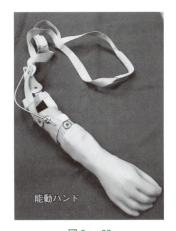

図2-38
能動ハンド型の前腕義手

- なお，ソケットは，上腕切断，前腕切断の長さ，義手に求める機能によってそれぞれ違う．上腕切断短断端から標準断端では，懸垂機能をもたせるために，肩峰を覆う高さまで作り込むのが一般的である．一方，上腕部の可動域を大きく必要とする義手では，外壁の高さを低くして可動域を確保するオープンショルダー型のソケットを用いることもある（図2-39）．
- 体外力源には，動力源にガスや電気などを使うタイプがあるが，普及しているものの大半は電動義手である．電動義手では上腕，前腕，肩離断切断など各種の取り組みが報告されているが，わが国では前腕電動義手が実用的に使用されている（図2-40）．
- 両側切断の場合の義手の長さは，Carlyle Index（米国の Carlyle Index 上腕長 = 0.19 × 身長　前腕長 = 0.21 × 身長）を目安とするが，対象者の生活に合わせて決定する．多くの場合，Carlyle Index より短い方が使いやすいようである．
- 切断部位と義手の部品の選択については，引用・参考文献の成書を参照のこと．
- 作業用義手は，ある特定の作業遂行のために製作された義手である．作業の内容により，ソケット，懸垂方法，継手，手先具がそれぞれ選択される．手先具は，図2-41に示す各種がある．

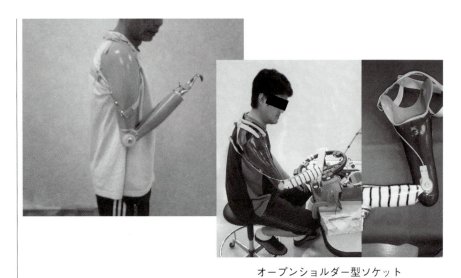

オープンショルダー型ソケット

図2−39 求める機能による上腕ソケットの違い

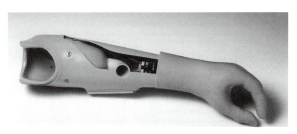

図2−40 前腕筋電義手

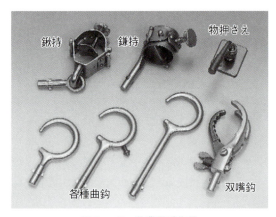

図2−41 作業用手先具

2−3. 義手の構造

☐ 図2-36に能動フック型上腕能動義手, 図2-37に能動フック型前腕義手, 図2-38に能動ハンド型前腕義手を示した.

☐ 基本的には, ソケット, 幹部（上腕, 前腕）, 継手（肩, 肘, 手）, プーリー

> 調べてみよう！
> 手先具の種類を調べてみよう！

(肩，上腕義手），手先具，ハーネスおよびケーブル，ベースプレートとリテーナー，リフトループから構成される．
- 前腕義手は，ソケット，ハンガー，クロスバー，上腕カフ，リテーナー，ベースプレート，ケーブルハウジング，ケーブル，ターミナル，手先具から構成される．
- ハーネスは，上腕能動義手では8字ハーネス，前腕能動義手では9字ハーネスを用いることがほとんどである．
- 上腕義手のソケットは，懸垂機能，肩関節に求められる挙上機能により，ソケット外側部の高さが，肩峰部分を覆い懸垂力をもたせた形状から，肩峰部分以下で製作し肩外転角度を広げた形状まで，個別のニーズに合わせ製作する（図2-39）．
- 前腕義手のソケットには，断端の長さにより顆上支持型自己懸垂式ソケット（ミュンスター型，ノースウエスタン型），スプリットソケット型などがある．
- コントロールケーブルシステムは，肩甲骨，上腕部の運動をハーネスで取り出し，ケーブルを介して肘継手，手先具に伝え，肘継手および能動手先具を操作するものである．前腕能動義手では単式コントロールケーブルが用いられ，能動上腕義手では，1本のケーブルで肘継手の屈曲と手先具の開閉の操作が可能な，複式コントロールケーブルシステムが用いられる．

> 考えてみよう！
> ソケットの機能について考えてみよう！

2-4. 義手の着脱方法

1）片側切断
- 装着は，ソケットに断端を入れ，次いで健側にハーネスを通す．断端が長い場合は，引き布を使い断端がソケットの末端まで入るようにする．その場合，ソケットの末端に穴を開けておくことが必要である．
- 脱ぎ方は，ハーネスクロスの部分を持ち，頭越しにハーネスを体の前面に移動させ，非切断側の腋窩ループを抜き，ソケットを脱ぐ．短断端，標準断端では，ソケットを先に脱ぎ，次に非切断側の腋窩ループを脱ぐ方法もある．

2）両側切断
- 装着は，義手を机またはベッド上に置き，両側の断端をソケットに入れ，背中に背負うようにしてソケットを安定させ，肩をゆすってハーネスを整える．また，壁に義手を引っ掛けておき装着する方法もある．
- 脱ぎ方は，手先具で反対側のループおよびソケットを後ろに押して肩からはずし（両側），断端をソケットから抜きケーブルを外す．

2-5. 上腕能動義手の操作
- 前腕能動義手はフックの開閉操作のみであり，適切な義手が提供できると，ほとんどの対象者で基本的な操作が可能になる．したがって，ここでは上腕能動義手について述べる．

1）フックの開閉操作

- フックの開大は，肘継手をあらかじめロックした状態で，肩甲骨の外転と前方突出および肩関節の屈曲の運動をハーネスで取り出し，ケーブルを引っ張ることで行う．身体運動とフックの開閉操作の関係を理解することが重要である．フックの開大効率は肘伸展位ほど良く，最大屈曲時では低くなるため，肘伸展位でのフック操作からはじめ，徐々に屈曲位での操作に移行する．どの位置でも目的に合わせたフックの開閉操作ができるように，練習場面を設定し繰り返し練習を行うことが重要である．

2）肘継手の屈伸の操作

- 肘継手の屈曲は，肘継手をフリーにした状態で，肩甲骨の外転と前方突出および肩関節の屈曲により行う．基本的にはフックの開大操作と同様である．伸展操作は重力の作用で行う．練習当初は肘継手の屈曲速度と可動範囲の学習がされていないため，顔面にフックが当たることもあり，安全面に配慮する．また，挟む対象物が重くなると，当然断端にかかる負荷が増し筋力も必要となる．

3）肘継手のロック・アンロック操作

- ロック・アンロック操作は，肘継手の前方より上方に出ているロックコントロールケーブルを引っ張ったり緩めたりすることで行う．操作の要領としては，ケーブルを一度引っ張った動作のあとで，完全に緩めてから次の動作を行う．
- 操作のため，身体運動は切断側の肩甲骨の下制と軽度の前方突出，肩関節の軽度伸展・外転を行うが，肩甲帯と肩関節の協調的な運動が要求される．
- 操作練習は，他動でケーブル操作と身体運動の関連を理解させ，次に自動運動により任意の位置でロックできるように繰り返し練習する．

2−6. 義手評価

- 義手の評価および操作上での評価を行う．表2-5に基本的な評価項目，評価基準を示す．以下に異常値とその場合の原因を挙げる．

1）義手装着時の断端可動域

- 装着時の自動運動による可動域を測定する．角度計の使い方は日本リハビリテーション医学会の方法に準拠する．屈曲90度，伸展30度，外転90度，回旋45度以上の可動域が標準である．

2）肘継手の屈曲範囲

- 屈曲135度以上が標準である．異状の原因としては，前腕幹部の屈曲側のトリミングが不十分，肘継手の調整不良などが挙げられる．

表2-5a 上腕・肩離断義手検査表

上腕・肩離断義手検査表

保険番号 第　　　号	患者氏名		性別　　　年令
切断側　　　　　長さ　　A／E	義手の種類	ハーネス	末端装置
検査月日　　　月　　　日	検査者氏名		

検査番号	検査項目	成績（上腕）	成績（肩離断）	標準
1	義肢除去時の断端の可動範囲	外挙上　○ 回　旋　○ 前挙上　○ 後伸展　○	○ ○ ○ ○	外方挙上（健180°）　90° 回　旋（〃 60°）　45° 前方挙上（〃180°）　90° 後方挙上（〃 60°）　30°
2	義肢の肘屈曲範囲			義肢の肘屈曲　　135°
3	義肢装着時の断端の可動範囲	外挙上　○ 回　旋　○ 前挙上　○ 後伸展　○	○ ○ ○ ○	外方挙上（健180°）　90° 回　旋（〃 60°）　45° 前方挙上（〃180°）　90° 後方挙上（〃 60°）　30°
4	義肢装着時の肘の自動屈曲範囲	○	○	肘完全屈曲　　135°
5	肘完全屈曲に要する肩の屈曲角	○	○	肩の屈曲角は45°を超えてはならない
6	肘を（90°から）屈曲するのに必要な力	kg	kg	4.5kgを超えてはならない
7	肘90°での持ち上げる力	kg	kg	肘軸から約30cmの部で少なくとも約1.3kgの力に抵抗することができなければならない
8	操作方式効率	％	％	効率は少なくとも50％以上であること
9	肘90°屈曲位でのフックの開大あるいは閉鎖	cm ％	cm ％	肘90°屈曲位で末端装置は完全開大あるいは閉鎖すること
10	口及びズボンの前ボタンの位置でのフックの開大と閉鎖	口　　cm 　　　％ ボタン　cm 　　　％	口　　cm 　　　％ ボタン　cm 　　　％	末端手部装置の開大あるいは閉鎖は最小限度50％はできなくてはならない
11	肘固定の不随意的動き			歩行時又は側方へ60°挙上する時固定してはならない
12	肘90°屈曲し肘固定時の末端装置の移動	cm	cm	末端手部装置は原位置より15cm以上移動してはならない
13	義肢回旋時のソケットの安定性			ソケットは断端の周囲でスリップしてはならない
14	トルクに対するソケットの安定性			肘軸より約30cmの先端部で内外側共に約1kgのひっぱりに抵抗できなければならない
15	張力安定性	cm	cm	約23kgの牽引力に対して断端からソケットが2.5cm以上移動してはならない
16	圧迫適合及び快適さ			加圧力が患者に不適合，具合の悪さ，痛みを与えてはならない
17	義肢の重さ	kg	kg	

［兵庫県立総合リハビリテーションセンターの検査表より］

表2-5b 前腕義手検査表

前腕義手検査表

保険番号 第　　　号	患者氏名	性別	年令
切断側　　　　長さ　B/E	義手の種類　ハーネス		末端装置
検査月日　　月　　日	検査者氏名		

検査番号	検査項目	成績	標準
1	義肢装着時及び除去時の肘の屈曲度	装着時　° 除去時　°	自動屈曲は装着時も除去時も同程度でなければならない
2	義肢装着時及び除去時の肘の回旋度	装着時　° 除去時　°	装着時の自動全回旋は除去時の1/2はできなければならない
3	操作方式の効率	％	効率は70％以上はあるべきである
4	肘90°屈曲位でフック又は手の開大率あるいは閉鎖率	％	他動的開大，閉鎖の程度迄自動的に完全に開大閉鎖できなければならない
5	口及びズボンの前ボタンの位置でのフック又は手の開大あるいは閉鎖	口　　cm 　　　％ ボタン　cm 　　　％	肘90°屈曲時の自動完全開閉の70％以上はできなければならない
6	張力安定性（移動の輕）	cm	約23kgの牽引力で断端からソケットが2.5cm以上ずれてはならない．又ハーネスが破損してはならない
7	圧迫適合と快適さ		加圧力が患者の不具合や痛みの原因となってはならない
8	義肢の重さ	kg	

［兵庫県立総合リハビリテーションセンターの検査表より］

3）義手装着時の肘継手の能動屈曲範囲

☐ 標準は135度以上で，標準以下の原因としては，ケーブルコントロールシステムの異常が挙げられる．
例：ハーネスの調整不足，不適切なケーブルの走行（ベースプレート位置の間違い），ケーブルハウジングが長いまたは調整不足

4）肘継手を屈曲するために必要な肩関節の屈曲角度

☐ 能動的に最大屈曲させ，その際の肩関節の屈曲角度を測定する．標準は45度を超えてはならない．標準値以上を示す場合の原因としては，ハーネスの調整不足が多い．

5）肘継手を（90度から）屈曲するのに必要な力

☐ 標準は4.5kgを超えてはならない．4.5kgを超える場合の原因としては，コントロールケーブルの走行が不適切，レバーループの位置と長さが不適切などである．

6）コントロールケーブルの効率
❏ 効率の算出の方法は,

$$効率 = \frac{フックに要した力 \times 100}{ケーブルを引くのに要した力}$$

で効率は 50％以上が必要である．効率の悪い原因としては，ケーブルの走行，ケーブルハウジングとケーブルの摩擦，リフトループの位置と長さの調整などの要素が挙げられる．

7）肘継手 90 度でのフックの開大あるいは閉鎖
❏ 最大開大できない原因としては，ハーネスの調整不足などがある．閉じない原因としては，ハウジングが長い，調整不足などが考えられる．

8）口およびズボンの前ボタンの位置でのフックの開大と閉鎖
❏ フックの他動的開大および閉鎖時の距離と比較して，最小限度 50％はできなくてはならない．できない原因としては，ハウジングが長すぎる，ケーブルの走行が不適切，ハーネスの調整不足などが挙げられる．

9）不随意的な肘の固定
❏ 不随意の固定の原因としては，肘ロックケーブルの走行と引き具合の調整不足がある．

10）義手回旋時のソケットの安定性
❏ スリップの原因としては，ソケットの不適合がある．

11）トルクに対するソケットの安定性
❏ 引っ張りに対して抗することができるのが標準である．また，肘能動ブロック継手使用の場合は，回転盤が回転しないことが必要である．回転盤が回る原因としては，回転盤の不調整が挙げられる．

12）下垂力に対する張力安定性
❏ ハーネスの不良，ソケットの適合不良が挙げられる．

13）圧迫適合および快適さ
❏ 標準はソケットの不快感，痛みがないことである．異常の原因は，ソケットの不適合，神経腫，傷などが挙げられる．

2−7. 基本操作練習

1）フック開閉操作の練習

- 肘継手伸展位からフックの最大開大と閉じ操作を繰り返し行う．その位置で最大開大が可能になったら，徐々に肘継手を屈曲位に変更し，同じ操作を繰り返す．最終的には，肘継手最大屈曲位でのフックの最大開大ができるようにする．ある程度フックの開大ができるようになれば，手先具のゴムラバーの枚数を増やし，同じ操作を繰り返し行う．

2）肘継手ロック，アンロック操作練習

- 最初は他動運動でロック，アンロック操作を行い，それに合わせた身体運動を学習する．次に，能動的に任意の位置でロック，アンロックができるよう繰り返し練習を行う．

3）コンビネーションコントロール練習

- 肘継手のロック，アンロック操作とフックの開閉操作を組み合わせた動作を学習する．
- 一例を挙げると，机の上のブロックをつまみ，また机に置くという課題を与える．義手の一連の操作としては，肘継手をフリーにし，適切な位置に肘継手を屈曲させロックをかけ，次に対象物までリーチしてフックを適切に開大させ把持する．さらに肘継手をアンロックさせ，任意のスピードで机の上にブロックを運び，再び肘継手をロックしフックを開いてブロックを置く．このような作業を，台の高さを変え，また大きさや形状，硬さの違う物体で繰り返し行う．最終的には，意識しないでこのような操作が一連の流れで実施できるまで行う．

2−8. ADL練習・応用操作練習・メンテナンス

- 基本操作練習と合わせて，ADL上での実際的な使用場面を増やす．これによって，装着時間を延ばすとともに義手の利点と欠点を確認でき，合わせて使い方の工夫の機会を提供することになる．
- 義手のフォローアップを行うと，よく使用している人ほど故障や損傷の訴えが多い．特に，仕事で使っている者は，義手の故障や破損は大きな問題となり，その度に，時間と労力をかけて修理に出すことが問題となっている．練習のなかに，最低限度のメンテナンスを学習するプログラムを含めるべきである．

2−9. 個別性のある義手

- 上腕義手についての基本的な事項を主に述べてきたが，臨床においては，1つとして同じ義手はない．その人の身体能力や使用環境，使用目的，好みなど，さまざまな要素を考慮すると自然とそのような結果になる．
- 事例1は，腕神経叢引き抜き損傷の完全型でカウザルギーを合併し，上腕切断となった事例の装着前練習，仮義手，本義手とその練習場面である（図2-42）．

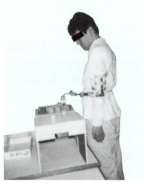 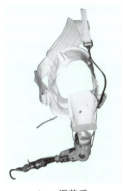 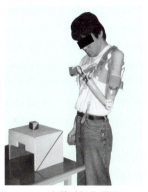

a．切断前の仮義手での練習　　b．仮義手　　c．本義手操作練習

図2－42　腕神経叢引き抜き損傷で上腕切断となった事例

- 事例2は職業が漁師で，義手に大きな負荷がかかりたびたび破損や故障が発生したため，ソケットにはカーボンファイバーを入れ，通常はE－200型を用いる肘能動ブロック継手は一回り大きなE－500型を用い，ケーブルももっとも太いヘビーデューティータイプを用いた上腕義手である（図2-43）．

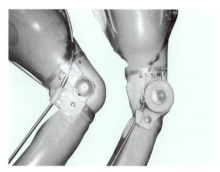

図2－43　重作業に対応した上腕能動義手

- 事例3は，両側上腕切断で農業を行っている事例である（図2-44）．残存能力を生かし，自助具と義手を有効に活用し，生き生きと生活している様子をみると，義手の重要性と，使用までの支援の大切さを再認識させられる．

3．筋電義手

- 筋電義手は，筋肉を動かすときに発生する筋電を利用してハンドを操作する義手である．

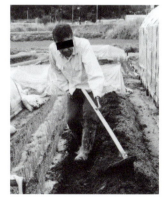

図2－44
両上腕切断での義手の活用例

- 兵庫県立リハビリテーション中央病院においては，前腕切断者において，ほとんどの事例で筋電義手を希望され，練習を経て実用的な使用が可能となっている．また，近年，小児切断者，上肢欠損者への取り組みも行われ，早期からの関与の有効性が明らかになっている．
- 筋電義手の利点として，把持力が強い（指先で摘む力は最大10kg），重力物の持ち運びが可能，作業空間を選ばない（頭上，足元，身体の後ろなどでの開閉や把持力の調整が可能）などが挙げられる．筋電義手と能動義手の機能的特性

調べてみよう！
筋電義手の交付制度を調べてみよう！

の比較を表に示す（表2-6）．

表2－6　筋電義手と能動義手の機能的特性の比較

障害部位	筋電義手	能動フック	能動ハンド
外観	良い	不恰好	良い
手先具の巧緻性	劣る	優れる	劣る
手先具の開閉速度	やや遅い	速い	やや遅い
把持力	優れる	劣る	優れる
把持力の調節	可能	困難	困難
操作感覚	自然	不自然	不自然
上肢肢位による操作の影響	なし	あり	あり
ハーネスケーブルによる衣服の問題	なし	あり	あり
重量	重い	軽い	やや重い

［陳　隆明：筋電義手訓練マニュアル，全日本病院出版会，2006 より引用］

3－1. 部品構成

❑ ①電動ハンド　②装飾用グローブ　③リスト　④電極　⑤バッテリおよび充電器から構成される（図2-45）．

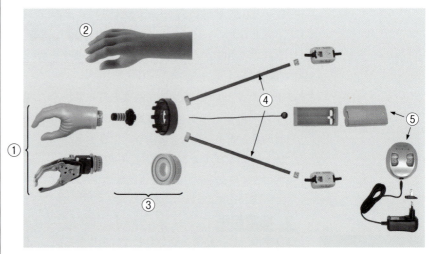

図2－45　筋電義手の基本構成
［オットーボック・ジャパン株式会社提供］

3－2. 電極の選択と位置

❑ 筋電義手の筋電採取には，屈筋群，伸筋群の2つの筋電信号を用いる方法と，いずれか1つの筋群の筋電信号を用いる方法がある．

❑ 電極の位置は，手関節の屈筋群および伸筋群の膨隆部を目安に，筋電計などを用いてもっとも筋電が取り出しやすい場所とする．

❑ 制御方法は，on-off 制御，比例制御に大別され，筋収縮の強さ，協調性（分離

的な収縮）が必要となる．したがって，浮腫や筋のスパズム，異常感覚などは，できるだけ取り除いておく必要がある．

3-3. 筋電義手適応までの流れ

❏ 図2-46 は兵庫県立総合リハビリテーションセンターで行われている流れである．理学療法では，基本的な筋再教育，筋力増強を行う．

❏ 筋電義手は1本130万円前後と高額である．したがって，公費，私費の区別なく実用的に使用できるかの確認が必須である．

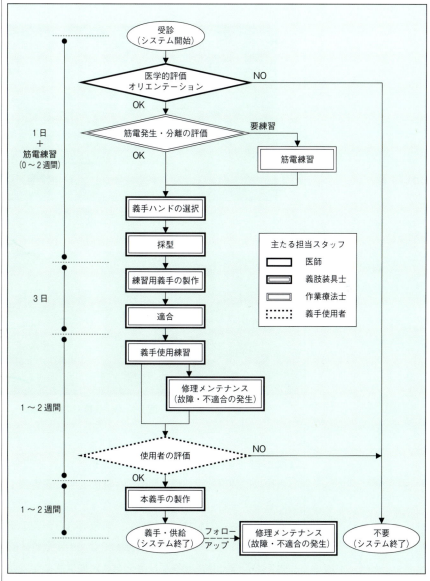

図2－46　筋電義手の処方・供給システムの流れ

[澤村誠志・他：筋電義手の普及にあたっての問題点と対策に関する研究，平成11年度労働省災害科学における研究，1999より引用，一部改変]

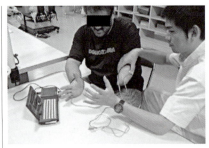
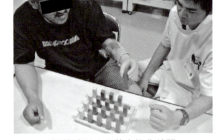

マイオトレーナーを用いての筋収縮評価練習　　　仮義手による基本操作練習

図2－47　筋収縮評価・基本操作練習

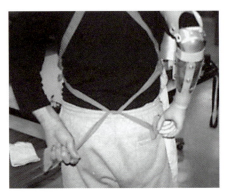
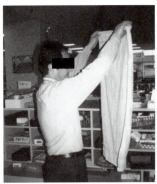

図2－48　応用操作練習

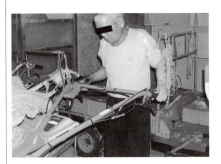
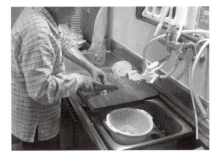

図2－49　仕事での使用場面

- 図2-47～49に実際の使用場面を示す．
- 最後に，装飾義手，作業用義手，能動義手，筋電義手などの義手が紹介されているが，それらの義手の適応にあたっては，サービス提供者が決めるのではなく，対象者に判断材料を提供し，対象者自らが義手を選択できるようにすることが重要である．そのような意味でも，義手全般に関する知識と最新の情報を得ておくことは，リハビリテーション従事者として必要なことである．

（中村　春基）

3. 下肢切断の理学療法

1. 概要

- 切断は，四肢欠損という形態的損失を伴う運動機能障害であり，下肢切断では何らかの移動障害を受けることになる．的確な切断術後，切断による心理的ショックを軽減して，すみやかな創治癒や断端成熟を促し，適した義肢の処方，確実な技術による義肢製作，義肢装着練習，切断者のライフスタイルに応じたADL練習を実施する．そして，社会復帰を支援し，QOLの向上を図ることが切断のリハビリテーションである．
- 切断原因，切断高位や合併症などにより障害の重症度が異なるため，断端機能に加えて，非切断側下肢の状態を含めた全身状態の評価が必要である．
- 各切断者の真のニーズを把握するためには，切断前の生活様式，職業，趣味などの評価も大切となる．リハビリテーションの目的を達成するためには，切断者や家族を中心に，医師，看護師，理学療法士，作業療法士，義肢装具士，リハエンジニア，医療ソーシャルワーカー，臨床心理士などから構成されるチームアプローチにて，切断者の残存能力を最大限に生かせるように総合的で専門的なサービスを提供することが必要である．
- また，地域支援スタッフと義肢クリニックを有する専門的機関との相談・技術支援などの連携やフォローアップも重要である．チームにおける理学療法士の占める役割は大きい．

2. 切断部位と義肢処方

- 1992（平成4）年にISO（国際標準規格）TC168で，下肢切断の部位の名称が図2-50のように決定された．切断部位に相当する義足の名称も図2-50に示す．

> **Point**
> TC (Technical Committees) は技術委員会で，TC168は義肢装具分野だよ．

3. 義足の種類

- 義足の処方は，多くの情報を統合して行うものであり，切断者を中心にチームスタッフで検討する．原因疾患や合併症を考慮し，全身の身体機能，断端の状態を評価することはもちろんであるが，義足に対する理解力も装着練習から実際の使用まで影響する．
- 仕事や趣味も含めた生活スタイルに合わせた義足の使用目的を十分考慮する．また，機能上の要望だけでなく，美容上の要望も考慮することが重要である．

3-1. 仮義足

- 治療用としての仮義足は，医療保険から還付される．2000（平成12）年9月より練習用仮義足の価格算定が改定され，対象外であった外装（カバー）が支給対象となった．義足装着練習の適応や義足歩行能力の評価，また継手の評価や断端管理のために使用する．

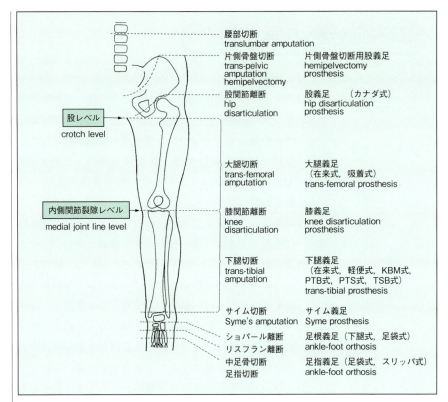

図2−50　下肢切断の部位と義足の名称
[澤村誠志：切断と義肢，医歯薬出版，2007 より引用]

- 仮義足は，ソケットとアライメントを調整できるように組み合わせる．ソケットは，ギプス包帯などによって作った練習用仮ソケットや，透明度の高い材質で製作した断端の適合状態をチェックする目的で使用されるチェックソケット（check socket）を用いる．チェックソケットは，ソケットを装着した状態で圧迫部位や疼痛部位を直接観察できるが，耐久性は低い．断端の変化に応じて，ソケットの内面に皮革などを貼ったりして対応する．
- ソケット以外の構造部品は基本的に本義足で使用するものを用いるが，簡素化したものを用いることもある．カップリングなどの調整機構を組み込んで，アライメントを調整する．

3−2. 本義足

- 損害賠償，業務災害補償（労働者災害補償保険法），社会福祉（障害者総合支援法など）の制度より優先順位に基づき活用する．補装具給付基準で入手できる部品には制限がある．
- 本義足は，義足装着練習を進めて歩行や応用動作を習熟し，また断端の周径変化がなくなり安定した後に処方するもので，長期間の使用に耐え得るようにした義足である．

4. 義足の構造と構成要素
4－1. ソケット
- 切断者（人間）と義足（機械）を繋ぐ部分であるソケットは，断端を快適に収納するだけでなく，体重支持，運動伝達，義足自体の懸垂など重要な役割を担っている．
- 快適なソケットの条件には，発汗が少ない，悪臭がない，皮疹やアレルギーが出ない，擦過傷ができないなどが求められる．

1）股義足ソケット
- 股義足の対象者は，股関節離断（hip disarticulation），半側骨盤切断（trans-pelvic amputation），大腿切断（trans-femoral amputation）の極短断端（小転子より近位で切断）で，1954（昭和29）年にカナダのトロントの病院で開発されたカナダ式股義足（股継手の位置を前下方に取り付ける）が使用されている．

（1）フルソケット（full socket）
- 前開き式のフルソケットが一般的である（図2-51）．断端を含め骨盤を両側腸骨稜まで覆い，両側腸骨稜の上部で義足を懸垂するとともに，断端下部の坐骨結節，大殿筋部の3点で固定し適合を得ている．

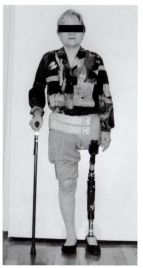

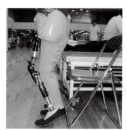

b．椅子に座る

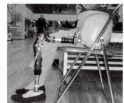

a．装着立位　　　　　c．座位

図2－51　股義足　前開き式のフルソケット

（2）ダイアゴナルソケット（diagonal socket）
- 切断側の腸骨稜のソケット部分を除去してベルトによる懸垂にしたもので，腹部への圧迫感が少なく涼しいが，歩行時に前後の安定性が低下する．

(3) 半側骨盤切断用ソケット（図 2-52）

❑ 体重支持は両側下部肋骨部と断端側面で行い，懸垂を非切断側腸骨稜で行う．体幹の前屈が制限されるため，ソケット前面のトリミングを考慮する．

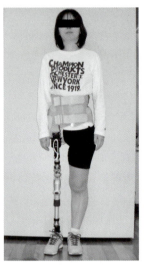
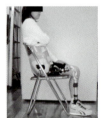
b．座位
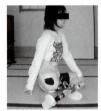
a．装着立位　　　c．横座り

図 2 － 52　半側骨盤切断用股義足　前開き式のフルソケット

2）大腿義足ソケット

(1) ソケットの種類

①吸着式ソケット（suction socket）

❑ 一般的なものであり，コンプレッション値を設定して断端周径よりソケット内周を小さくして自己懸垂作用を有するもので，全面接触式ソケット（total contact socket）が原則である．全面接触式ソケットは，断端先端もソケットの底部で密着しており，足底からの感覚がわかりやすく，断端先端に浮腫やうっ血を起こさない．

②差し込み式ソケット（plug fit type）

❑ 断端とソケットの間に余裕があり，断端袋を用いて装着する（図 2-53）．高齢者などで吸着式ソケットの装着が困難な者に処方される．断端とソケットの間でピストン運動が生じる．差し込み式ソケット自体には懸垂作用がないので，懸垂装置を併用する．また，短断端の例では吸着式ソケットにおいても懸垂装置を用いる．シレジアバンド（図 2-53），骨盤ベルト，肩吊り帯（図 2-55 a）のほか，伸縮性のあるベルトで骨盤から大腿部まで覆うサポーター（サスペンションスリーブなど）を使用する（図 2-54）．

③ライナーを用いたソケット

❑ シリコーンやポリウレタン製のライナーを利用して空気が入らないように断端に装着し，ライナーロック機構によりライナーとソケットを結合する（図 2-55 c, d）．

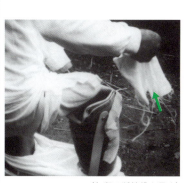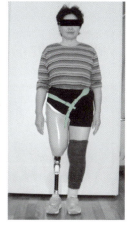

（矢印は断端袋を示す）

図2－53　大腿義足　差し込み式ソケット　シレジアバンド

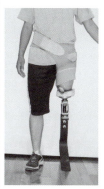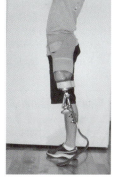

図2－54
大腿義足　懸垂ベルト
サスペンションスリーブ

[大藪弘子：切断－下肢切断を中心に－，系統理学療法学
筋骨格障害系理学療法学，医歯薬出版，pp164-188，2006
より引用]

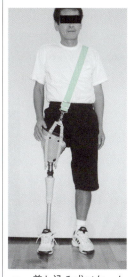

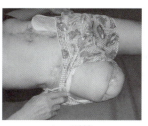　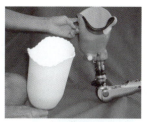

b．断端　　　　c．シリコーンライナーと
　　　　　　　　　　ソケット（本義足）

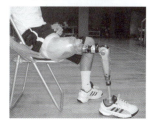

a．差し込み式ソケット　　　　　d．ソケットをずらして座っ
　　肩吊り帯（仮義足）　　　　　　　ている

図2－55　大腿切断（短断端・股関節屈曲・内転制限・人工肛門）

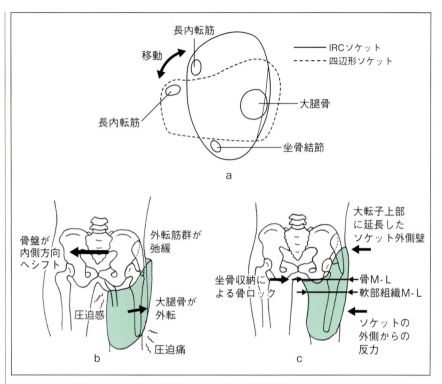

図2−56　大腿四辺形ソケットと坐骨収納型（IRC）ソケット
　a：四辺形ソケットとIRCソケット
　b：四辺形ソケットにおける大腿骨の外転と骨盤の内側方向へのシフト
　c：IRCソケットにおける3点支持の原則とM-Lロック

[澤村誠志：切断と義肢，医歯薬出版，2007／東江由起夫：坐骨収納型ソケットの適合とアライメントの設定方法，理学療法MOOK7 義肢装具，三輪書店，pp91-98，2006を参考に筆者作成]

(2) ソケットの形状による分類

☐ ソケットの形状による分類は，四辺形ソケット（quadri lateral socket），坐骨収納型ソケット（ischial-ramal containment socket：IRCソケット）に分類される（図2-56）．

①四辺形ソケット（図2-57）
　・坐骨結節を主とした体重支持で，前壁にスカルパ三角の押さえ，後壁に坐骨受けがある．A-P（前後）径が狭く，M-L（内外）径が広い．立脚相で内転位にある大腿骨が側方への支持性を失って外転を余儀なくされ，体幹の側屈など異常歩行を誘発し，エネルギー消費の増大につながる．また，会陰部の圧迫感や大腿骨外側遠位端の圧迫痛を生じることがある．

②坐骨収納型ソケット（図2-58）
　・A-P（前後）径が広く，M-L（左右）径が狭く，大転子上部，坐骨枝および恥骨下枝をソケッ

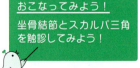
おこなってみよう！
坐骨結節とスカルパ三角を触診してみよう！

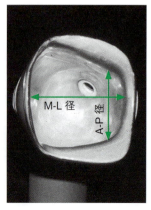

図2−57　四辺形ソケット

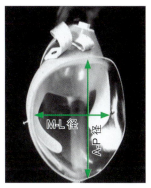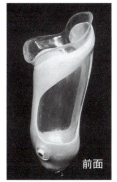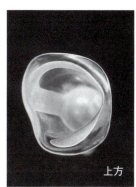

図2-58 坐骨収納型ソケット

ト内に収納するデザインの総称であり，Normal shape normal alignment，CAT-CAM，narrow ML ほか多数が報告されている．大転子上部と大腿骨外側面および坐骨内側の3点を押さえて固定する．この形状により立脚相で大腿骨を内転位に保持することができ，中殿筋の活動による坐骨の内側への移動の軽減と，大腿骨が外転することによる側方の不安定性を軽減することができる．

- 製作手技の難しい点が短所であり，適合には時間を要するため，義肢装具士が装着練習へ頻回にアプローチする必要がある．
- 最近，IRCソケットのなかで，前壁・後壁のトリムラインを低くしたMAS®（1章図1-17, 18参照，p18）が製作されている．大殿筋による快適な座位，股関節屈曲など最大可動域の確保，外観の確保などの利点がある．

☐ 吸着式の四辺形ソケットが一般的であるが，吸着式の坐骨収納型ソケットも増加してきた．

☐ ソケットは，一重または二重構造である．二重構造のものにはTC型やISNY（Icelandic-Swedish-New York）型（図2-59）があり，内ソケット（フレキシブルソケット）と外ソケットが分離できるものがある．分離できるタイプは，座位にて内ソケットを装着できる．

☐ 骨直結型義肢（Osseointegrated amputation prosthesis）は，大腿骨の髄腔内にスクリュー構造をもつチタン製などのボルトを挿入した後，そのボルトを皮膚表面より露出させ，直接義肢を装着するもので，ソケットを使用しない（1章図1-11参照，p13）．スウェーデン，英国などを中心に行われている．

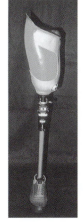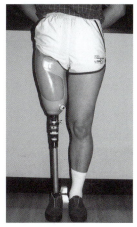

図2-59 ISNY（Icelandic-Swedish-New York）型ソケット

[装着例は蜂須賀研二・他：義肢装具学 第4版（川村次郎・他編），医学書院，p137, 2009より引用]

3）膝義足ソケット

- 二重全面接触式ソケットと有窓式ソケットがある．有窓式は，前方あるいは内側に断端を挿入するための窓が設けられている．二重全面接触式（図2-60）は軟ソケットと硬ソケットからなり，軟ソケットによって顆上部および膝蓋骨上部を含めて断端に沿って全面接触させ，懸垂が可能である．
- 二重全面接触式が多く使用されており，硬ソケットをずらしてあぐら座りや横座りが可能である．

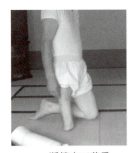
a．断端末で荷重

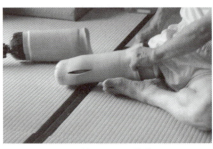
b．軟ソケット装着

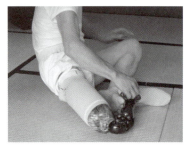
c．あぐら座位

図2-60 膝義足 二重全面接触式ソケット

4）下腿義足ソケット

（1）体重支持における分類

- PTB（patellar tendon bearing）支持のように非支持部と支持部に分け支持を行う方法と，TSB（total surface bearing）式の断端全面を使用した方法とがある．

① PTBソケット（図2-61）
　・最も多く使用されている．支持部と非支持部に分け支持を行う方法で，支持は主に膝蓋腱靭帯部，脛骨内側縁，前脛骨筋，膝，腓骨外側部で分散され，脛骨末端部，脛骨稜，腓骨頭部は除圧されている．

② TSBソケット（図2-62）
　・断端全面を支持にして使用する全面接触型で，圧の分散に優れ，短断端のような少ない荷重面積でも体重支持が可能である．全面接触型で，主に膝蓋靭帯部に体重支持させるModified TSBソケットも製作されている．

（2）懸垂方法における分類

① 近位部での懸垂方法
　・PTBカフベルト
　・自己懸垂型のソケット（KBM・PTS）
　・ニースリーブ（図2-63）

② 遠位部での懸垂方法
　・ライナーロック機構
　　（図2-70 b）

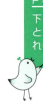

Point
下腿義足は，体重支持法と懸垂法によって決められるよ．

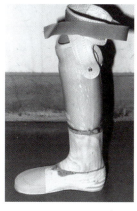
図2-61 PTB下腿義足

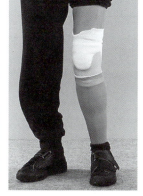
図2-62 TSB下腿義足

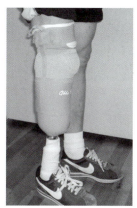
図2-63 ニースリーブ

③吸着式
・ライナー式ソケット
・吸着バルブ＋シール用のニースリーブ

❏ ライナーを使用することで密着感が増してピストン運動が減少し，懸垂性の向上と体重支持の確保が有効に得られ，耐負荷性能が改善できた．しかし，皮膚炎，発汗と蒸れ，断端の圧迫感などの欠点もある．ライナーには，ウレタン製やサーモプラスチック・エラストマー製がある．

❏ 大腿コルセット（図2-64）は，懸垂の他に，体重の支持と側方の安定性向上に有効であり，PTB義足に併用することがある．

❏ PTBソケットが標準的なソケットであるが，最近ではライナーの内ソケットとTSBの外ソケットを使用することが多くなった．

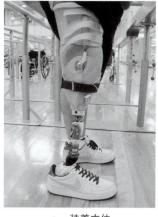
a．装着立位

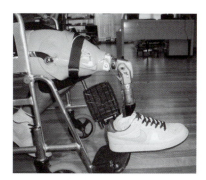
b．短断端，膝ROM制限のためソケット直下に継手を設置

図2-64 大腿コルセット付下腿義足

5）サイム義足ソケット

❏ サイム切断は，断端末部の膨隆による外観上の問題はあるが，断端末膨隆部上部でのソケットの懸垂性がよい．

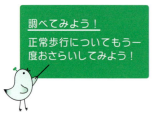
調べてみよう！
正常歩行についてもう一度おさらいしてみよう！

☐ ソケットには，二重全面接触式と有窓式がある．二重全面接触式ソケットは，軟ソケットと硬ソケットからなり，PTB と同様の適合方法で負荷面を増やし脛骨顆および膝蓋腱にも負荷をさせ，適合性・懸垂は良いが通気性が悪い．有窓式には，後方有窓式や内側開き式などがある（図 2-71）．

4-2. 股継手

☐ 股継手には固定式と遊動式があり，固定式は座位時に外す．遊動式を処方されることが多く，それらにはハムストリングスに相当するバネやゴムなどをもつもの，屈曲角度を制限するもの（股屈曲角度制限機構，歩幅調整機構）がある．

4-3. 膝継手

☐ 安楽な義足歩行や各切断者に必要なスピードでの歩行など，切断者のニーズを把握して，まず立脚相制御を，次に遊脚相制御を検討する．低活動の切断者では立脚相の安定性を重視した継手を，高活動者では遊脚相を重視した継手を選択する．

1）立脚相制御機構

☐ 大腿切断の場合，立脚相における膝折れを防ぐには，大殿筋による随意制御（voluntary control）と膝継手の機構による機械的制御機構（involuntary control）が関係する．主に体重負荷時の膝折れを防ぐ目的である，立脚相の安定性を確保するメカニズムの分類と膝継手の例を，図 2-65 に示す．

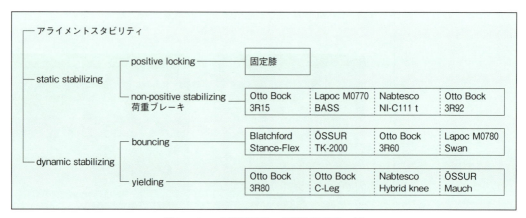

図 2-65　立脚相制御の分類と膝継手の例

（1）固定膝

☐ 歩行時に膝の可動性を有さない膝継手で，椅子に座る際には固定を解除して膝を曲げる．前止め固定膝と横引き固定膝とがある．高齢者で膝の随意制御が困難である場合や，重労働作業の職業で転倒を防ぎ安定した歩行が必要である場合などに，しばしば使用される．

(2) 荷重ブレーキ膝（load-activated friction knee：安全膝 safety knee）

- 立脚相で義足使用者自身の体重がかかることを利用して，膝折れモーメントを上回るブレーキトルクを発生して立脚相での膝折れを防ぐ（図 2-77）．

(3) リンク機構を応用した膝

- 膝離断用の膝継手として開発され，油圧や空圧シリンダを内蔵することができるようになった．膝上の長さを短くするように設計されているため，椅子に座ったときに膝の前方への張り出しが少ない（図 2-79）．
- リンク膝では，膝の屈曲角度に対応した仮想の瞬間回転中心を求めることができる．膝伸展時の瞬間回転中心を股関節よりも後上方に配置し，単軸膝よりも安定したアライメントスタビリティを得ることができ，伸展しているかぎり膝折れの心配がない．
- リンク膝のもう 1 つの利点は，遊脚相中期において膝が屈曲している状態で，見かけ上は下腿部が短縮しているような状態になり，床とのクリアランスが増加してつまずきの可能性が低くなることである．

(4) 立脚相での膝屈曲機能をめざした膝（バウンシング機構）

- 正常歩行のダブルニーアクションの機能をもつ機構の開発が行われ，単軸膝に荷重ブレーキとゴムなどの弾性要素を用い，これに近い機能をもたせた膝継手（Blatchford 社製 Stance Flex 機構付き膝継手）が開発された．
- 最近では，4 節リンク機構より複雑なリンク機構が考案され，ゴムなどの弾性要素と組み合わせることで，立脚相での膝の屈曲に近い機能をもたせた膝継手が幾種類か製品化された．

(5) 平地歩行以外の機能

- 体重がかかっている膝の屈曲方向に対して大きな抵抗をかけ，ゆっくり膝屈曲を許す機構をイールディング機構という．坂道や階段を下る際に，体重をかけながら膝を曲げていく．つまずいたときには，瞬間的に膝折れを停止して転倒を防止する．

2）遊脚相制御機構

- 遊脚相では，下肢切断者の随意制御は困難であり，義足の制御なしでは遊脚相初期で踵が後上方に過度に上がりすぎ，遊脚後期に膝が減速されず最終伸展時に衝撃（ターミナルインパクト）がある．以下の制御機構によって，遊脚相初期の踵の過度な上がりすぎを押さえ，膝の伸展を加速し，伸展末期の減速（ターミナルインパクトの防止）を行う（図 2-66）．

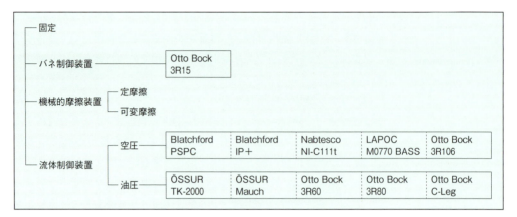

図2－66　遊脚相制御の分類と膝継手の例

(1) バネ制御装置（金属スプリング）
- スプリングにより，膝屈曲時は抵抗としてはたらき，伸展時には下腿の伸展補助にはたらく．

(2) 機械的摩擦装置（膝の軸摩擦）
- 定摩擦と可変摩擦がある．膝継手軸を調節ネジで締め付けた軸周りへの摩擦抵抗により，膝継手の屈曲・伸展を制御する．

(3) 流体制御装置（空気圧シリンダ，油圧シリンダ）（図2-67）
- シリンダ内で流体が通孔を通過するときの流体抵抗によって，踵の蹴り上げへの抵抗や膝の伸展補助を行う．油圧と空圧は角度変化に対する圧縮力が違い，速い歩行や走行には油圧シリンダの方が適している．
- メカトロニクス技術を用いる方法が導入され，歩行速度の変化に対応して，膝の遊脚相の時間に追随するようになった．インテリジェント大腿義足膝継手では，遊脚相制御空気圧シリンダの空気の通孔面積を，小さなリニア運動モータを用いて変化させている．
- 同一切断者が異なる種類の膝継手を使用した場合でも，膝継手の違いで歩行速度の変化による歩行時酸素消費量（酸素コスト O_2cost）は異なる．

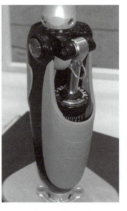 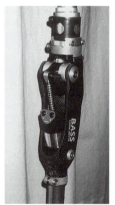

油圧シリンダ　　　空気圧シリンダ

図2－67　流体制御装置

4−4. 足部

- 足部は地面と接する支持基底面であり，バランスに大きく影響する．耐久性があることや外観が良いことも求められる．これまでは SACH 足部（soid ankle cushion heel foot）か単軸足部（single axis ankle）のどちらかが選択されることが多かったが，最近では，エネルギー蓄積型足部（energy storing prosthetic feet：ESPF）が用いられるようになった．切断者の体重や活動性，ニーズに適した足部を選択することが，歩行・走行・スポーツの能力向上につながる．

1）SACH 足部

- 足継手軸がなく安定性は高い．踵部の吸収は大きく，膝への負担が少ない．前足部の吸収・放出がほとんどない．軽量のために広く使用されている．

2）単軸足部

- 底背屈が可能で，前方・後方のバンパーで背屈・底屈を制限する．バンパーの厚さでアライメント調節が可能である．安定性を重視した低活動者向けである．

3）多軸足

- 底背屈のほかに，内外反や回旋の軸を有する足部である．不整地への対応は良いが，支持性が低下する．

4）エネルギー蓄積型足部

- 弾力のあるキールなどで，荷重時の吸収・放出のエネルギー量が大きい足部の総称である．歩行立脚前期では，踵部の弾性によるエネルギー吸収ならびに足継手が背屈されるときのエネルギー吸収があり，その後，足継手が中立に復帰する際に，吸収されたエネルギーの一部が放出される．立脚中期から後期にかけては，足継手背屈に伴いエネルギーが吸収される．立脚後期に足継手が中立位に復帰する際に，エネルギーの一部が放出される．踵部の弾性に蓄積されたエネルギーも放出される．
- 足部の中足指節関節に相当するトウブレーク（toe break）の位置と角度は，歩容に影響する．第一中足骨骨頭の 0.5cm 後方で，角度は進行方向に対して直角とされている．トウブレークの位置が前方に寄りすぎると膝の安定性が増加しすぎ，立脚相の後期で膝屈曲が困難となる．

4−5．その他のパーツ

1）ターンテーブル

- 義足の回旋制限や膝継手の屈曲制限は，日本の生活様式，特に座位において障害となる．これを改善するために，膝継手の上部にターンテーブルを取り付けることが多い．あぐら座位や横座り（図 2-52c および図 2-81e），靴の着脱（図

2-81c），自動車での座位などに有用である．大腿切断の長断端の例では取り付けるスペースがない．高齢者では，取り付けていても歩行前に回旋を戻したかの確認が面倒で使用していない例もある．

2）トルクアブソーバー（torque absorber, axial rotation device）トーションアダプタ

- 義足の立脚相に起こるトルクを吸収して，ねじれの負荷を軽減する補助装置である．断端とソケット間における剪力を減少して，断端皮膚の摩擦による問題を少なくする．重量が追加されることや不安定になることも考慮して使用する．

3）ショックアブソーバー（shock absorber）

- 義足の長軸に加わる床反力を吸収する衝撃吸収機構で，踵接地の衝撃を和らげる．

5．義足装着練習の実際

- ソケットの良好な適合が得られれば，義足側への荷重練習，義足歩行練習へとすすめる．練習経過において，そのときの能力に応じたアライメントや継手の調整を繰り返しながら，歩容改善と歩行能力の向上につなげる．

5-1．切断レベルと義足歩行練習の指導ポイント

1）股関節離断・片側骨盤切断

- 片側骨盤切断，股関節離断，大腿切断極短断端が股義足の適応となる．わが国では，カナダ式股義足（Canadian type hip disarticulation prosthesis）が基本となっている．股義足歩行の特徴は，アライメントによる立脚相の安定性と，振り子様運動による義足振り出し時の骨盤運動である．
- 踵接地時から床反力作用線が膝継手の前方を通ることでアライメントの安定が得られ，体重が前方に移動するに従い股バンパーの圧が高まり，骨盤は前傾を強いられる．つま先離れ時に床反力作用線が膝継手軸の後方に移動することに加え，骨盤前傾位から坐骨をソケット底部に押し当てることで，義足を前下方へ押し出すように義足を振り出す．骨盤の下降に続いて膝継手が屈曲するように介助誘導する（図 2-68 および図 1-62，p65）．義足の振り出しに際し，非切断側下肢での伸び上がり，骨盤挙上，体幹や骨盤の過度後傾などの異常に注意する．また，義足装着練習の前に，図 2-69 のように断端末に荷重しながら立位での切断側への荷重練習を行うことは有効である．

2）大腿切断

- 膝継手の随意的制御には大殿筋が，骨盤や体幹の内外側方向への安定性には中殿筋や股内転筋群が作用する．歩行練習では，大殿筋による随意制御とともに，アライメントによる安定性のメカニズム，選択された膝継手の特性を切断者に

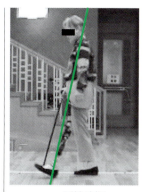
a．踵接地期

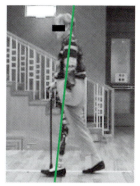
b．足底接地期

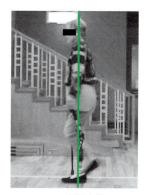
c．立脚中期

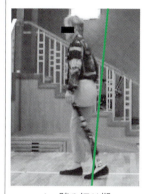
d．踏み切り期

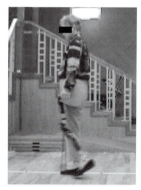
e．遊脚前期

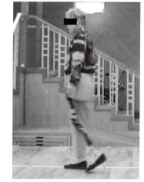
f．遊脚後期

図2−68 股義足歩行　　　（━━━＝床反力作用線）

理解してもらうことが重要である．大転子（T）・膝継手（K）・足継手（A）を結ぶTKA線で，Kの位置が前方にあると膝が不安定となり膝折れしやすくなる．

❑ 一側大腿切断の義足装着練習については後述する（図2-75）．

3）膝関節離断

❑ 膝関節離断は断端末荷重が可能であり（図2-60a），大腿骨顆部の膨隆部でのソケット懸垂機能も優れており，膝継手の安定性が大腿切断よりも良好である利点がある．

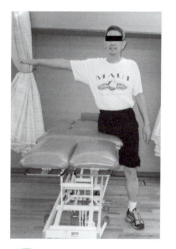
図2−69
股関節離断　断端荷重練習

❑ 反面，膝継手が遠位になるために椅座位時に義足側の膝が突出し，歩行時も大腿長に比べて下腿長が短くアンバランスに見えるなどの欠点がある．椅座位時の義足側膝の突出を少なくし，歩行時下腿を短縮するリンク機構の膝継手で遊脚相制御機構が優れたものを選択する．義足歩行練習は大腿義足に準じて行う．

4）下腿切断

- 正常な膝関節が温存されていることは，起立・歩行をはじめ日常生活上きわめて有利である．ソケットの適合，アライメント調整，適切な足部選択により，切断者とわからない歩容と健常者と同レベルの歩行・走行能力が獲得される．
- パッチテストを行った後，ライナー装着時間を徐々に延長することで，断端に対する素材の適応を評価する．約2週間ライナーを装着後，ギプスソケット装着での平行棒内立位練習を開始する（図2-70）．その後，仮義足を装着して平行棒内歩行練習，平行棒外歩行練習と進める．

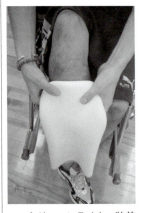
a．シリコーンライナー装着

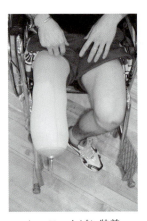
b．ロックピン装着

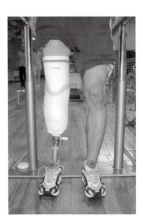
c．ギプスソケットの仮義足装着にて平行棒内立位練習

図2－70　下腿切断義足装着練習

5）サイム切断（図2-71）

- サイム切断は，断端末部の膨隆が避けられず外観上の問題がある．しかし，断端末荷重が可能であり，脚長差は生じるが義足非装着時の歩行も可能で，入浴動作時や夜間の排泄動作時などメリットは大きい．骨突出部の保護など義足の良好な適合と着脱の容易さの両方を考慮しながら，装着練習を進める．

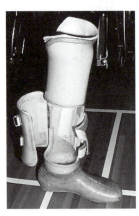
有窓式サイム義足

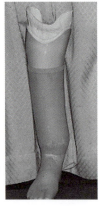
軟ソケット付き全面接触式サイム義足（HRC）

図2－71　サイム義足

6）両側下肢切断

❑ 両側同時切断ではなく，一側切断後に実用的な義足歩行での生活を行い，その後に反対側切断を受けた場合の方が，義足歩行を獲得する例が多い．

❑ 下肢切断においては，膝関節機能が残存されているか否かは起立・歩行能力を左右する重要な要因である．一側下肢切断においてもさることながら，両側下肢切断においてはより重要となる．両側下腿切断者は，膝関節機能が残存しているので義足歩行の獲得は可能である．下腿切断・大腿切断者は，下腿切断側を支持脚にして起立・歩行動作を獲得できる可能性が高い．しかし，両側大腿切断者は，義足の使用時においても非使用時においても，各動作の獲得に上肢・体幹の筋力・柔軟性，体力がより必要である．

❑ 両側大腿切断者に対しては，早期に短義足（stubbie）を用いた装着練習を行い，断端の筋力増強や拘縮予防，平衡感覚の獲得，肥満予防を行う（図2-72a）．その後，切断者の身長に近づけた仮義足による装着練習へ移行する．短義足を用いた装着練習では，身長よりも低くなるので切断者の心理面への配慮が必要である．

❑ 歩行だけでなく椅子や床からの立ち上がり動作練習（図2-72b～f）など，具体的に各動作を練習することは大変重要であり，在宅や職場などで実際に義足を装着している切断者の生活動作が非常に参考になる（図2-73）．

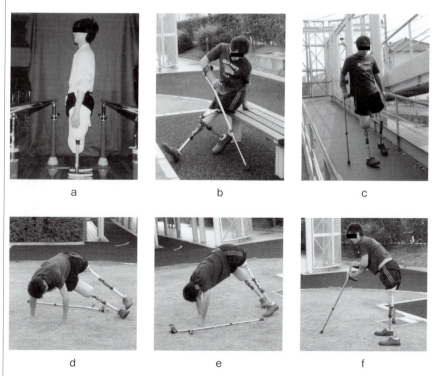

図2-72　両側大腿切断義足装着練習
a．短義足装着　　b．椅子からの立ち上がり　　c．坂道昇降　　d～f．床からの立ち上がり

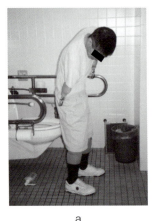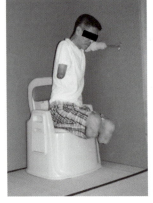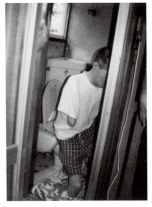

図2－73　両側上腕切断・両側下腿切断義足装着練習
　a．義足装着でのトイレ動作　　b．義足非装着でのトイレ動作練習　　c．自宅でのトイレ動作

5－2．一側大腿切断者の義足装着練習
1）義足装着指導
- ソケットの適合が義足歩行の成功を左右するといっても過言ではない．ソケットは，断端を快適に収納し，義足の遠位部に効果的に力を伝達するための接触面であり，その正確な装着方法を指導する必要がある．高齢者や合併症を有する場合などは，正確な装着方法を理解できるかどうかでソケットの種類を決定しなければならない．装着が適切でなければ，断端の創形成や痛みなど断端の問題や，異常歩行にもつながる．
- 初めは，理学療法士がソケットの装着を行い指導する．吸着式ソケットでは，断端のすべりを良好にするためにパウダーを塗ってから布で断端を包み込み，ソケットに入れる（図2-74 a, b）．最近は，簡易に断端を挿入する特殊な断端袋（quick fit など）（図2-74 c, d）がある．伸縮ライナーは，roll on という方法（図2-74 e, f）でライナーの中に空気が残らないように装着する．ピンの挿入が困難な症例には，ピンにひもを通すように改良して誘導することもある（図2-74 g, h）．
- 断端，ソケット両方の保清，管理も指導していく．

2）平行棒内基本練習（ステップ1）（図2-75）
- 義足側で十分荷重することが重要である．そのためには，使用している膝継手の立脚相制御（バウンシングなど）を説明して，大殿筋での随意的制御による膝伸展のタイミング，膝折れ防止が可能な角度などをよく理解し習熟してもらうことが重要である．
- 断端に力を伝達するのは切断側の股関節運動であり，その股関節運動を発揮するためには骨盤を含む体幹の筋力や非切断側下肢筋力が必要である．体幹の側屈や前屈が起こらないように，体幹の伸筋活動や股関節周囲筋の活動を練習する．義足側に痛みがあり十分に荷重できなければ，体幹の側屈などの立脚時の

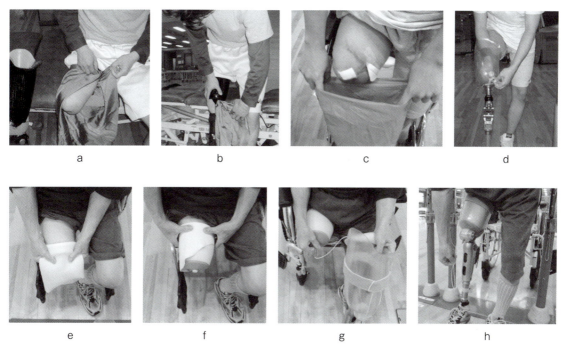

図2－74　大腿切断の義足装着練習：ソケット装着

a，b：断端にパウダーを塗ってから布で包み込んで吸着式ソケットに入れて布を引き抜く．
c，d：特殊な断端袋使用にて吸着式ソケットを装着する．
e～h：伸縮ライナー装着（roll on：裏返しておき底を断端末にあてて空気が残らないように中枢部へ転がすように装着する）．
　　　ライナーにピンをつけて，ピンに通されたひもでガイドしてソケットを装着する．

異常歩行につながる．
- また，義足側に素早く十分荷重できなければ，遊脚相の膝の屈曲につながらず，義足の振り出し時に非切断側の伸び上がりやぶん回し歩行を引き起こす．

3）平行棒外歩行練習（ステップ1）（図2-76）

- 平行棒内での基本的な歩行練習後，平行棒外での歩行練習に移行する．最初は恐怖感が強いので，十分介助した状態から始める．義足側へのスムーズな体重移動を目標に，介助や抵抗を与える誘導部位やセラピストの位置を徐々に変更していきながら，自立した歩行へと進める．高齢者などでは，歩行補助具の使用を考慮する．
- 歩調や歩幅を変えた歩行練習のなかで，歩行速度を向上させる．伸び上がり歩行，ホイップ，外転歩行などの異常歩行を有したまま速度を向上させると，異常歩行が助長され，歩行速度の向上につながらないので，改善をこころがける．荷重ブレーキ機構が立脚後期の膝屈曲の妨げになることもある点などを考慮して，膝継手の適切な調整を行う．また，左右の手の振りを同じに合わせる．歩行は速度50～70m／分，連続歩行距離500～1,000m以上を目標とする．

132　2章　義肢

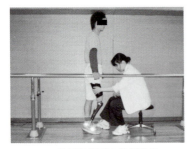

a．義足膝継手の伸展動作

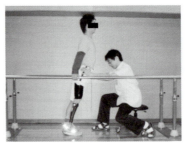

b．左右・前後への体重移動

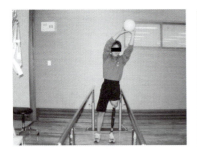

c．ボールパス

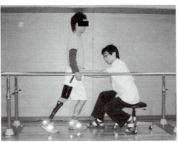

d．義足側から非切断側への体重移動

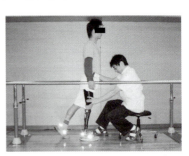

e．非切断側から義足側への体重移動

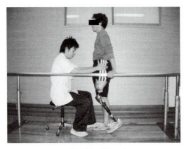

f．義足の振り出し

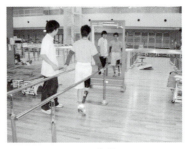

g．歩行

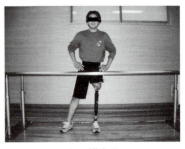

h．横歩き

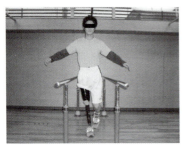

i．義足側での片脚立位

図2-75　一側大腿切断の義足装着練習：平行棒内基本練習
[hは大籔弘子：切断-下肢切断を中心に-，系統理学療法学　筋骨格障害系理学療法学，医歯薬出版，pp164-188，2006より引用]

a：荷重時に膝折れを生じないように，股関節伸筋群の随意的制御を強調させながら膝の伸展を習熟する．

b：両足を20cm程度開いた立位をとり，体幹の前屈や側屈に注意しながら非切断側から義足側へと交互に体重移動を行う．理学療法士は骨盤や肩を誘導する．鏡を用いて視覚的にフィードバックする．前方への体重移動では踵が浮くように，後方への体重移動では全足部が浮くように体重移動を行うが，体幹は垂直に保つ．

c：バランスの練習として，ボールパスで体重移動を行う．

d：非切断側を義足より1歩前に出した状態で，義足の膝折れをせずに十分荷重して非切断側へ体重移動を誘導する．骨盤を支持または抵抗を与えながら，義足の前足部を接地したままで非切断側への体重移動を誘導して，その肢位を保持する．荷重ブレーキ膝では，膝の随意制御の習熟過程に応じて荷重ブレーキを調整する．

e：義足一歩前での体重移動を行う．骨盤を後方に引かないように，骨盤を介助したり抵抗をかけたりして義足側への荷重を誘導する．体幹の側屈や前屈が起こらないように注意する．

f：義足が踏み切り期から遊脚相に入るとき，進行方向にまっすぐ振り出す．スムーズに体重移動して踵接地する．足部と床のクリアランスを大きくとるために非切断側での伸び上がり歩行や義足のぶん回し歩行などの異常歩行を生じないように練習する．まず，非切断側を踏み出し，その非切断側へ体重移動をしながら，義足側遊脚相中期の膝継手の屈曲を意識させる．

g：非切断足，義足，非切断足と3歩以上続けて歩行して，スムーズな重心移動による立脚相での安定と遊脚相の振り出しおよび膝のコントロールを練習する．義足の振り出し時重心が後方に残り踵接地が遅れるので，骨盤などで誘導する．

h：骨盤の安定性に作用する中殿筋や体幹の筋活動などを学習する．骨盤を水平に保持して，義足側へ，非切断側へ移動する．このときには，体幹の側屈や前屈が起こらないように行うことが重要である．

i：体幹の側屈が生じないように義足での片脚立位を行う．肩，骨盤を水平に保つように支持する．

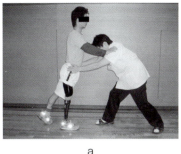 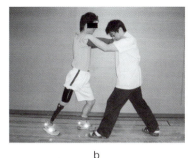 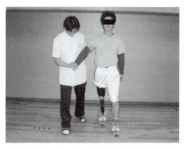
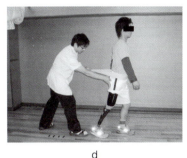 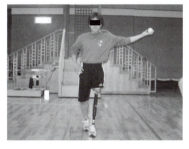 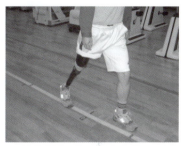

a b c
d e f

図2-76 一側大腿切断の義足装着練習：平行棒外歩行練習

a~d：骨盤や肩への補助や抵抗を与えての歩行練習
義足側へのスムーズな体重移動を誘導しながら，踵接地期の股関節伸展のタイミングを強調して，非切断側の歩幅が大きくなるようにする．義足の蹴り出し時も抵抗を与えて，十分体重移動を行う．

c：直線歩行練習
ラインテープに沿った歩行では，切断側の股関節内・外転筋の作用を習熟する．

f：歩調・歩幅を調整した歩行練習
携帯用メトロノームを使用して歩調（ケイデンス）を合わせる．床面に60・70・80cmなど等間隔にマークをしたライン上を一定のリズムで歩行する．

4）歩行速度を向上させる練習（ステップ2）

❏ 最近，歩調に追随できる膝継手が開発され，速度を変化させて歩行できるような義足装着練習が行えるようになった．快適歩行速度における歩調を計測し，その速度から徐々に速度を向上するように歩調を上げていく．重心移動による義足の振りを再現し，速度向上とともに断端の振りを速くして歩調を上げ，歩行速度に合った歩調と歩幅を調整する．歩行速度の目標は100m／分程度で，速度を自由に変化させて歩行できるようにする．

5-3. 膝継手の種類と歩行練習の特徴

❏ 義足のパーツ開発は目覚しく，高性能な膝継手を装着できるようになったが，装着すればその機能を発揮できるというものではない．理学療法士はそのパーツの特徴を理解して，効果的な義足歩行練習を行う必要がある．新しいパーツの情報収集（アライメント，組み合わせが適している足部など），各切断者に適したパーツの処方，義足装着練習の進行に応じたパーツの調整など，チームアプローチがより重要になる．

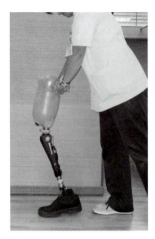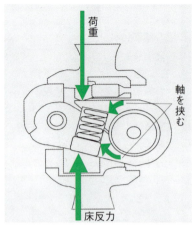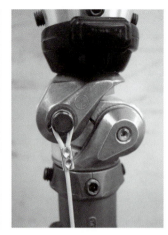

図2-77 荷重ブレーキ膝継手

[イラストは山崎伸也・他：義肢装具のチェックポイント 第6版（日本整形外科学会・他監修），医学書院，p127，2003 より引用]

1）荷重ブレーキ膝継手を用いた大腿義足の義足装着練習

☐ 義足を装着する前に，理学療法士が義足を持って足部を接地しソケットの上から体重をかけ，膝継手がどの角度まで曲げて体重をかけても膝折れしないか見てもらい，荷重ブレーキの有効範囲を確認してもらう（図2-77）．立脚相で切断者の体重がかかることを利用して発生するブレーキトルクによって，立脚相での膝折れを防ぐことを説明する．

☐ 理学療法士は，体重が義足に十分かからなければ荷重ブレーキは働かないことを切断者に理解してもらいながら，義足装着練習の基本である切断側への荷重を促通する．

☐ 義足装着練習の初期に，荷重ブレーキを働かないようにしておいて股関節伸展筋による随意制御（voluntary control）を練習することも有意義である．

☐ 荷重ブレーキが立脚後期に膝継手の屈曲の妨げになり，外転歩行やぶん回し歩行などを誘発することもあるので，膝の随意制御の習熟過程に応じて荷重ブレーキの調整が必要である．

2）リンク機構を応用した膝

☐ リンク膝継手は，膝継手が伸展しているときは継手の瞬間回転中心がリンクの軸よりも後上方に位置する．この回転中心は，立脚初期では床反力作用線より後方に位置し膝折れが起こりにくい（図2-78）．膝継手が伸展しているかぎり膝折れの心配がないことを理解してもらい，義足への荷重練習をする．理学療法士が荷重方向を誘導し，荷重が前足部に移行して踵が離れるときに膝折れ防止が解除されて膝継手が屈曲し，遊脚相へ移行する．義足の振り出し時に非切断側の伸び上がりなどの異常歩行は軽減される．遊脚相中期において膝が屈曲している状態で，見かけ上は下腿部が短縮しているような状態になり，クリアランスが良好である．

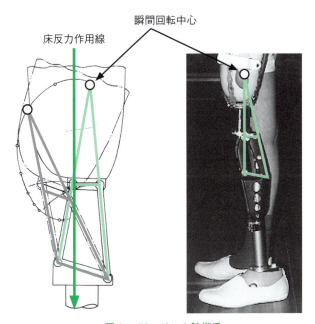

図2-78 リンク膝継手

[イラストは小嶋 功・他：義肢装具学 第4版（川村次郎・他編），医学書院，p173, 2009 より引用]

- 膝折れ防止付き膝継手（図2-79）は，リンク膝継手の特徴に加えて，立脚初期に伸展で義足側へ荷重すると膝継手が軽度屈曲し，その状態でロックさせ膝折れが起こらないこと（バウンシング機構）を切断者に理解できるように練習する．ゴム（バンパー）の硬さによって膝の屈曲する硬さが調整できる．
- 遊脚相は，伸展補助バネや油圧シリンダにより制御される．
- 詳細は，1章5-6-2（p.59～）を参照のこと．

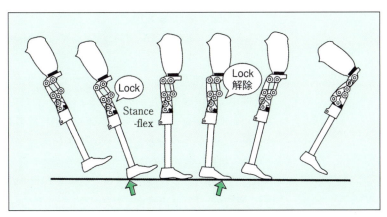

図2-79 多軸膝継手

[ÖSSUR TK-2000 カタログより転載]

3）インテリジェント義足

❏ 平行棒外歩行練習，歩調・歩幅を変化させる歩行練習（図2-76 f）にて歩行速度が増加したときは，ターミナルインパクトを調整し，空圧シリンダ調整を行う．調整は，切断者の快適速度の歩行，ゆっくりした歩行，速歩のそれぞれに適した空圧シリンダの弁開度と下腿部の振りの速度を入力してコンピュータに記憶させる．この遊脚相制御の調整と歩行練習の進行により歩行能力が向上したら，その時点で再度シリンダの調整を行う．ゆっくりした歩行から速歩までスピードを変化させても下腿を自然に振り出すことができ，歩容の改善とエネルギー効率の改善につながる．

4）イールディング機構

❏ 体重をかけながら膝を曲げてイールディング機構の働き具合を確認しながら，坂道を下ったり階段を一足一段に下りたりする練習を繰り返し行う（図2-80）．

❏ 椅子へ座るときにイールディング機構を使って体重をかけながら膝を曲げていこうとすると，非切断側の下肢もその速度に合わせて遠心性収縮が求められるので，イールディング機構を使用せずに座ることが多い．

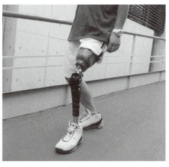 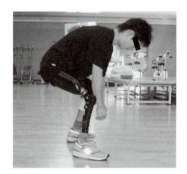

a．坂道下り　　　　　　　b．しゃがみ

図2－80　イールディング（Nabtesco Hybrid knee）

5－4. ADL練習（図2-81）

❏ 入院中より，義足を生活のなかでどのように使用するか，切断者や家族と義足使用目的を明確にしながら，具体的な動作練習を行い実際の生活につなげる．義足を装着した場合と義足を装着しない場合，それぞれに対して起居・起立・更衣・排泄・家事動作などの各動作の練習を行う．在宅で実際に入浴動作や入浴後の移動方法を検討する．

❏ 和式生活では，屋内で靴を脱ぐことにより差高が生じるが，差高を調節せずに歩行していることが多く，その練習も行う．また，屋内・屋外用と靴を履き分けてアライメントを一定にしている例も多い．あぐら座位・横座り，床からの立ち上がり動作などを行う．ターンテーブルは，あぐら座位・横すわり，排便動作，靴の着脱や自動車への乗降の際などに有用である．

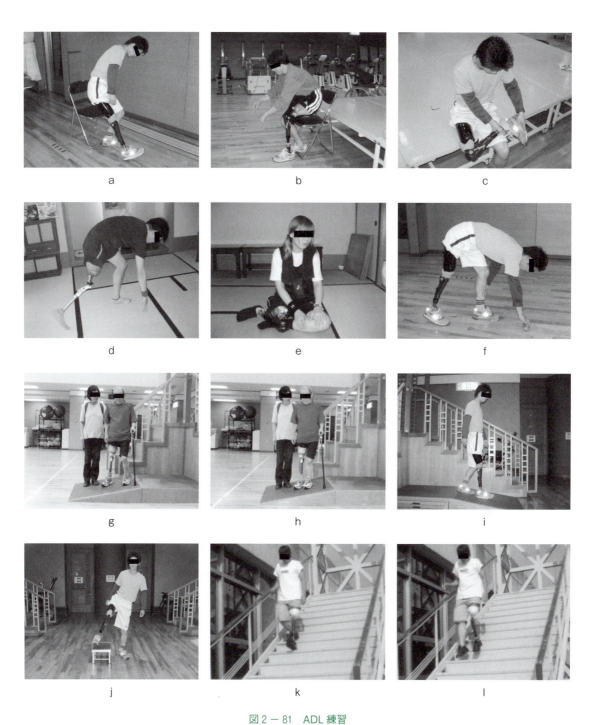

図2－81　ADL練習

[a，bは大籔弘子：切断－下肢切断を中心に－，系統理学療法学 筋骨格障害系理学療法学，医歯薬出版，pp164-188, 2006より引用]

❏ 階段昇降などの応用歩行動作練習を行い，外出にて公共交通機関の利用なども行う．義足装着の自立度や1日の義足装着時間も社会参加に影響する．

a, b：椅子に座る，椅子から立ち上がる
　　非切断側下肢を中心に荷重して回転しながら座る．Total Knee などではつま先の方に体重を移動して膝継手を曲げる．椅子に対して回転しないで座ることもできる．非切断側の足を手前に引いて，体幹の前屈を大きくして立ち上がる．椅子を手で支持して行うと容易である．非切断側足を引かなくても立ち上がることもできる．膝継手の伸展を確認して荷重する．

c：ズボン着脱・靴着脱
　　義足側よりズボンを通して非切断側下肢を履く．ターンテーブルを使用して靴を履く．

d：床に座る，床から立ち上がる
　　義足を後方に引き，非切断側下肢に荷重して前方に両手をつき，非切断側下肢を中心に回転して座る．立ち上がりは逆である．

e：座位
　　長座位，あぐら座位，横座り

f：床から物を拾う
　　義足側を一歩後ろに引いて，非切断側で体重を支持しながら体幹を前屈して物を拾う．

g～i：坂道歩行
　　登りは大きく非切断側を出し，義足側を小さく出す．下りは義足側より出し，非切断側を揃えるようにする．坂が急なときは横向きにて，登りは非切断側を出し義足側を寄せる．下りは義足側より下ろし，非切断側を寄せる．
　　練習により平地歩行と同様のパターンで歩行可能になる．バウンシングやイールディング機構を利用して練習することで荷重しながら膝継手を屈曲でき，よりスムーズに歩行できるようになる．

j：障害物越え
　　障害物が低い場合は，まず義足より越えてから非切断側を越える．障害物が高くなると非切断側より越えて義足を上げて引き寄せる．横向きから越える．

k，l：階段昇降
　　階段を昇るときは非切断側より昇り，義足側を同じ段に引き上げて揃える．その際一段飛ばして昇ることも多い．降りるときはまず義足側を下段に降ろし，次いで非切断側を降ろして揃える．
　　一足一段により階段を降りるときは，義足の踵を階段の端にくるようにして接地して，体重を前方に移動すると同時に義足の膝継手を膝折れさせる．このとき，素早く非切断側下肢を一段下の階段に降ろす．この動作を繰り返す．イールディング機構を有する膝継手の使用により，一足一段昇降がより容易になる．

5-5. 応用歩行練習（ステップ2）（図 2-82）

❏ 屋外や不整地での歩行練習をしながら，連続歩行距離を増大させ，体力の向上につなげる．バドミントンやキャッチボールなどを導入して，筋力，バランス，持久力などの改善を図る．義足装着練習初期には，歩行時に高い酸素消費量を示すが，体力アップや歩行能力向上のための練習の過程において歩行時酸素消費量が健常者の値に近づく．義足装着練習により効率的な義足歩行を獲得された切断者は，退院後も酸素消費量が維持されていた．

5-6. 義足装着での伸張運動，筋力増強運動（図 2-83）

❏ ソケットを装着して断端に問題が生じなければ，義足を装着した状態で伸張運動や筋力増強運動を行う．

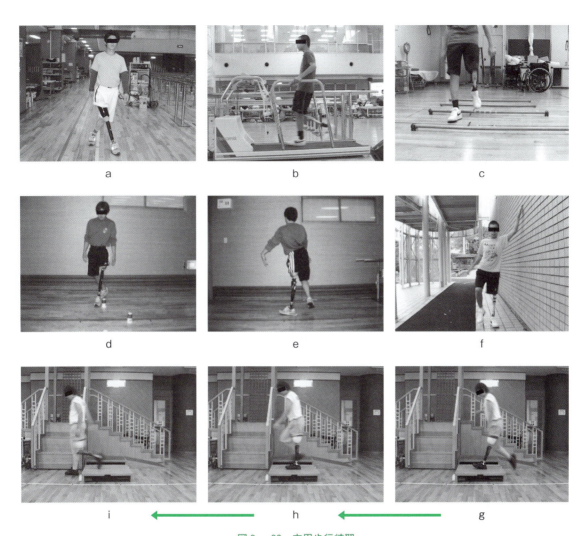

図2－82 応用歩行練習

a：交差歩行練習
　　側方バランス向上のために，義足と非切断足の交差歩行の練習を行う．
b：トレッドミルでの練習　　　　　　c：トウクリアランスの練習
d：スラローム歩行練習　　　　　　　e：方向転換練習
f：ジャンプして義足で着地練習　　　g～i：義足での段差登り練習

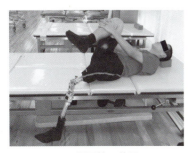

a．腸腰筋の伸張

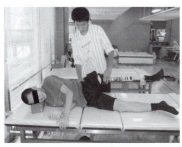

b．股関節外転筋群の筋力増強運動

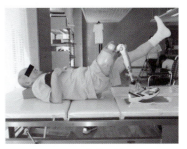

c．ブリッジ

図2－83 義足装着での伸張運動，筋力増強運動

5−7. スポーツ・レクリエーションへの参加（ステップ3）

- 大腿切断者が速度をアップする際，健足で2回跳ぶスキップ走行（hop-skip running）（速度100〜150m／分程度）を行っていた．遊脚相制御膝継手の開発により，交互走行（foot over foot running）が可能となってきた．交互走行もジョギングレベル（速度150〜200m／分程度），ランニングレベル（速度150〜300m／分程度），スプリンティングレベル（速度300m／分以上）（図2-84）と段階を追って習得していく．
- IRCソケット，油圧制御膝，カーボン製板バネ式足部の競技走行用義足，大腿ソケット用サスペンションスリーブ（図2-54）などが必要になってくる．

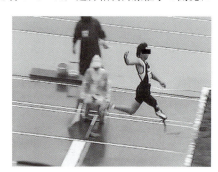

図2−84 大腿切断者の交互走行 スプリンティングレベル

6. 小児切断と理学療法（図 2-85, 86）

❏ 小児切断には，四肢の先天性奇形・欠損と，外傷・悪性腫瘍・広範囲の感染症などの後天的な切断がある．先天性の欠損には横断性と長軸性があるが，義肢の装着を必要とするのは横断性欠損に属するものである．

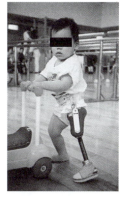
a

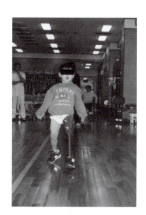
b

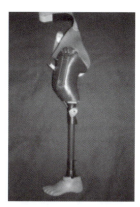
c

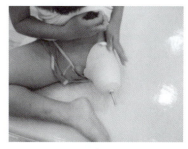
d

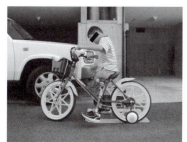
e

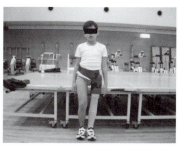
f

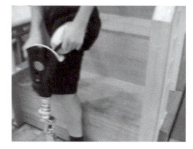
g

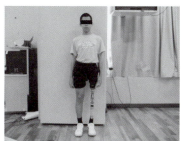
h

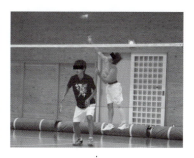
i

図2−85　1歳2か月左内外腸骨動脈閉塞による左大腿切断　短断端　股関節屈曲・外転拘縮

a：1歳2か月　股継手付大腿義足装着にて立位練習　　　b：4歳　歩行
c：懸垂ベルト付差し込み式二重ソケット・固定膝・小児用足部　d：7歳　ディスタルカップ・シリコーンライナー・ロックピン
e：小児用トータルニー　　　　　　　　　　　　　　　f：9歳　弾性懸垂ベルト追加
g：13歳　ロックピン・サミットロック　　　　　　　　h：TK2000・VARI フレックス
i：高校でバドミントン部（後衛）

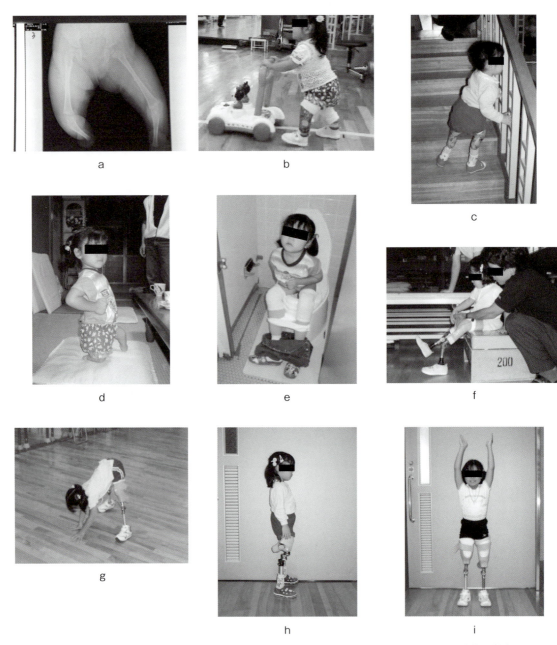

図2−86 脛骨形成不全・膝強直・左先天性股関節脱臼　1歳骨切り術　2歳10か月残指切断術

a：X線
b：2歳11か月　義足装着開始
c：階段昇降
d：4歳　義足非装着での移動
e：保育園でのトイレ動作
f：ソケット直下に継手設置
g：床からの立ち上がり動作も考慮して義足長決定
h：5歳　アライメント調整（スライダー設置にて）
i：7歳

- ❏ 子どもの発達段階に応じた義足の処方と義足装着練習が大切である．その際，両親や家族の障害の受容にも配慮する．義肢の装着時期は早いほどよいが，乳児が立ち始める生後 8～10 か月が良いとされており，簡単な構造の義足を処方する．義足を使いこなせる年齢になってから複雑な義足に変更していく．
- ❏ 義足の適切な装着方法，保育園での日常生活や遊び・運動を把握して援助や環境調整を行う．両親だけでなく保育士や学校の教師との連携は大切であり，チームアプローチが不可欠である．
- ❏ 体幹筋群を中心とした筋力の増強は，腰椎前彎や側彎の防止，立ち直り反応の向上などのために大切であり，伸張運動とともに両親や先生の協力を得る．
- ❏ 関節離断では，骨端線の保存による成長障害は少ない．長管骨の骨端線閉鎖以前の切断は，末梢の骨端線が失われることによって成長の割合が少なく，脚長差が増加する傾向にある．義足装着のために有効であると考えられる切断術も，骨端線閉鎖の時期を待つことを考慮する．また，骨と軟部組織の発達度の相違によって骨の過成長が生じ，整形外科手術の適応となることがある．

7．高齢下肢切断者の理学療法

- ❏ 義足歩行は正常歩行と比べてエネルギー消費量が多く，切断レベルが高位であるほどその増加は大きい．高齢下肢切断者は，全身の動脈硬化や糖尿病に起因した合併症の存在やそれに起因した体力の低下などにより，実用的な義足歩行を獲得することは難しい．また，高齢者の個人差が大きいことも予後予測を困難にしている．身体機能や精神機能を評価し，現病歴や既往歴を十分考慮したうえで，早期にゴール設定する．その際，無理に義足歩行に固執せず QOL を考慮した目標を立て，より安全で安楽な移動手段の選択，ADL の工夫，全身管理などが重要になる．
- ❏ 義足歩行獲得に有利な因子には次のようなものがある．
  - ①上肢の支持なしかあるいは片手支持のみで片脚立位が可能である．
  - ②体力は，最大酸素摂取量の 50％（ほぼ AT 値に相当）以上の運動が遂行可能である．
  - ③歩行や治療に対する意欲が高い．
  - ④断端管理や，義足の装着・操作方法が理解できる．
  - ⑤上肢切断や片麻痺などの上肢の機能障害がない．
  - ⑥視力障害がない．
- ❏ 脳血管障害片麻痺との重複障害の場合，義足歩行の予後が良好な条件は下記が挙げられ，実用的な義足歩行の獲得が困難な例が多い（図 2-87 a, b）．
  - ①片麻痺が軽度
  - ②切断と片麻痺が同側
  - ③片麻痺より切断が先行
  - ④切断から片麻痺発症までの期間が長い
  - ⑤重複障害となる前に歩行が自立している

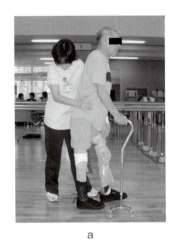 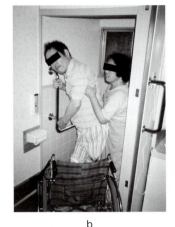 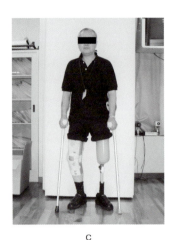

a　　　　　　　　　　　　　　b　　　　　　　　　　　　　　c

図2－87　右下腿切断，左股関節離断，左膝離断

a：30歳　右下腿切断，65歳　脳梗塞による左片麻痺　義足歩行の自立困難
b：46歳　糖尿病による左股関節離断，54歳　脳梗塞による左片麻痺，59歳　閉塞性動脈硬化症による右下腿切断
　　下腿義足装着にて手すりを使用して車椅子から便座へ移乗（要介助）
c：35歳　左膝離断，70歳　義足非装着時片脚立位にて転倒し左大腿骨骨折

[bは小嶋　功・他：切断の運動療法．標準理学療法学 運動療法学 各論（奈良　勲監修，吉尾雅春編），医学書院，p299, 2001 より引用]

⑥年齢は60歳以下
⑦切断部位は下腿切断

❏若年時に切断術を受け，義足を装着・非装着での生活を確立していても，加齢による筋力やバランスの低下などによって関節痛や骨折などを生じることにより，義足の継手変更やADL変更を余儀なくされる（図2-87c）．

8．在宅生活
8−1．在宅生活に向けての練習・指導ポイント
1）義足の使用目的と移動方法の確立
❏退院後の生活において，義足を使用するか否か，義足をどのように使用するかを，切断者本人や家族と明確にしながら，具体的な移動方法を決定する．義足の使用目的に合わせて，屋内・屋外での移動方法，義足の着脱時間と場所（寝室，上り框など）を具体的に決める．

2）「義足装着ADL」と「義足非装着ADL」の両方の動作練習と住環境調整
❏起居・起立・移動・トイレ・更衣などのADLや，調理・洗濯などのIADLの各動作において，「義足を装着した動作」だけでなく「義足を外した動作」との両方の練習と，両動作に合わせた住環境調整が必要である．特に，トイレ動作は夜間を含め頻度の高い動作であるため大切である．
❏入浴後は断端の周径が増加し，ソケットの装着が困難になることがあるため，義足脱着場所，外した後の移動方法を具体的に決めて練習する．

3）義足装着が困難な事態（トラブル）が生じた際の対応

- 通常の生活において義足歩行が主な移動手段の切断者であっても，義足歩行の中断を迫られることがある．
- たとえば，断端に創傷が生じ治癒を優先して義足装着を中断する，腰痛・非切断側膝関節疼痛などの身体の問題にて義足歩行が困難になる，義足の故障や適合不良（断端の周径変化，体重増減など全身状態の変化など）が原因で義足装着できなくなる，などである．
- よって，入院中に「トラブル発生により義足を履くことができない場合の移動方法」を事前に確立しておく必要がある．

4）断端ケアと義足管理の習慣化

- 入院時より実施していた断端の洗浄や創傷のチェックといった自己管理を，自宅においても習慣化することが大切である．また，ソケットやライナーなどを洗って乾燥させる場所を決めるなど，義足の管理の習慣も重要である．

8−2. 切断レベル別切断者の在宅生活の実際

1）一側膝関節離断者・大腿切断者・股関節離断者

- 膝より近位の切断者では，ソケットの窮屈さ，不快感，発汗などのために，屋内では義足を外す例も多い．若い切断者では義足を外して片脚跳びや両松葉杖歩行が可能であるが，立位バランスが低下するとそれらの動作が困難になる．
- 屋外では義足歩行を実施している高齢切断者は，屋内を義足非装着にて歩行器を使用した歩行（図2-88 b），キャスター付き椅子移動（図2-89 b・91 a）や車椅子移動（図2-91 d），床上・畳上座位移動（図2-88 a・90 a）など，その人の生活スタイルに合わせて移動形態を選択していた．
- 逆に，義足を装着することで立位・歩行の安定性が確保され上肢動作を容易にするので，日中常時義足を装着している高齢女性もある（図2-88 c, d）．彼女らは，義足を装着した状態でトイレ動作やあぐら座位，横座りも可能である．
- 股義足のソケットは，窮屈で圧迫感が大きいだけでなく，大半が排泄時には義足を外さなければならないため，自宅では義足を外している例が多い．義足を装着する時間帯を決めておいて，その間に義足を装着した方が有効な動作をまとめて実施している（図2-89 a）．
- 義足が適応でない切断者では，車椅子などを使用する例が多いが，身体機能・ADL維持のための運動は大切であり，移乗動作時の起立だけでなく，座位移動（図2-92 b）などにて筋力や体力の維持を図ることも大切である．
- 義足歩行を獲得した者は，外出時義足歩行を行っている．復職や復学をし（図2-93），積極的にスポーツに参加している者も多い（図2-94）．

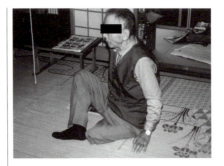
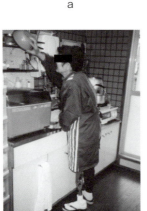

図2−88 在宅生活 高齢大腿切断者の屋内移動
a：座位移動（交通事故 82歳）
b：歩行器を使用した歩行（閉塞性動脈硬化症 74歳）
c：義足歩行にて家事動作（閉塞性動脈硬化症 70歳）
d：義足装着にてトイレ（閉塞性動脈硬化症 65歳）

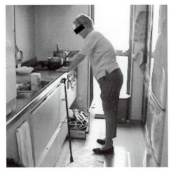
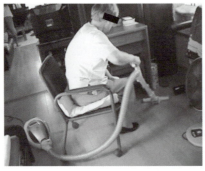
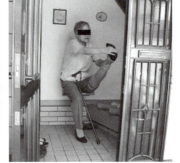

図2−89 腫瘍による左股関節離断 74歳
a：義足装着にて炊事　　b：義足非装着，キャスター付き椅子に座って掃除　　c：屋外義足歩行

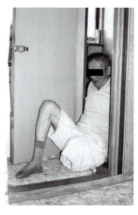 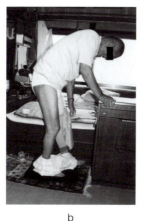 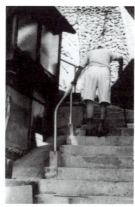 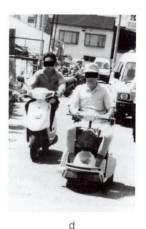

a b c d

図2－90　閉塞性動脈硬化症による左大腿切断　76歳
　a：座位移動　　　　　　　　　　b：ベッドサイドにて義足装着
　c：義足装着にて階段昇降　　　　 d：平地は義足歩行（2本杖）とハンドル型電動車椅子移動の併用

[bは大籔弘子：高齢下肢切断者の在宅生活の実際，高齢下肢切断者のリハビリテーション，MEDICAL REHABILITATION 16：61-68，2002より引用]

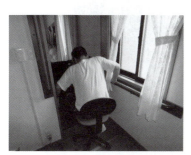 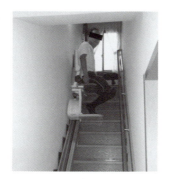 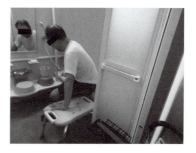

a b c

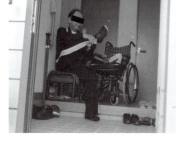 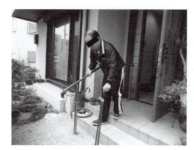 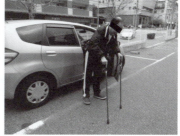

d e f

図2－91　糖尿病（30歳頃），右大腿切断（60歳代），腰椎椎間板ヘルニア L3/4固定術・L2/3椎弓切除術（切断1年3か月後）
　a：屋内移動：2階はキャスター付き椅子に座って移動．1階は車椅子移動
　b：1階と2階の昇降は階段昇降機使用：義足装着時・非装着時とも使用
　c：入浴動作：車椅子からシャワーチェアに移乗し，手すり使用して浴槽内へ出入り
　d：上り框にて靴着脱：設置した椅子に車椅子から移乗して，靴着脱
　e：屋外義足歩行：設置した手すりと杖を使用にて段差昇降，平地は2本杖を使用した義足歩行
　f：外出：手動式に改造した自動車を運転して買い物，通院など

[大籔弘子・他：下肢切断者の身体機能評価と義足適合　下肢切断者の在宅生活，日本義肢装具学会誌29（3）：161-167，2013より引用]

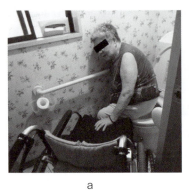
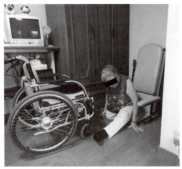
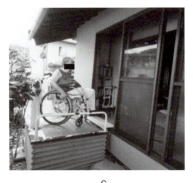

a　　　　　　　　　　　　　　b　　　　　　　　　　　　　　c

図2－92　腫瘍による右大腿切断・左変形性膝関節症（80歳代）
a：車椅子（アームサポート跳ね上げ式）から手すりを使用して便器に移乗
b：昇降機利用にて床に移乗し，座位移動（運動）
c：段差解消機利用にて屋外から居間に

[a, bは大籔弘子：下肢切断者の地域リハビリテーション　高齢下肢切断者の在宅生活，地域リハ7（12）：1000-1006, 2012 より引用]

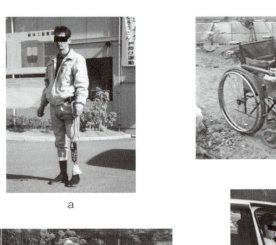
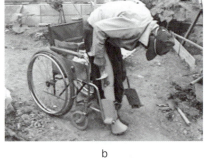
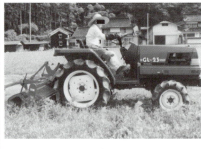
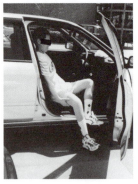

a

b

c　　　　　　　　　　　　　　d

図2－93　一側大腿切断者・半側骨盤切断
a：建設業に復帰（労働災害による左大腿切断　48歳）
b：ドリンガー農耕用義足（閉塞性動脈硬化症による右大腿切断　71歳）
c：トラクター操作（交通事故による右大腿切断　75歳）
d：アクセルペダルを改修したオートマチック車の運転（腫瘍による右側骨盤切断　21歳）

[dは大籔弘子：切断－下肢切断を中心に－，系統理学療法学　筋骨格障害系理学療法学，医歯薬出版，pp164-188, 2006 より引用]

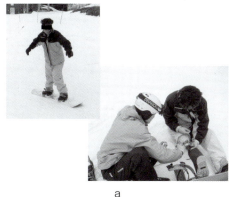 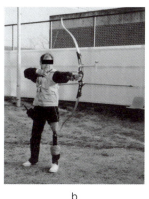 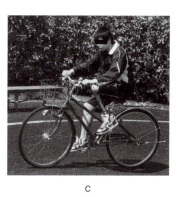

図2－94　一側大腿切断者
a：右大腿切断　スノーボード　　b：左大腿切断 70歳　アーチェリー　　c：左大腿切断　自転車運転

2）一側下腿切断者・サイム切断者
- 重篤な併存疾患がないかぎりは，入浴・就寝以外は義足を装着して屋内・屋外とも義足歩行をしている例が多い．循環障害などにより義足歩行距離・時間に制限がある場合は，自動車や電動車椅子などを使用して行動範囲を拡大している．

3）両側大腿切断者
- 両側膝関節より近位の下肢切断では，義足歩行はエネルギー消費が著しく高値のために十分な体力を要し，加えてバランスも必要である．そのため，義足歩行獲得者においても車椅子を使用している例が多い．体力維持のために，水泳や車椅子を使用したスポーツ（テニス，アーチェリーなど）を行っている例もある．
- 義足の装着時・非装着時ともに，ADL各動作の獲得にはプッシュアップ動作が大切であり，上肢・体幹の筋力，全身の柔軟性が必要である．
- 脳血管障害やRAなどの合併例は，両上肢による支持が困難であるため，義足歩行だけでなく座位移動や車椅子移動も困難であり，屋内においても電動車椅子を導入した例がある．

4）一側大腿切断・他側下腿切断者
- 義足装着した立位バランス能力が，ADLや家事動作に影響する．義足歩行を獲得し両手を離した立位が可能な例では，屋内においても両側義足を装着している時間が長い（図2-95）．
- 義足歩行は困難であっても，下腿切断側にのみ義足を装着し，車椅子と便器やベッドの移乗時に片脚立位を行っている例（図2-87b）もある．下腿切断側の断端に創を形成すると義足歩行は困難となるので，トラブル時ADLの確立は大切である．

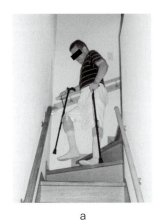
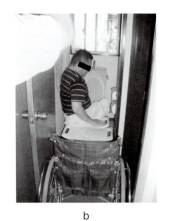
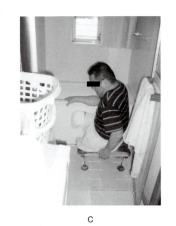
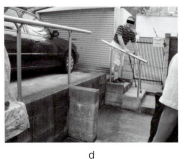
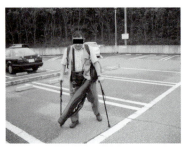
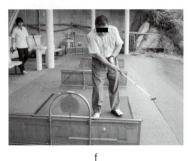

図2-95　交通事故による左大腿切断，右下腿切断者　63歳
a：日中は義足歩行で，自宅の2階にも義足装着にて階段昇降
b：義足を外したときは車椅子使用．便座前に椅子を置いて車椅子より移乗
c：プッシュアップにて浴槽へ出入り
d：外出は手動に改良した自動車を運転
e：屋外は2本杖使用にて義足歩行（荷物を背負った例）
f：ゴルフ練習により義足立位バランス向上

5）両側下腿切断者

- 両側とも下腿より遠位での切断では，義足歩行を行っている例は多い．しかし，末梢循環障害で断端の疼痛のために義足を短時間しか装着できない例もある．
- そのため，「義足を装着したADL」と「義足を外したADL」の両者の動作練習と，その環境調整は重要である．四つ這い位から膝立ち位，膝立ち位から便座や車椅子への移乗動作（図2-96d）を獲得できるかどうかは，「義足を外したADL」のポイントになる．
- 下腿切断は断端に創傷を形成しやすく，高齢者では一側でも義足を装着できなくなると，即座に車椅子が必要になる．

8-3. 在宅での生活支援

1）退院時連携による情報共有

- 下肢切断者の在宅福祉サービスが必要な場合は，介護保険や障害者総合支援法

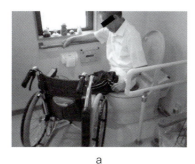
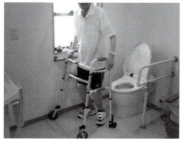
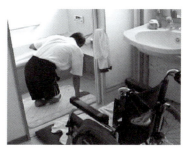
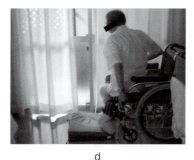
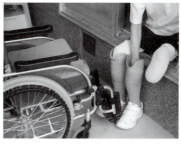
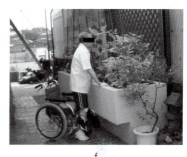

図2-96　糖尿病による両側下腿切断者　77歳

a：義足非装着時のトイレ動作
b：義足装着時のトイレ動作（歩行器使用）
c：入浴動作
d：車椅子から床への移乗
e：居間より出入り．義足装着
f：屋外車椅子移動

の在宅サービスを利用する．介護保険は原則65歳以上が対象であるが，特定疾患である「糖尿病性神経障害」（図2-91の症例）や「閉塞性動脈硬化症」が原因で切断した40歳以上も介護保険の対象である．

❑ 義足歩行能力，断端ケアと義足の管理，義足装着ADL，義足非装着ADL，トラブル対策などについて，義足装着練習を実施した病院と地域支援スタッフで情報を共有することが大切である．

2）継続した廃用症候群の予防と身体評価

❑ 高齢下肢切断者の在宅生活では，併存疾患の治療を行いながら，筋力・バランス・体力など身体機能を維持し，ADLを維持することが大切である．

❑ 義足歩行能力を維持するためには十分な体力が必要であるが，下肢切断者は一般的に運動を制限されることが多く，高齢や身体機能の低下した切断者では可能な運動が少ない．そのため，義足歩行という運動の継続によって，体力とともに体重を維持することは，ソケットの適合の維持にもつながる．

❑ 加齢による生理的な身体機能低下や，非切断側の変形性膝関節症や腰椎疾患など骨関節障害による機能の低下，末梢循環障害で併存する場合が多い虚血性心疾患や脳血管障害，腎障害などの動脈硬化性疾患による身体機能低下が予測される．

❏ 訪問リハビリテーションや通所リハビリテーションスタッフによる身体機能の評価やADL評価を継続することが，高齢下肢切断者には重要である．

3）身体変化に応じた支援
❏ 身体機能やADLの変化だけでなく，家庭環境（人的・物的）の変化も含めた評価にもとづいて，歩行補助具の変更や車椅子の導入など，移動方法の変更が必要になる．それに伴い，移動以外のADL変更，介助指導，福祉用具の導入，住宅改修，介護福祉サービス調整によって生活を再構築することが重要である．

4）地域支援スタッフから切断義肢の専門スタッフへの連携
❏ 不適切な装着は，断端の浮腫や創傷形成，義足歩行能力，ADLの低下などにつながる．義足装着方法の評価だけでなく，義足の適合判定，義足のチェック，身体機能の変化に応じた義足パーツの再評価と装着練習など，義足に関する的確な評価の継続が必要である．

（大籔　弘子）

●引用・参考文献●

(2.1.切断者のリハビリテーション)
1. 澤村誠志:切断と義肢,医歯薬出版,2007
2. 川村次郎・他編:義肢装具学(第3版),医学書院,2004
3. 黒川幸雄・他編:理学療法MOOK 7 義肢装具,三輪書店,2000
4. 加倉井周一・他編,日本整形外科学会・日本リハビリテーション医学会監修:義肢装具のチェックポイント(第6版),医学書院,2006

(2.2.上肢切断の理学療法に必要な知識)
1. 澤村誠志:切断と義肢,医歯薬出版,2007
2. 大喜多潤・他:上肢義肢装着における作業療法士の役割,総合リハ4:197-203,1976
3. 大喜多潤・他:上肢切断者における術直後義手装着法,理・作療法8:10-20,1974
4. 谷合義旦・他:仮義手におけるギブスソケットの作り方,理・作療法22:112-114,1988
5. 中島咲哉・他:義手の作製状況が示す実態と問題点,日本義肢装具学会誌15:352-353,1999
6. 中村春基・他:生活を支える義手,OTジャーナル33:209-212,1999
7. 中村春基・他:義手の現状と今後の課題,OTジャーナル33:703-708,1999
8. 中村春基・他:左腕神経叢麻痺(全切断に対する能動義手のデザインについて),日本義肢装具学会誌13:116-117,1997
9. 中村春基:義手の構造と操作における装着訓練,理学療法MOOK(7)義肢装具,三輪書店,pp124-137,2000
10. 澤村誠志・他:筋電義手の普及にあたっての問題点と対策に関する研究,平成11年度労働省災害科学における研究,1999
11. 柴田八衣子・他:兵庫リハにおける筋電義手アプローチその1 アプローチシステムの実際,作業療法20:311,2001
12. 大庭潤平・他:兵庫リハにおける筋電義手アプローチその2 アプローチシステムの実際,作業療法20:312,2001
13. 山下英俊・他:兵庫リハにおける筋電義手アプローチその3 アプローチシステムの実際,作業療法20:313,2001
14. 柴田八衣子・他:筋電義手の装着訓練とメンテナンス-実際の症例から-,日本義肢装具学会誌17:249-256,2001
15. 陳 隆明・他:当センターの訓練用筋電義手システムの紹介とその問題点-,総合リハ30:947-952,2002
16. 陳 隆明・他:筋電義手への取り組み-片側前腕切断者を対象として-,臨床リハ12:270-275,2003
17. 陳 隆明:義肢装具のEMG,筋電義手処方の判断基準,日本義肢装具学会誌21:166-170,2005
18. 陳 隆明:筋電義手訓練マニュアル,全日本病院出版会,2006

(2.3.下肢切断の理学療法)
1. 澤村誠志:切断と義肢,医歯薬出版,2007
2. Krieger WA: First draft of a superimposed concept for the categorization of prosthetic knee units incorporating stance phase control mechanisms for the purposes of structural testing. ISO/TC 168/WG3 N201, ISO委員会資料,1996
3. 東江由起夫:坐骨収納型ソケットの適合とアライメントの設定方法,理学療法MOOK7

義肢装具,三輪書店,pp91-98,2006
4. 大籔弘子:高齢下肢切断者の在宅生活の実際,高齢下肢切断者のリハビリテーション,MEDICAL REHABILITATION 16:61-68,2002
5. 中川昭夫:最近の大腿義足膝継手,総合リハ26:31-37,1998
6. 大峯三郎・他:理学療法士に求められる義肢・装具の知識と技術・2義肢,PTジャーナル40(10):815-821,2006
7. 小嶋 功・他:切断の運動療法.標準理学療法学 運動療法学 各論(奈良 勲監修,吉尾雅春編),医学書院,pp282-300,2001
8. 小嶋 功:マイコン制御膝継手を用いた大腿義足と義足装着訓練,理学療法MOOK7 義肢装具,三輪書店,pp74-82,2003
9. 長倉裕二:下肢切断の病期別理学療法ガイドライン,理学療法19(1):185-195,2002
10. 長倉裕二・他:最近の義足膝継手の動向(その2)理学療法士の立場から,日本義肢装具学会誌13(3):192-199,1997
11. 澤村誠志編:義肢学,医歯薬出版,1988
12. 大籔弘子:切断-下肢切断を中心に-,系統理学療法学 筋骨格障害系理学療法学,医歯薬出版,pp164-188,2006
13. 大籔弘子・他:下肢切断者の身体機能評価と義足適合 下肢切断者の在宅生活,日本義肢装具学会誌29(3):161-167,2013
14. 大籔弘子:下肢切断者の地域リハビリテーション 高齢下肢切断者の在宅生活,地域リハ7(12):1000-1006,2012
15. 蜂須賀研二・他:義肢装具学 第4版(川村次郎・他編),医学書院,p137,2009
16. 山崎伸也・他:義肢装具のチェックポイント 第6版(日本整形外科学会・他監修),医学書院,p127,2003
17. 小嶋 功・他:義肢装具学 第4版(川村次郎・他編),医学書院,p173,2009

3 装具

学習目標
①装具の定義・目的・固定について説明できる．
②装具・歩行補助具の種類と構造について述べることができる．
③装具の適合・チェックポイントについて説明できる．
④各疾患に使用される装具の特徴について述べることができる．
⑤対象者への指導（装具の目的と装着説明）ができ，適切な運動療法を実施できる．

1. 装具療法とリハビリテーション

1. 装具の定義・目的・固定の原則

1-1. 装具の定義について

❏ 装具とは，英語で「apparatus」，「appliance」，「brace」，「orthosis」という．四肢や頸部，体幹の機能・能力に対する障害の軽減，改善を目的として使用する補助器具であり，理学療法を行ううえで重要なアイテムとなる．また，治療・リハビリテーションのために用いることを装具療法という．

1-2. 装具療法の意義と基本概念

❏ 装具療法の目的は，①体重支持，②変形の予防，③変形の矯正，④不随意運動のコントロールである（Deaver, 1966）．

❏ たとえば，片麻痺者に装具を使用する主な目的としては，関節の固定，変形の予防・矯正，失われた機能の代償などが考えられ，直接的・間接的に立位の安定を獲得するためや歩行の補助として用いられている．

❏ そのため，ADLのなかで静的および動的な場面において広く使用されている．したがって，装具を用いる場合には，その目的を明確にして使用環境も考慮のうえ製作する必要がある．

❏ また，使用のしやすさから，①軽量，②装着感，③耐久性，④外観，⑤装着が容易，⑥和式生活への適応，などを考慮する必要もある．

❏ しかし，①軽量と③耐久性のように相反する条件もあり，すべての条件を満たす装具の製作は困難な場合もある．臨床ではこのような場面にしばしば遭遇するために，装具を導入する目的を明確にして使用者の症状を十分に把握し，また要望を実現するために，優先する条件を最大限に満たす装具を選択することが重要である．

1−3. 臨床における装具の位置づけ

❏ 装具療法は，物理療法，運動療法とともに，リハビリテーションの分野において，臨床の場面で多くの役割を担うだけでなく，その後の生活においても使用されている．

❏ そのため，装具は，病状固定前の練習用仮装具や患部変形の矯正用など，治療そのものを目的として医師の処方のもと一時的に使われる治療用装具と，治療が終わり，障害が固定した後の身体障害者のADL向上や，職業上使用することを目的として製作される更生用装具（補装具）に分かれる．

1−4. 装具にかかわる医療スタッフ

❏ 装具療法にかかわるスタッフとしては，医師，看護師，理学療法士，作業療法士などが挙げられる．特に，処方後，装具の製作を行う義肢装具士（Prosthetist and Orthotist：PO）は，重要な役割を担っている．

❏ 義肢装具士は，厚生労働大臣の免許を受けて，義肢装具士の名称を用い義肢や装具の装着部位の採寸・採型，製作，および身体への適合・調整を行うことを業とする．

❏ 装具完成までの一連の過程は，医師の処方の下に行われ，装具の方針が決まるまでには各専門スタッフの意見交換が行われる．したがって，装具療法を行うときは，単独ではなくチームとしての連携が必要となる．

1−5. 理学療法士の役割

❏ 理学療法士は，医師が装具を処方する際に，対象となる方へどのような装具を製作する必要があるか，症状などを十分把握し，医師と相談しながら，具体的に目的・機能などを検討して意見・情報の提供を行う．

❏ したがって，理学療法士もその装具の使用目的，機能，適応と禁忌事項，チェックポイントを把握しておかなければならない．仮合わせの段階では，医師，義肢装具士とともに適合状態，うまく機能しているかどうかなどをチェックし，最終調整に移る．できあがった装具は実際に装着し，意図する効果があるのかどうかを確認する．

1−6. 装具の目的

❏ 装具の目的は身体の装着する部分，装具の種類などによって変化する．

❏ その目的は，身体活動の動きを補助し，また制限・固定を行い運動をコントロールする．疾患によっては，荷重負荷を軽減・免荷して，関節のアライメントを整え，治療用，生活用として使用する（表3-1）．

表3−1 装具の目的

①固定
②良肢位保持
③矯正
④予防
⑤免荷
⑥筋の補助・代償
⑦不安定な関節の保護・補助
⑧可動域の維持・改善
⑨術後の筋や腱機能の再教育

1-7. 解剖学，運動学の理解

- 装具を使用する場合，その用途により形，強度，作用などを変化させていく．このとき必要になるのが，解剖学，運動学の知識であり，目的の効果を最大限に発揮させるためには，正しい解剖学，運動学の知識が必要である．もし理解できていなければ，最適な装具療法になるどころか，かえって人体に悪影響を及ぼしてしまう．そのため，装具は目的をしっかり把握したうえでの処方，製作，チェックアウトが必要となる．

> 確認しよう！
> 各関節を構成する解剖学，運動学の知識をもう一度確認してみよう！

1-8. 疾患の理解

- 装具を必要とする疾患はさまざまであり，そのなかでも症状によりどんな装具が適用となるかを判断しなければならない．適用となる疾患を以下に記す．
  - ・神 経 疾 患；脳血管障害，脊髄損傷，脳性麻痺，末梢神経損傷，二分脊椎，ポリオ　など
  - ・骨・関節疾患；変形性関節症，リウマチ，腰椎症，側彎症，先天性股関節脱臼　など

1-9. 固定について

- 固定については，装具の形状により，関節そのものを包み込んで動きを止めてしまうものや，力点を3つ生み出すことにより，関節を意図する方向へ固定する「3点支持の原則」がよく用いられる（図3-1）．装具の形状によりどこに力点，作用点があり，どの部分を固定するのかを把握することが必要となる．また，アームの長さや装具の材質によっても，その固定力，矯正力などが変化する．
- 以下，短下肢装具を例に用いて説明する．
- 図3-1のとおり，下腿と足部の矢印部より足関節の運動を固定（底屈を制限）する．支点から力点までのアームの長さが長いほど，矯正力は強くなる．

> 書いてみよう！
> この章の図や写真の中に力の加わる方向に矢印を書いてみよう！

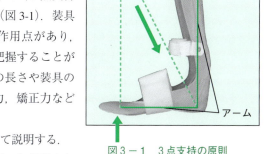

図3-1　3点支持の原則
（矢印は力の方向）

1-10. 素材

- 現在，装具の主な素材としては，金属とプラスチックが挙げられる．金属に関しては，その矯正力の強さから支柱の役割として使用される．また，プラスチックは，対象者の身体に合わせた加工ができ，通常，プラスチックのみの装具，プラスチック＋金属支柱の装具として使用される．
- プラスチックの素材については，以下のとおり．
  ①ポリプロピレン（オレフィンプラスチック）

> 調べてみよう！
> 硬さで順位をつけるとどうなる？
> それぞれのどんな部位や疾患に対して使い分けるのでしょう？

1　装具療法とリハビリテーション　157

②ポリエチレン（オレフィンプラスチック）
③コーポリマー（オレフィン合金）
④スルリン・テルモバック（イオノマープラスチック）
⑤熱可塑性エラストマー（ウレタンゴム）
⑥熱硬化性樹脂（アクリル，エポキシ，ポリエステル）

- 上肢および下肢については，金属やプラスチックを使用し，さらに関節の運動コントロール，角度調整を行うために，継手を加えることで目的を達成している．継手は，数多くの種類があり，装具としての治療効果，運動コントロールに重要な役割を果たしている．プラスチックに関しては，素材，厚さ，トリミング（トリムライン）により，その可動性が決まる．したがって，処方後の仮合わせの段階で，装具の適合状態を確認しなければならない．
- 素材についての詳細は，1 章 4「義肢装具の製作と材料」を参照のこと（p.38）．

1−11. 処方

- 装具の処方は医師の役割である．
- 医師は処方にあたって，骨・関節疾患，脳卒中，脊髄損傷など対象となる疾患やその症状によってどの装具が適用となるかを検討し，最適な装具を選択する．そのため，義肢装具士，理学療法士，作業療法士など各部門からの情報収集を行い，意見交換をして，装具の機能を考慮し，治療方針に沿ったものかどうかを話し合い決定する．
- 方針が決まれば，処方を行い，義肢装具士が採型に移る．採型が終わると，陰性モデルの製作→陽性モデルの製作→仮装具の製作→仮合わせとなる．仮合わせでは，医師，義肢装具士，理学療法士が立ち会い，目的とする装具の機能がうまく働いているかなどその効果を評価し，必要であれば修正を行い，本装具の完成となる．
- 本装具のできあがりチェックは，仮装具時のチェックポイントが修正されているかどうか，うまく適合・機能しているのかどうかなどが確認される．
- チェックポイントは各疾患，装着部位などによって異なり，症状，関節運動などを十分把握したうえで実施する必要がある．チェックポイントは以下のとおりである．

　・長さ
　　目的とする関節を構成する骨に対し，適度に矯正力を生み出しているか
　　（アームの長さは適当か）
　　隣接する関節の運動を妨げていないか
　・圧迫
　　末梢神経や血管などに圧迫はないか（特に注意する神経は以下のとおり）
　　　上肢−橈骨神経，尺骨神経
　　　下肢−腓骨神経

> おこなってみよう！
> 実際に触診をおこなってみよう！

- ぶつかり
    骨などの突出している部分に当たっていないか
        上肢－肩峰, 上腕骨内側上顆, 上腕骨外側上顆, 尺骨茎状突起など
        下肢－大腿骨内側上顆, 大腿骨外側上顆, 腓骨頭, 内果, 外果,
            第5中足, 骨頭など
- 身体の彎曲に合っているか
    前腕部, 下腿部など
- 痛み
    装着時や動作時の痛みがないかどうか
- カフ, バンドの位置
- 強制力は適切か
    素材, 厚さ, トリミングは妥当かどうか
- 継手の機能
    可動範囲, 固定などが機能しているかどうか
- ずれ
    動作時に装具がずれる（関節軸と継手の軸）ことがないかどうか
- 重さ
    装具の重さと動作時のバランスがとれているかどうか
- 装着
    自分で装着可能かどうか（装具使用による自立目的の場合）

2. 装具の種類と構造
2－1. 装具の分類

- 装具は, 目的や機能, 部位別に分類されている. また, 装具の製作会社による商品名など, その名称については混乱がみられる. 本章では, 一般的な装具の分類, 名称を用い説明する.
- 装具の種類は, 多種多様な対象者の状況に合わせて製作されるカスタムメイドのものや, 標準的な形状をもとに幾つかのサイズをあらかじめ用意したレディメイドのものなど豊富である.
- 装着部位別には, 上肢装具, 下肢装具, 体幹装具（頸椎装具）に分類され, 素材別には, プラスチックやアルミニウム製の硬性タイプ, 線維素材やネオプレーン製の軟性タイプがある.
- 機能的には, 静的（静止的）装具と動的（機能的）装具に分類され, JISの使用目的別分類では表3-2のように定義されている.
- 治療的意義としては, 関節の固定・矯正において「3点支持の原則」に従い十分な固定力や制動力が必要であり, 加えて長期の使用や日常生活場面での使用が必要となることもあるため, 軽量感, 通気性といった装着感の良いもの, さらには易着脱性, デザイン性, 経済性に優れたものが好ましい.
- 装具は, 種類や構造について日々研究され改良が重ねられている. また, 地域

> 調べてみよう！
> 「3点支持の原則」に従った装具を挙げてみよう！

表 3 − 2　使用目的別分類（JIS 用語）

①固定保持用装具	ある一定肢位に身体の一部を固定または保持するために使用する装具
②矯正用装具	変形を矯正するために使用する装具
③免荷装具	下肢にかかる体重を減少させるために使用する装具
④歩行用装具	歩行の際に使用する装具
⑤交互歩行用装具	対麻痺患者が交互歩行できるように股継手部を工夫した装具
⑥立位保持用装具	起立のために使用する装具．移動が可能なものもある．
⑦スポーツ用装具	スポーツのときに用いる装具
⑧夜間装具	変形の予防や矯正のために夜間就寝時またはベッドでの安静時に使用する装具
⑨牽引装具	牽引を目的に使用する装具
⑩機能的骨折装具	骨折治療に用いる装具で，関節運動が可能なもの．

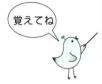
覚えてね

によって選択・処方される装具のタイプが偏っている場合もある．所属する施設・地域において，使用する装具がどのように改良を施され，地域性をもった装具であるかの把握が重要である．

2 − 2. 上肢装具 (upper extremity orthosis)

❑ 上肢装具は，指装具（指固定装具，IP 伸展・屈曲補助装具，MP 伸展・屈曲補助装具など），手関節装具（手関節指固定装具，手関節背屈保持装具など），対立装具（長対立装具，短対立装具），把持装具，肘装具（肘固定装具，上肢ファンクショナルブレースなど），肩装具（肩外転位保持装具，BFO など）に分類される（表 3-3）．

1 ）指装具 (hand orthosis：HO／finger splint)

❑ 指関節の動きを制御する装具で，固定用の静的装具と運動を補助する動的装具がある．

❑ 代表的適応例として，スポーツ時の突き指や骨折，指の関節拘縮などが挙げられる．

(1) 指固定装具

❑ マレットフィンガースプリント (mallet finger splint) といわれ，ハンマー指（槌指）などの遠位指骨間関節 (distal interphalangeal joint：DIP 関節) の屈曲拘縮・変形予防に用いる（図 3-2）．

(2) ナックルベンダー (knuckle bender)

❑ 装具に取り付けたゴムバンドの張力により，指

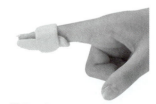

図 3 − 2
マレットフィンガースプリント
[一般社団法人 日本義肢協会編：義肢・装具カタログより引用]

表 3－3 指装具，手関節装具の種類

総称	種類	タイプ	付属品
指装具	指固定装具	マレットフィンガースプリント	C バー 対立バー 母指支え 虫様筋バー 母指外転補助装置 MP 伸展制限装置 MP 伸展・屈曲補助装置 IP 伸展補助装置 アウトリガー 尺側偏位防止装置 などを対象者の状況に応じて組み合わせる
指装具	IP 屈曲補助装具	指用小型ナックルベンダー	
指装具	IP 伸展補助装具	指用小型逆ナックルベンダー コイルスプリング式 針金枠式	
指装具	MP 屈曲補助装具	ナックルベンダー	
指装具	MP 伸展補助装具	逆ナックルベンダー	
指装具	MP 固定装具		
手関節装具	手関節指固定装具	プラットホーム型 サンドイッチ型 パンケーキ型	
手関節装具	手関節固定装具		
手関節装具	手関節背屈保持装具	バネル型 トーマス型 オッペンハイマー型	
対立装具	短対立装具	ランチョ型 ベネット型 エンゲン型	
対立装具	長対立装具		
把持装具	指駆動式		
把持装具	指駆動補助式		
把持装具	手関節駆動式	ランチョ型 エンゲン型	
把持装具	つめ車式		
把持装具	肩駆動式		
把持装具	体外力源式		

骨間関節（interphalangeal joint：IP 関節）や中手指節関節（metacarpophalangeal joint：MP 関節）の屈曲運動を補助する動的装具（図 3-3）．

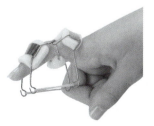 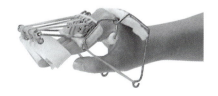

IP 関節用ナックルベンダー　　　　MP 関節用ナックルベンダー

図 3－3　ナックルベンダー
［一般社団法人 日本義肢協会編：義肢・装具カタログより引用］

(3) 逆ナックルベンダー（reverse knuckle bender）
❑ 装具に取り付けたゴムバンドの張力により，IP 関節や MP 関節の伸展運動を補助する動的装具（図 3-4）．

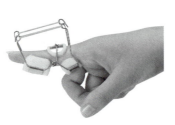
IP 関節用逆ナックルベンダー

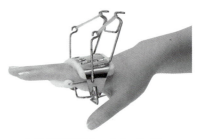
MP 関節用逆ナックルベンダー

図 3 − 4　逆ナックルベンダー
[一般社団法人 日本義肢協会編：義肢・装具カタログより引用]

(4) その他の IP 伸展補助装具
❑ IP 関節の伸展運動を補助する装具にコイルスプリング式（図 3-5）や針金枠式（図 3-6）の装具がある．

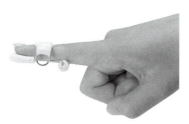

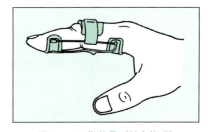

図 3 − 5　指装具（コイルスプリング式）
[一般社団法人 日本義肢協会編：義肢・装具カタログより引用]

図 3 − 6　指装具（針金枠式）
[日本規格協会発行：福祉関連機器用語 [義肢・装具部門] JIS T 0101, 1997 より引用]

2）手関節装具（wrist hand orthosis：WHO）
❑ 手関節の動きを制御する装具である．
❑ 代表的適応例として，脳血管障害後遺症，橈骨神経麻痺，弛緩性手指，手根管症候群，手関節腱鞘炎，関節リウマチなどが挙げられる．

(1) 手関節指固定装具
❑ すべての指を一定の肢位に固定する装具で，手関節固定装具と組み合わせて用いる．プラットホーム型，サンドイッチ型，パンケーキ型などがある（図 3-7）．

(2) 手関節背屈保持装具（cock-up wrist hand orthosis）
❑ 手関節を軽度（30°〜35°）背屈位にして固定する装具で，バネル型，トーマス型，オッペンハイマー型などがある（図 3-8）．

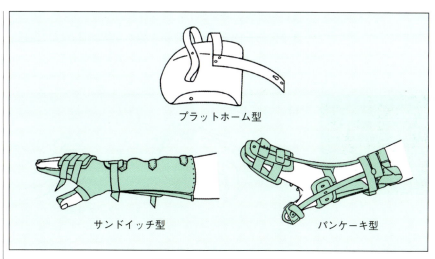

図3-7 手関節指固定装具
[日本規格協会発行：福祉関連機器用語［義肢・装具部門］JIS T 0101, 1997より引用]

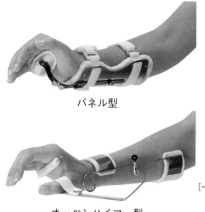

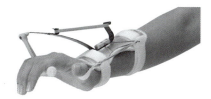

図3-8 手関節背屈保持装具
[一般社団法人 日本義肢協会編：義肢・装具カタログより引用]

3）対立装具（opponens orthosis）

- 母指を対立位に保持する装具の総称で，短対立装具と長対立装具とがある．対立装具にアウトリガーや虫様筋バー，伸展補助装置などを装着したものをダイナミックスプリント（図3-9）という．

- 代表的適応例として，短対立装具では母指MP亜脱臼，関節リウマチ，正中神経麻痺低位型，長対立装具では正中神経麻痺高位型，橈骨神経麻痺，C7頸椎損傷などが挙げられる．

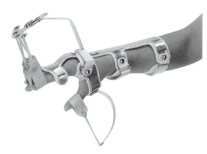

図3-9 ダイナミックスプリント
[一般社団法人 日本義肢協会編：義肢・装具カタログより引用]

(1) 短対立装具
☐ 手関節を固定せず，母指を他の4指と対立位に保持するための固定用装具で，ランチョ型，ベネット型，エンゲン型がある（図3-10）．

> **考えてみよう！**
> 短対立装具と長対立装具の違いってなんだろう？
> （図3−10と3−11を比べてみよう）

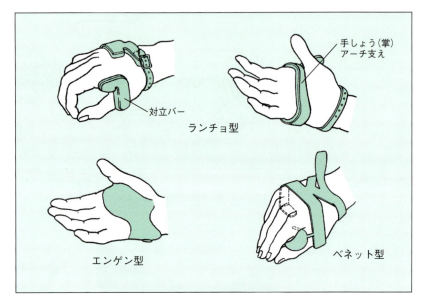

図3−10　短対立装具
[日本規格協会発行：福祉関連機器用語［義肢・装具部門］JIS T 0101，1997より引用]

(2) 長対立装具（long opponens wrist hand orthosis）
☐ 手関節を固定し，母指を他の4指と対立位に保持するための固定用装具で，ランチョ型，ベネット型，エンゲン型がある（図3-11）．

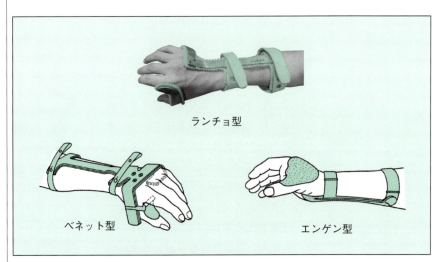

図3−11　長対立装具
[日本規格協会発行：福祉関連機器用語［義肢・装具部門］JIS T 0101，1997より引用]

4）把持装具 (prehension orthosis／flexor hinge splint)

- 把持装具とは，筋力低下によるつまみ動作が困難な場合に用いる装具である．母指と第2・3指で3点つまみを行う．指駆動式（図3-12）・手関節駆動式（ランチョ型，エンゲン型（図3-13））・つめ車式（図3-14）・肩駆動式（図3-15）・体外力源式（図3-16）などがある．
- 代表的適応例として，頚椎損傷が挙げられる．

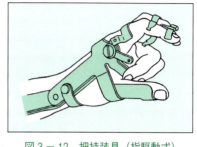

図3－12　把持装具（指駆動式）
[日本規格協会発行：福祉関連機器用語［義肢・装具部門］JIS T 0101, 1997 より引用]

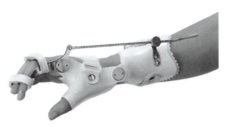

図3－13　把持装具（手関節駆動式：エンゲン型）
[一般社団法人 日本義肢協会編：義肢・装具カタログより引用]

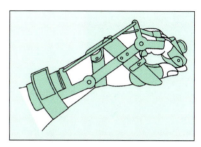

図3－14　把持装具（つめ車式）
[日本規格協会発行：福祉関連機器用語［義肢・装具部門］JIS T 0101, 1997 より引用]

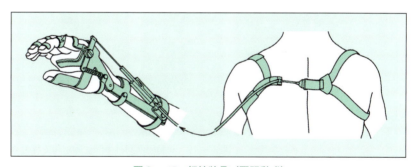

図3－15　把持装具（肩駆動式）
[日本規格協会発行：福祉関連機器用語［義肢・装具部門］JIS T 0101, 1997 より引用]

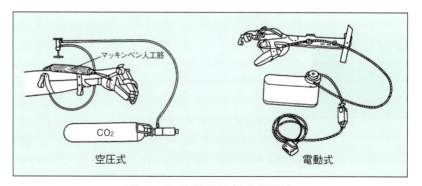

図3－16　把持装具（体外力源式）
[日本規格協会発行：福祉関連機器用語［義肢・装具部門］JIS T 0101, 1997 より引用]

5）肘装具（elbow orthosis：EO）

- 肘関節の動きを制御する装具で，硬性タイプと軟性タイプがある．硬性タイプは，両側支柱付きタイプとプラスチック製モールドタイプに分けられている．
- 代表的適応例として，骨折，関節不安定，肘関節結核，上腕骨幹部骨折などが挙げられる．
- 両側支柱付き肘装具は，遊動式肘継手や伸展制限付き肘継手のほか，ダイヤルロック，タウメルロック（図3-17），ターンバックルなどを使用することができ，関節運動範囲の制限，変形や拘縮の予防・改善が目的である．
- 図3-18は，伸展制限肘継手を使用した前腕回内回外中間位固定用支柱付き肘装具である．

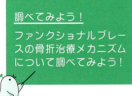
調べてみよう！
タウメルロックってどんなものだろう？

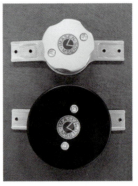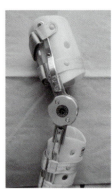

図3－17　タウメルロックと肘装具

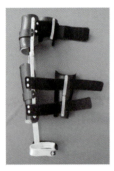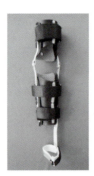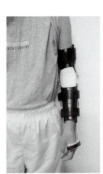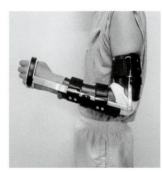

図3－18　前腕回内回外中間位固定用支柱付き肘装具

- プラスチック製モールド肘装具は，良肢位での固定，変形予防に使用する．
- 上腕骨骨折の保存的治療に処方される装具には，上腕ファンクショナルブレース（図3-19）がある．

6）肩装具

- 肩関節の動作を制御する装具には，肩外転位保持装具，肩内旋・外旋位保持装具，腕つり（arm sling），Kenny-Howard sling，balanced forearm orthosis：BFO などがある．

調べてみよう！
ファンクショナルブレースの骨折治療メカニズムについて調べてみよう！

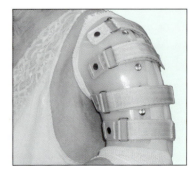

図3－19　ファンクショナルブレース

- 代表的適応例として，肩腱板断裂，肩甲骨骨折，腋窩神経麻痺，肩鎖関節脱臼，胸郭出口症候群，頸肩腕症候群，脳血管障害後片麻痺などが挙げられる．
- 肩外転位保持装具（図 3-20）は，腋窩神経麻痺，肩関節周囲炎の急性炎症期，肩腱板断裂術後などの安静目的に使用される静的装具である．エアプレーンタイプ（図 3-20 a）は固定性が良い反面，重量感が強い．ソフトタイプ（図 3-20 b）は軽量で装着感は良いが，外転角度の設定と固定性が不十分である．

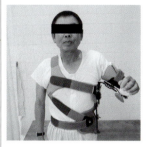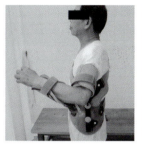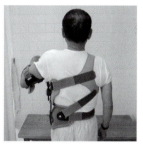

a．エアプレーンタイプ（アドバンフィット社）

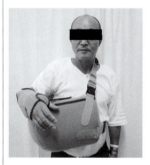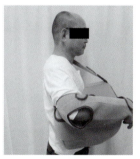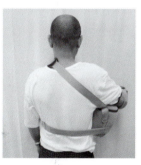

b．ソフトタイプ（ショルダーブレース ポストオペ ALCARE 社）

図 3 − 20　肩外転位保持装具

- 肩内旋位あるいは外旋位保持装具（図 3-21）は，肩関節脱臼後などの安静固定を目的に使用し，アームスリング（図 3-22）は上肢骨折後の安静や麻痺性の肩関節亜脱臼の防止などに使用する．肩鎖関節障害には，上肢の懸垂と鎖骨の圧迫作用がある Kenny-Howard sling（図 3-23）や鎖骨運動を抑制する鎖骨固定帯などが使用される．
- BFO（図 3-59）は，高位頸髄損傷など筋力低下が著しい場合に，前腕と肘を支持し，肩甲帯の運動により食事動作などの ADL 拡大を図る目的で使用される．

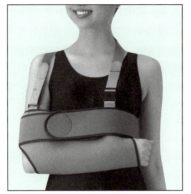
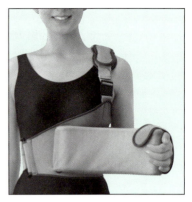

a．肩内旋位保持装具　　　　　　　b．肩外旋位保持装具
（ALCARE社　ショルダーブレース IR）　　（ALCARE社　ショルダーブレース ER）

図3－21　肩内旋位・外旋位保持装具

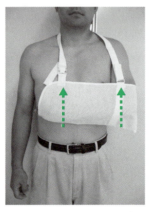
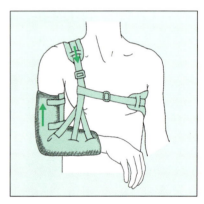

図3－22　アームスリング

図3－23　Kenny-Howard sling
[Rockwood, et al.: The SHOULDER second edition Vol.1, SAUNDERS COMPANY, p507, 1998 より引用]

2－3．下肢装具 (lower extremity orthosis)

- 下肢装具は治療および機能改善の目的で用いられる．下肢の機能である立位保持，歩行を獲得するために，股関節，膝関節，足関節の支持性，運動性を向上させるためにさまざまな機構をもった下肢装具が処方される．
- 上肢と同様に各種継手や金属支柱，プラスチックなどを用い，表3-4の目的により適応される．
- 下肢装具の用語としては，身体障害者福祉法や日本工業規格（JIS），ISOによる機能分類などが用いられるが，近年ISOを用いることが多くなってきており，統一処方箋が採用されている．

表3－4　下肢装具の目的

①安静，固定
②良肢位保持
③矯正
④予防
⑤免荷
⑥筋の補助・代償
⑦不安定な関節の保護・補助
⑧可動域の維持・改善
⑨術後の筋や腱機能の再教育

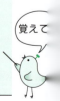

- 表 3-5 に，分類の大項目を記す．

表 3-5 下肢装具の名称と ISO

名　称	（ISO）
骨盤帯長下肢装具	(hip knee ankle foot orthosis：HKAFO)
長下肢装具	(knee ankle foot orthosis：KAFO)
短下肢装具	(ankle foot orthosis：AFO)
膝装具	(knee orthosis：KO)
股装具	(hip orthosis：HO)
足底装具	(foot orthosis：FO)

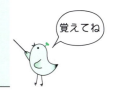
覚えてね

- 下肢装具の対象疾患としては，骨・関節疾患（骨折，靱帯損傷，先天性股関節脱臼など），変形性疾患（変形性膝関節症），足底皮膚腫瘍，中枢神経障害，末梢神経障害など，さまざまである．人間の移動手段である歩行の獲得を主たる目的とし，その用途は多様である（表3-6）．

表 3-6 下肢装具の処方と生体への影響

目的	装具の効果	対象疾患	具体的疾患	利　点	欠　点
治療	可動域制限	骨・関節疾患	膝内障，骨折等	局所安静	正常運動の制限
治療	免荷	骨・関節疾患	ペルテス病，骨折等	局所安静，良肢位保持	正常運動の制限
治療	動的整復力	骨・関節疾患	先天性股関節脱臼　先天性内反足	矯正力の発生	正常運動の制限
治療	矯正	変形性疾患	先天性内反足等足部変形	機能肢位の獲得	正常運動の制限，圧迫による苦痛
治療	可動域制限	変形性疾患	痙性麻痺による尖足等	機能肢位の獲得	正常運動の制限
治療	局所免荷	足底皮膚腫瘍	糖尿病足，二分脊椎，末梢神経障害	局所免荷	足底の可動性の喪失
機能改善	可動域制限	歩行機能障害	麻痺性疾患	立脚相安定，遊脚相におけるクリアランスの確保	正常歩行の喪失
機能改善	運動の抵抗	歩行機能障害	痙性麻痺	異常肢位矯正	痙性亢進
機能改善	運動の援助	歩行機能障害	筋疾患，末梢神経障害　痙性麻痺	筋力代償による運動の正常化	拮抗筋に対する抵抗

［飛松好子：良い下肢装具の条件，臨床リハ 12：572-575，2003 より引用］

1）継手の位置，種類および機能

- 継手は各関節の機能を補助，固定，制限などコントロールするために用いられるため，その種類と機能を熟知する必要がある．
- また，生体の関節軸と継手軸の位置を一致させる必要があるため，体表解剖学を念頭に置きながら位置を確認する（図3-24）．

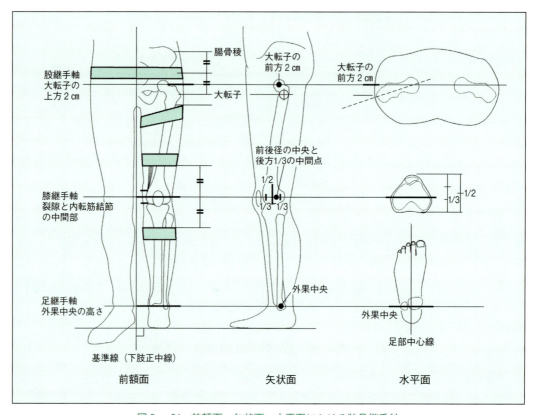

図3−24　前額面，矢状面，水平面における装具継手軸
[加倉井周一：装具学 第3版，医歯薬出版，p56，2003 より引用]

(1) 股継手
❏ 股継手は，股関節の機能である3軸方向への運動を生み出すことはできない．そのため，歩行に一番必要とされる股関節屈曲，伸展に対して継手の種類が選択されることが多い．また，股関節の位置は体表からの触診は不可能であるために，大腿骨大転子の位置により決定する．

覚えてね

股継手の位置
　・前額面において床面に平行（下肢正中線に直交）
　・前額面において大腿骨大転子より2 cm上方を通る．
　・水平面において大腿骨大転子より2 cm前方を通る．
　・矢状面において大転子より1〜2 cm前方を通る．

❏ 股関節の運動に際し強い力が加わるため，それに耐えられるように金属を用いて継手が製作される．

継手の種類と機能
　・遊動式（フリータイプ）
　　股関節屈曲伸展の動きのみフリーとなる（図3-25 a）．
　・輪止め式（リング式）
　　股関節屈曲伸展の動きをリング状の金属でロックする（図3-25 b）．

・外転蝶番継手付き
　股関節の屈曲伸展とともに股関節外転を可動できるようにしたもの（図3-25c）．

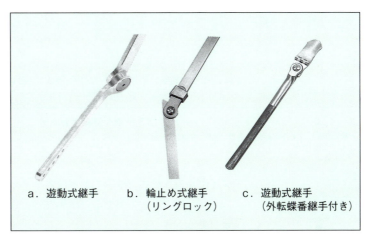

a．遊動式継手　　b．輪止め式継手　　c．遊動式継手
　　　　　　　　　（リングロック）　　（外転蝶番継手付き）

図3－25　股継手部品
[一般社団法人 日本義肢協会編：義肢・装具カタログより引用]

（2）膝継手

❏ 膝継手は，1軸性の関節運動とされているが，実際は滑りと転がりの運動が起こりながら複雑な運動をする．しかし，装具の継手としては，まず膝の側方安定性を高め，屈曲伸展運動をコントロールするために単軸のヒンジ軸が用いられることが多い．軸心は大腿骨顆部中心に定める．体表から触知する場合は大腿骨内側顆上端の大内転筋結節と膝関節裂隙を触知し，以下のように軸位を決定する．

膝継手の位置
・前額面において床面に平行（下肢正中線に直交）
・前額面において大内転筋結節と膝関節裂隙の中間点を通る
・矢状面において膝の前後径の1/2の点と後方1/3の点の中間点を通る

膝継手の種類と機能
・ロック式
　継手に固定機構をつけたもので，以下の種類がある．
　　輪止め式：リング式の金属を用い，持ち上げるとフリー，下ろすと完全伸展位固定になる2つの使い方がある．また，ダブルリングロックは，フリー，完全伸展固定，半屈曲での固定と3つの使い方ができる（図3-26a）．
　　スイスロック式：内外側両方の継手を同時にロック・解除できる．椅子やベッドの角でループ状のレバーを引っかけて操作することができる（図3-26b）．

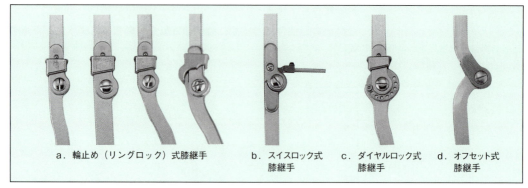

図3−26　膝継手部品

［一般社団法人　日本義肢協会編：義肢・装具カタログより引用］

　　　　ダイヤルロック式：継手の形が円盤状であり，ネジを用いて可動範囲を制限する（図3-26 c）．
　・オフセット式
　　支柱の中心軸が後方にずらされたもの．立脚期の膝への加重により一時的に膝を安定させる（図3-26 d）．

❏ このほかにも，目的とする膝の機構からいろいろな種類が使用されている．

(3) 足継手
❏ 足関節（距腿関節）の生理軸は，Isman-Inman の解析では前額面は外側下方，水平面は内側上方に傾斜していると考えられているが，個人差が大きい．
❏ 基本的な足関節軸は，外果および内果下端が基準となる．

覚えてね

足継手の位置
　・前額面において床面に平行（下肢正中線に直交）
　・前額面において外果の中心点を通る
　・水平面において足部の中心線（踵中心から第2指と第3指の中間に引いた線）を通る．

足継手の種類と機能（図3-27）
　・固　定　式−全く可動性をもたない．一本棒状の金属支柱をもち，全く動きのない継手である．関節の固定が目的である．免荷の目的や運動を全く必要としない場合は適応となるが，機能的な足関節の運動（背屈・底屈）ができないため，歩行時に支障をきたす．
　・遊　動　式−運動を制限しない．歩行時などの足関節の運動（背屈・底屈）は妨げない．しかし，可動範囲は設定できないため，治療者が足関節のコントロールを目的とした歩行を目指すことはできない．側方への運動は固定されている．

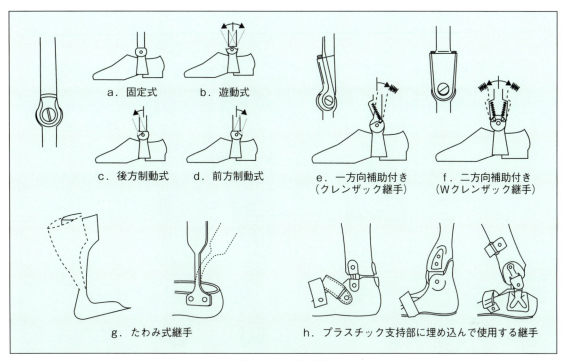

図3－27　足継手部

[日本整形外科学会・他：義肢装具のチェックポイント，医学書院，2003より引用]

- 制御式 – 可動範囲を調整できる制限付き継手と，特定の運動を補助するものがある．運動補助はバネやゴムを使用する．可動範囲を調整できる制限付き継手には，前方制動と後方制動の2つがある．前方制動は足関節底屈を制限し，後方制動は背屈を制限する．中枢神経系疾患で痙性があるときは，バネやゴムを使用した場合，助長する可能性があるため注意を要する．側方への運動は制限されている．
- たわみ式 – プラスチックなどのたわみにより可動域を有するもの．たわみによる抵抗を矯正力や足関節背屈の補助力とする．プラスチックの素材，厚さ，トリミングにより強制力や補助力が変化する．支柱型の制御式より強制力が弱いため，著明な痙性がある場合は，足関節のコントロールは難しい．

2）支持部について

☐ 下肢装具の構成（支持部）としては，支柱，半月，カフベルト，骨盤帯，足板，あぶみ，足部の支持（整形靴，標準靴，インサートなど），パッド，ストラップが挙げられる（図3-28）．

- 支柱：金属やプラスチックを使用
- 半月：半円筒状の金属部分で，下肢に装具を固定する重要な部分

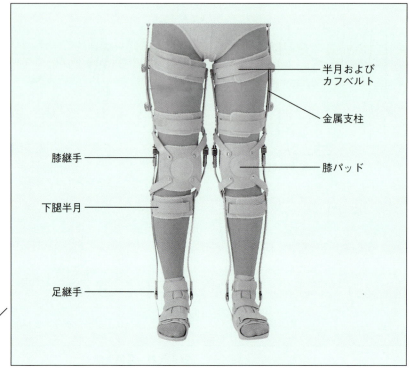

図3−28 靴型支柱付き長下肢装具
[一般社団法人 日本義肢協会編：義肢・装具カタログより引用]

・カフベルト：大腿カフ，下腿カフがあり，半月と体表の接触部分に用いられる皮革・フェルト材などを用いた帯状の部分
・骨盤帯：股装具や骨盤帯長下肢装具など骨盤を保持・固定するためのもの
・足板：足底部を支持する（プラスチック，金属の板など）
・あぶみ：装具本体と連結する部分
・パッド：身体の一部を圧迫して矯正するもの
・ストラップ：Tストラップ（内反足矯正用），Yストラップ（外反足矯正用）

3）主な下肢装具の種類と対象疾患

(1) 長下肢装具（knee ankle foot orthosis：KAFO）（図3-29）

❑ 大腿部から足底にかけての構造をもつ装具で，膝関節，足関節の動きをコントロールする．両側支柱付き靴形長下肢装具や，プラスチック長下肢装具などがある．

❑ 長下肢装具は，下肢の支持性を向上させるため，通常は脳卒中や脊髄損傷などの重度の麻痺に用いられる．膝継手，足継手は固定され，必要であれば膝パッドが用いられる．立位保持，歩行時によく使用されるが，歩行時には，膝，足継手の固定が装具装着下肢の振り出しを妨げるため，反対側の下肢の補高が必要となる．

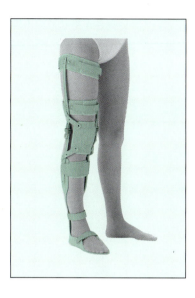

図3−29
支柱付き長下肢装具（シューホンタイプ）
[一般社団法人 日本義肢協会編：義肢・装具カタログより引用]

プラスチック短下肢装具のシューホンブレースを用いた長下肢装具で，大腿部を外すと短下肢装具として使用できる．膝の屈曲防止用に膝当てをつけたものである．

- また，治療の経過とともに長下肢装具から短下肢装具へ移行することも考え，大腿部の取り外し可能なタイプを処方することも多い．

(2) 短下肢装具 (ankle foot orthosis：AFO)
- 下腿部から足底にかけての構造をもつ装具．足関節の運動をコントロールする．
- 支柱付き装具，らせん状支柱付き装具，バネ支柱付き装具，プラスチック短下肢装具，PTB短下肢装具などがある．
- 短下肢装具は，3点支持の力学的原理に基づき，足部の変形の矯正・予防，失われた機能の補填が目的である．足関節の運動は，底屈，背屈，内がえし，外がえしであり，足継手はその底屈と背屈を制御し，必要であればストラップを用いて，内がえし，外がえしの矯正を行う．使用する材質や形状でその強制力は変化する．疾患による痙性の状態や弛緩性麻痺など，状況を把握すると同時に，最適な装具を選択する．
- 短下肢装具の効果としては，スタティックスとダイナミックスがある．スタティックスは，失われた筋活動を補填するために，足関節を最適な角度で固定し，立位時の安定性を得る．ダイナミックスは，歩行時での足関節の運動コントロールを短下肢装具を用いて行うことで，立脚期，遊脚期の支持性・運動性を獲得するものである．
- 長下肢装具と同じく従来より用いられている金属支柱付き短下肢装具を使用すれば，強制力はかなり強く得ることができる．
- プラスチック短下肢装具は，採型を行い対象者の陽性モデル（下腿〜足部）を製作し，そのモデルに熱可塑性プラスチックを熱成形して製作する．この場合，熱可塑性プラスチックの材質やトリミングの形状により，足関節の矯正力が変化する．臨床現場では，一般的に靴べら式（シューホン）のプラスチック装具がよく用いられる．

- 脳血管障害患者において強い痙性が生じている場合には，プラスチック短下肢装具では矯正力が足りず，踵とプラスチック部が離れている場合がある．また，足関節部のベルト方向に力が加わりすぎて擦過傷が生じる危険性もあり，その場合は，支柱付き短下肢装具の処方を考える（図3-30）．

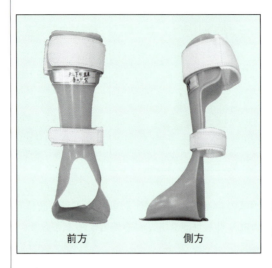

図3－30　短下肢装具（湯の児型）
前面支柱式で，脳卒中などに用いる．踵が開いているため，靴が履きやすい．

- 継手付きプラスチック短下肢装具は，シューホンブレースの問題点を解消するために，生体の足関節軸と足継手軸を一致させて，本来の足関節運動に的確なコントロールを行う目的で考案された（図3-31）．

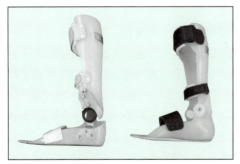

底屈時（0°にて制限）

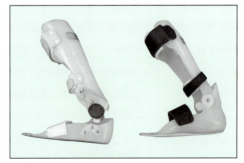

背屈時（制限なし）

図3－31　プラスチック短下肢装具（継手付き）
後面可撓支柱式で，下腿三頭筋の痙性，背屈筋力低下，尖足傾向，反張膝傾向，腓骨神経麻痺などに用いる．底屈制動．

- 短下肢装具は，足関節可動域の制限（特に底屈制限）や，側方安定性，背屈の補助（バネを使用），内・外反矯正（ストラップ使用）を行うことができる（図3-32〜34）．

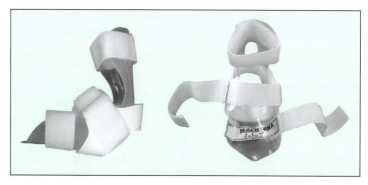

図3−32 短下肢装具（オルトップAFO）
後面可撓支柱式で，脳卒中，整形疾患などに用いる．踵が開いているため，靴が履きやすい．超軽量．靴下内に収まり，目立たない．下腿部のアームの長さはシューホンブレースよりも短くなるため，矯正力は弱い．

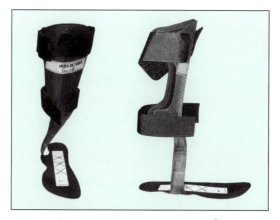

図3−33 短下肢装具（ToeOFF®）
カーボン素材．前面＋側方支柱式で，下腿三頭筋の痙性，背屈筋力低下，尖足傾向，反張膝傾向，腓骨神経麻痺などに用いる．底屈制動．

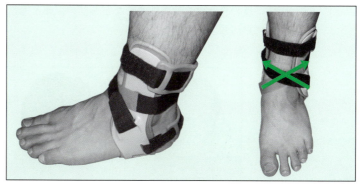

図3−34 短下肢装具（合成樹脂）
スポーツ障害などの足部の関節包・靱帯損傷や整形疾患の術後に用いる．筋を安定化する支持装具．足関節のねじれをおさえる．距骨の前方移動を防いで，関節包靱帯を保護する．　　　　　　　　　　　　　　　　　　　　（矢印は力の方向）

(3) 膝装具（knee orthosis：KO）

- 大腿部から下腿部にかけて膝関節の動きを制御するもの．靱帯や筋などの関節支持機構がうまく働かず，膝が不安定な状態になる場合に適応となる．
- 膝装具には，靱帯損傷用装具，反張膝用装具，軟性装具（サポーター）がある．靱帯損傷用は，動揺性の方向と反対側への力を生み出すことにより，安静時，運動時の膝の動揺を抑える．また，反張膝用では，「3点支持」の原理に基づき，膝が過伸展しないように矯正力を生み出す．脳卒中患者などで短下肢装具を使用している場合は，足継手によって軽度の背屈角をとることにより，膝装具を使用しなくても反張膝を予防できる場合がある．軟性装具では，サポーター状のものを使用し，必要であれば金属支柱や膝継手を用いる．

2－4. 体幹装具（spinal orthosis）

- 体幹装具は，固定帯域により頸椎装具，頸胸椎装具，胸腰仙椎装具，腰仙椎装具，仙腸装具に分けられる．
- また，素材別には，プラスチック製モールドタイプや金属支柱タイプの硬性体幹装具と，ナイロンメッシュと硬性バネで製作した軟性体幹装具，硬性と軟性を組み合わせた半硬性装具に分けられる．
- 体幹装具の目的は，脊柱の安静固定，脊柱のアライメント矯正，椎間関節や椎間板への荷重軽減であり，脊柱のアライメント矯正を目的とする装具を側彎症装具という．

1）頸椎装具（cervical orthosis：CO）

- 固定性の高いフィラデルフィアカラー（図3-35），オルソカラー（図3-36）は，頸髄損傷，頸椎症などに使用され，頸部の屈曲・伸展・軽度回旋運動を制御するとともに，頸椎への頭部重量の軽減が可能である．オルソカラーは，前後のターンバックルにて高さを調節でき，免荷効果が期待できる．
- 軟性の頸椎カラー（図3-37）は，回旋の制御機能はなく，頸椎捻挫のほか軽度のリウマチ性頸椎変形など頸部の保護と運動制限，軽量感が望まれる場合に用いる．

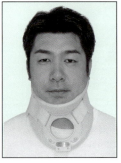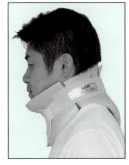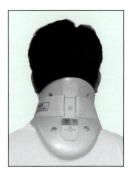

図3－35　フィラデルフィアカラー

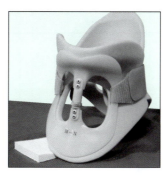

図3-36 オルソカラー

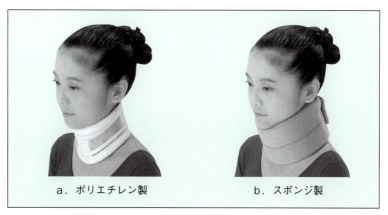

a. ポリエチレン製　　　　b. スポンジ製

図3-37 頸椎カラー
［一般社団法人 日本義肢協会編：義肢・装具カタログより引用］

2）頸胸椎装具（cervico-thoracic orthosis：CTO）

❏ 胸部と頸部を連結した装具で，頸椎装具よりも高い固定性が得られる．胸骨，後頭骨，下顎骨固定装具のソーミー（SOMI）装具（図3-38）や，モールドタイプの九大式頸胸椎固定装具（図3-39），頭蓋骨への直接固定を行うハローベストがある（図3-54）．

❏ 頸胸椎装具は，特に肩甲骨の挙上制限や胸郭運動制限が生じるため，臥位からの起き上がり動作には介助を必要とする．

3）胸腰仙椎装具（thoraco-lumbo-sacral orthosis：TLSO）

❏ 胸椎から骨盤帯までの脊柱運動を制御する体幹装具で，脊柱の屈曲・伸展・側屈・回旋を制限する．モールドジャケット型（図3-40），スタインドラー型（Steindler type）（図3-41）のような硬性タイプと軟性タイプ（図3-42）がある．

❏ 脊柱の安静固定と腹圧を高めることで，椎間関節や椎間板への荷重を軽減する．

❏ ジュエット型（Jewett type）は胸腰椎移行部の椎体圧迫骨折後に使用され，脊柱の屈曲を制限する装具であり，椎体の圧迫防止を図る（図3-43）．

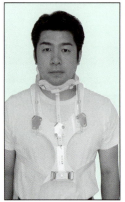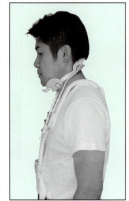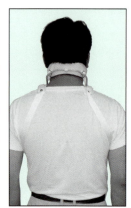

図3-38 ソーミー（SOMI）装具

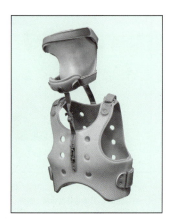

図3-39 九州大学式頸胸椎固定装具

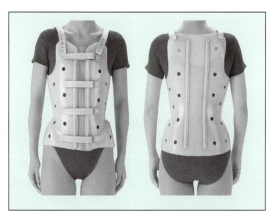

図3-40 モールドジャケット型
［一般社団法人 日本義肢協会編：義肢・装具 カタログより引用］

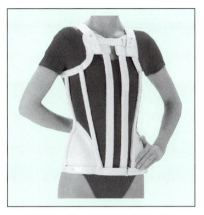

図3-41 スタインドラー型
[一般社団法人 日本義肢協会編：義肢・装具カタログより引用]

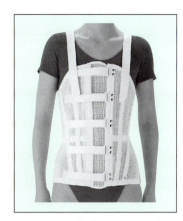

図3-42 軟性コルセット
[一般社団法人 日本義肢協会編：義肢・装具カタログより引用]

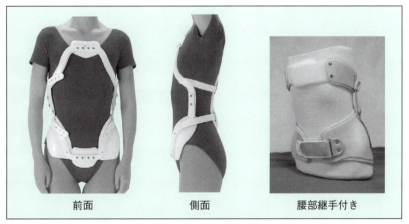

前面　　　側面　　　腰部継手付き

図3-43 ジュエット型
[一般社団法人 日本義肢協会編：義肢・装具カタログより引用]

4）腰仙椎装具（lumbo-sacral orthosis：LSO）

- 腰痛症に使用され，腰椎の屈曲・伸展を制御する．背側の支柱と腹部の前当てで腹圧を高め，腰椎への圧迫力を減少させる．
- 代表的な装具に，ナイト型（Knight type）（図3-44），ウイリアムス型（Williams type）（図3-45）があり，軟性タイプをダーメンコルセット（Damen corset）（図3-46）という．

5）仙腸装具（sacro-iliac orthosis：SIO）

- 仙腸ベルトともいい，骨盤帯の安定化と腹圧を高めることによる脊柱の安定化作用がある．着脱が容易であり目立ちにくいため，職業性腰痛症の緩和・予防などにも使用される（図3-47）．

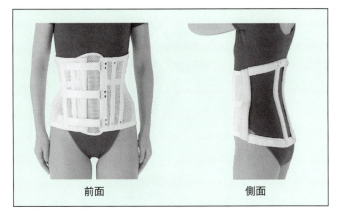

図3－44　ナイト型
［一般社団法人　日本義肢協会編：義肢・装具カタログより引用］

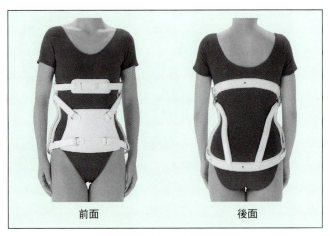

図3－45　ウイリアムス型
［一般社団法人　日本義肢協会編：義肢・装具カタログより引用］

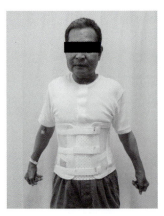

図3－46　軟性タイプ

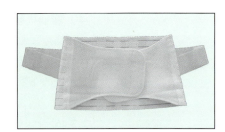

図3－47　仙腸装具

2－5. 靴型装具（orthopaedic shoes, corrective shoes）

- 靴形装具は変形の矯正，疼痛回避のための圧力分散など，特定の目的のために製作される．身体障害者福祉法では靴形装具とされるが，装具 JIS 用語では整形靴とされる．足長と足囲を測定し，対象者の形態に最適な靴形装具を決定する．
- 靴型装具の詳細は 3 章 7「靴型装具の基本的構造と種類」にて後述する．

> 調べてみよう！
> 足長と足囲ってなあに？

2－6. 杖・歩行装具

- 杖・歩行装具は歩行補助具と呼ばれる．歩行補助具の詳細は 3 章 11「歩行補助具」を参照のこと．

（二宮　省悟／廣滋　恵一）

2. 脳卒中片麻痺の装具

1. 脳卒中片麻痺患者の特徴

- 脳卒中（cerebrovascular disease：CVD）による片麻痺（hemiplegia）では，脳の病変部位とは対側の身体の麻痺症状（運動麻痺，感覚麻痺），高次脳機能障害をはじめ種々の症状が出現する．
- 装具はこれらの症状のなかでも，運動麻痺を補完するために用いられることが多く，特に立位の安定や歩行に代表される移動手段の獲得のために用いられる．身体機能の向上のため，発症早期より立位による体重支持を実施することが提唱され，積極的な装具適用の有効性も報告されている．
- 脳卒中片麻痺患者（以下，片麻痺者と略す）では，典型的な姿勢として「Mann-Wernickeの姿勢」がみられることが多い．
- 片麻痺では，身体の運動麻痺とともに感覚麻痺も少なからず存在する．そのために，座位姿勢においても，前額面では非麻痺側に傾いて左右対称の姿勢をとることが困難な場合もある．
- このような片麻痺者では，立位さらには歩行時に左右対称の姿勢をとることはより困難になる．また，矢状面においては麻痺側肩甲帯と骨盤帯が後退し，体幹前屈位をとりやすくなる．
- この姿勢のまま歩行すれば，立脚相においては麻痺側の肩甲帯の後退・上肢屈曲パターンの増強，麻痺側体幹の抗重力伸展の不足，麻痺側骨盤の後退・下肢伸展パターンの増強などが観察される．同時に，水平面では麻痺側への捻転がみられる．
- また，遊脚相においては，特に麻痺側下肢帯では骨盤の後退，股関節の屈曲・外旋・外転（ぶん回し歩行），足関節・足部の内反尖足などが観察される．
- 麻痺側骨盤の後退と内反尖足および下肢伸展パターンの増強は，立脚時には膝関節の伸展を助けることになるが，と同時に，このような歩行を続けていると反張膝になる危険性も否定できない．
- このような状態は，中枢神経疾患に出現する痙性麻痺により筋緊張の亢進がもたらされている状態であるが，筋緊張は姿勢により変化させることも可能である．
- 前額面における体幹アライメントが左右対称になるように介助すると，矢状面および水平面におけるアライメントも良肢位になりやすくなり，麻痺側の筋緊張の減少が観察される．したがって，座位や立位の練習を行うときには良い姿勢が得られるように介助することが必要である．
- このことから，装具を製作するときにはできる限り良い立位姿勢が得られるようにすることが大切で，特に前額面における左右対称の姿勢練習は重要である．
- 左右非対称の姿勢のまま筋緊張が亢進した状態で下肢装具の製作を考えると，装具の形状や材質の選択にも影響がでる可能性があるので，理学療法士として

確認しよう！
脳卒中片麻痺患者に出現する症状をもう一度確認してみよう！

まねしてみよう！
脳卒中片麻痺患者の典型的な座位姿勢，立位姿勢を模倣してみよう！
また，そのときの筋の緊張状態を考えてみよう！

> **確認しよう！**
> 転倒の原因となる要素を確認しよう！

- 留意する．
- しかし，良い姿勢の獲得は必ずしも容易ではなく，姿勢練習だけでは機能的な回復を十分に得ることは困難な場合も少なくない．したがって，より積極的に立位および歩行練習を進めるために装具の導入を検討するのも良い方法である．
- また，認知機能にも障害のあることが少なくないため，使用者である片麻痺者だけでなく，家族をはじめとする周囲の人にもその症状を理解してもらうことが大切である．
- このことは，転倒などの危険を未然に防止するひとつの手段でもある．転倒による骨折は，寝たきりになる主要因といわれているため，特にその防止には留意する．
- 片麻痺には特有の症状が出現するため，理学療法士として心身の状態を十分に理解して装具の適応を考える必要がある．そのためには環境的要素を考慮することも必要で，これには物理的環境と人的環境とがある．
- 物理的環境では，装具の種類，形状，材質などの選択に対する考慮事項とするため，使用する場所（特に自宅）の構造について情報を得る．
- 自宅の構造については，道路から玄関までの動線（段差，階段，スロープ，手すりまたは代用となるものなどの有無），玄関の段差，廊下の材質，畳，じゅうたん（毛足の長さなど），間取りなどを把握する．また，日常の行動範囲とその環境についても把握しておく．
- これらは，退院（退所）後に使用者が使用しやすく，かつ有用な装具が処方されるためには重要な情報である．
- 一方，人的環境では家族構成を考慮する．これは装具装着時に介助の必要があるかどうかにもよるが，介助が必要な場合では主な介助者が誰であるか，装具使用者以外に介護が必要な家族や乳幼児がいるか，などについても情報を得る．
- 使用される装具は，下肢では長下肢装具と短下肢装具がほとんどであるが，片麻痺者の立位や歩行に出現しやすいパターンを知り，それを抑制しようとするのか，または活用しようとするのかにより，運動練習や装具の導入でどのように理学療法を有利に進めることができるかを検討する必要がある．
- 片麻痺に出現しやすい下肢の歩行パターンと装具との関連は，表3-7のように考えられる．
- なお，表3-7の中に記載されている「semi-long leg brace：SLLB」のオリジナルの大腿カフは，支柱にピアノ線を用いて両側金属支柱付き短下肢装具の金属支柱上部に差し込むように製作されている．
- 筆者らは，両側金属支柱を用いて膝関節を20度程度の屈曲位で，膝継手は輪止めでロックできるように製作し，この大腿カフの支柱はプラスチック製短下肢装具にネジ止めして固定している（図3-48）．また，本装具は長下肢装具に分類されるため，semi-long type KAFOと呼んでいる．

表3-7 歩行パターンと歩行補助具

	歩行パターン	適応と考えられる装具など
立脚相	1. 股関節屈曲,体幹前屈	なし
	2. 股関節外旋位歩行	ツイスタ,トルクヒール
	3. トレンデレンブルグ歩行	杖
	4. 膝関節屈曲拘縮	ターンバックル付き膝装具,ダイヤルロック式膝装具
	5. 膝折れ	AFO(前方制動,足関節背屈位保持),AFO(膝屈曲位固定),膝固定装具,KAFO,SLLB
	6. 伸展膝,反張膝	尖足に対するAFO(後方制動,足関節背屈位保持),踵の補高,膝装具(スウェーデン式,HRC式,PTS式),KAFO(膝屈曲位固定,制動),SLLB
	7. 尖足	①軽度の痙性麻痺または弛緩性麻痺 　軟性AFO,簡易型AFO,shoe clasp orthosis,靴べら型AFO, 　らせん型AFO,半らせん型AFO,湯之児式AFO ②中等度または重度の痙性麻痺 　両側支柱付きAFO,靴べら型AFO,らせん型AFO
	8. 内反足	靴インサート,軟性AFO,簡易型AFO,内側型半らせんAFO,靴べら型AFO,両側支柱付きAFO(Yストラップ付き)
	9. 内反尖足	①軽度の痙性麻痺または弛緩性麻痺 　軟性AFO,簡易型AFO,shoe clasp orthosis,靴べら型AFO, 　らせん型AFO,半らせん型AFO,湯之児式AFO ②中等度または重度の痙性麻痺 　両側支柱付きAFO,靴べら型AFO
	10. 足指の過度の屈曲	靴(大きいtoe box,厚い中底,指枕,外科開き)
遊脚相	1. 股・膝関節の過度の屈曲	なし
	2. つま先の引きずり,ぶん回し歩行,膝伸展位歩行	尖足に対する装具,非麻痺側の補高,KAFO(膝屈曲位固定)

[村田秀雄・他:脳卒中片麻痺,義肢装具マニュアル第2版,医歯薬出版,pp33-61,1993
神沢信行・他:片麻痺に対する下肢装具の適応と効果,理学療法MOOK 7義肢装具,三輪書店,pp140-148,2000より引用,一部改変]

まねしてみよう！
片麻痺の歩行パターンをまねしてみよう！
下肢だけではなく身体全体の姿勢もまねしてみよう！

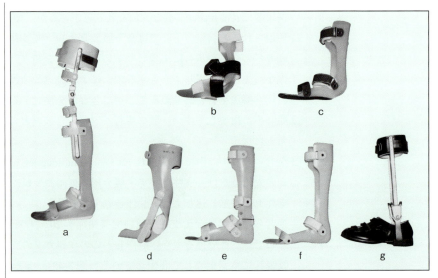

図3-48 各種の下肢装具
a:semi-long type長下肢装具　b:オルトップOMC型短下肢装具　c:簡易型短下肢装具
d:半らせん型短下肢装具　e:レット足継手付き短下肢装具　f:靴べら型短下肢装具
g:ダブルクレンザック継手付き短下肢装具

2. 脳卒中片麻痺患者の装具
2−1. 下肢装具

> 確認しよう！
> 装具療法の目的をもう一度確認してみよう！

- 片麻痺のリハビリテーションにおいて，装具療法の果たしている意義は非常に大きい．賀好は，中等度の片麻痺に短下肢装具を製作した場合の局所的な目的として，①内反尖足（拘縮）の予防矯正，②足関節捻挫の予防，③足関節機能の代償，の 3 点を示し，これらの相乗効果として歩行量増加の可能性が高くなると述べている．

- さらに，全身の筋力・筋持久力改善，体力改善，精神的賦活，歩行スキルの向上，他の ADL への波及効果などから，生活全体の活動量の向上も期待される．

- 「脳卒中治療ガイドライン 2009」の急性期リハビリテーションの項には，「廃用症候群を予防し，早期の ADL 向上と社会復帰を図るために，十分なリスク管理のもとに，できるだけ発症後早期から積極的なリハビリテーションを行うことが強く勧められる」と記載されており，早期座位・立位，装具を用いた早期歩行練習などが含まれるとされている．

- また，短下肢装具について，ガイドラインの歩行障害に対するリハビリテーションの項には，「脳卒中片麻痺で内反尖足がある患者に，歩行の改善のために短下肢装具を用いることが勧められる」と記載されており，装具を装着することにより立位バランスの左右対称性，ケイデンスおよび歩行速度の改善，床・カーペット上での歩行の改善が挙げられている．

- 短下肢装具の装着によるバランス，歩行速度，ADL の改善効果については種々の報告があるので，十分な評価を実施して症状に合わせた装具を導入することは，脳卒中者の立位，歩行の改善に寄与できると考えられる．

- 歩行で移動することは片麻痺者にとって大きな目標であり，また歩行を再獲得することは大きな喜びでもある．このことは片麻痺者の生活全般に対する意欲の向上にもつながり，次の目標へのステップとなる．

- これらが ADL の向上につながっていけば，片麻痺者ならびに家族の QOL の向上にも寄与できる．

- 片麻痺に下肢装具を使用するときには，足関節と足部のアライメントを正常に近づけて全足底で体重支持ができるように練習を行うが，膝・股関節の肢位，骨盤のアライメント，頸部・体幹のアライメント，上肢の肢位にも留意する必要がある．

- このことは，長下肢装具，短下肢装具のどちらの使用時でも同様である．立位・歩行練習は当然のことながら歩行の獲得を目指すために実施するが，常に姿勢を考慮して実施することが大切であり，下肢装具はそのために大きな役割を担うことになる．

- 下肢装具を装着すると少しでも早く歩行練習を進めたいところだが，姿勢練習を含めた立位練習，立脚相・遊脚相の練習を経て平行棒内での歩行練習に移行していく．平行棒内での歩行が安定すると，杖歩行への移行はスムーズである．

- 片麻痺の歩行では，杖は体重を支えるために使用するのではなく，安定性を支

えるために使用する.
- また,実用歩行が困難と考えられる障害が重度な片麻痺の場合でも,立位練習は立位感覚だけでなく座位の安定性にも寄与する.
- さらに,ベッドと車椅子間の移乗,車椅子と便器間の移乗などの介助量の軽減にもつながるため,歩行が困難と予測される場合にも立位練習を行うことは大きな意味をもつ.

2-2 上肢装具

- 片麻痺の上肢装具としては,肩関節亜脱臼の防止,肘関節・手関節・手指屈筋群の筋緊張抑制および拘縮予防のために使用されることが多い.
- 生理的な肩関節は肩甲骨関節窩が上向きに5度の角度をなし,回旋腱板である肩甲下筋,棘上筋,棘下筋,小円筋が脱臼を防止する役目を果たしている(ロッキング機構).しかし,片麻痺では屈筋共同運動パターンにより肩甲骨が下方回旋するために,弛緩性麻痺の状態ではロッキング機構が働くことができず肩関節の亜脱臼が起こる.
- 亜脱臼に対しては,従来から三角巾が用いられていたが,装着が容易で固定性の得られるアームスリングが考案されてきた.アームスリングには,肘伸展タイプと肘屈曲タイプ(図3-49)とがある.

> **確認しよう!**
> 肩関節の運動にかかわる筋の起始・停止,走行をもう一度確認しよう!

> **やってみよう!**
> アームスリングや三角巾を使って肩関節の亜脱臼を矯正するための練習を,学生同士でやってみよう!

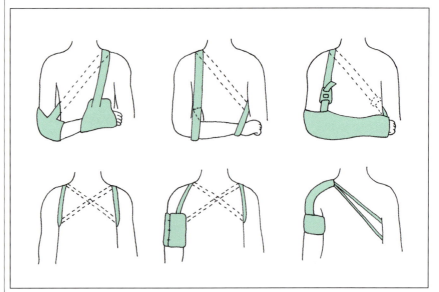

図3-49 アームスリング
上段:肘屈曲タイプ　　下段:肘伸展タイプ

- また,肘関節屈筋群および手関節・手指屈筋群の筋緊張抑制のための装具としても数多くが考案されており,そのほとんどが熱可塑性プラスチックを用いて製作されている.

- 手関節・手指屈筋群の筋緊張抑制のための装具としては，皮膚に接触するプラスチックの位置により，掌側スプリントまたは背側スプリントと呼ばれる．

3．下肢装具の種類
3-1．長下肢装具
1）適応・処方

- 長下肢装具は発症から比較的早期に製作されることが多いため，その後の身体機能・能力の回復に応じて対応できるように考慮しておく（表3-8）．立位時の膝伸展が十分に獲得できていない段階では，長下肢装具により膝伸展を補助して麻痺側下肢に荷重し，股関節および体幹の伸展を練習する．その後の回復に応じて長下肢装具から短下肢装具に移行していくが，当初に処方する段階で短下肢装具への変更ができるように製作する．

表3-8 長下肢装具の処方適応

1. 下肢全体の支持性の低下
    1) 重度遷延性弛緩性麻痺
    2) 重度感覚障害
    3) 視空間失認（無視）
2. 膝支持性の低下
    1) 反張膝
    2) 膝折れ
3. 下肢屈筋共同運動パターンの優位
4. 膝関節変形・拘縮

[栢森良二：麻痺性疾患・神経筋疾患 1.脳卒中，新編装具治療マニュアル（加倉井周一・他編），医歯薬出版，p65，2005より引用]

- したがって，片麻痺に処方される長下肢装具は，短下肢装具に大腿部カフを取り付けたものと考えることができる．この短下肢装具は，金属支柱付き，プラスチック支柱のどちらの場合でも同様である．
- 片麻痺の長下肢装具では，将来的に短下肢装具での歩行が可能になることを考慮して，大腿カフを除去すれば短下肢装具に移行できるように製作することも大切である．
- 処方時の留意点では，膝継手をロックしたときに膝関節が完全伸展のままで固定されるように製作すると，遊脚相においては自然な膝関節屈曲が得られないため相対的に麻痺側下肢の仮性延長が起こり，遊脚相の初期より引きずり歩行が出現しやすく，それを避けるためにぶん回し歩行や非麻痺側での伸び上がり歩行が出現することがある．
- これらを防止するため，装具の支柱を曲げて膝継手をロックしたときに20度程度の膝関節屈曲が得られるように製作する．また，歩行時に膝が遊動で膝折れを防止することができる"オフセット膝継手"が用いられる場合もある．
- ぶん回し歩行が出現するときには，体幹は非麻痺側に傾き，上肢帯の後退による上肢屈曲パターン，および骨盤の後退により下肢伸展パターンの筋緊張亢進が出現しやすくなる．このような状態で麻痺側の立脚相に移行していくと，十分な体重移動ができないために麻痺側立脚期は短く，安定性のある歩行とはいえない．

確認しよう！
長下肢装具を使用してチェックポイントを確認しよう！

2）チェックポイント

- 片麻痺のチェックポイントは，他の疾患と同様である．

3-2. 金属支柱付き短下肢装具（図 3-50）

1）適応・処方

- 片麻痺の場合には筋緊張の亢進による尖足や内反尖足により，立位・歩行における立脚相の足底接地，および遊脚相の内反・内反尖足が問題となりやすい．
- 短下肢装具は膝の不安定性がない，もしくは少ない場合で，足関節・足部の尖足，下垂足，内反などの防止・矯正のために処方される．
- 麻痺側下肢の片脚立脚時（上肢支持あり）における下腿三頭筋の筋緊張の程度で，①重度（踵が接地しない），②中等度（全足底接地），③軽度（全足底接地にて多少の足背屈可能），に分類でき，金属支柱付き短下肢装具は重度の場合が適応となる．

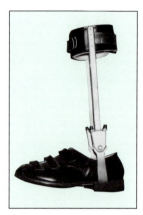

図3－50
支柱付き短下肢装具（靴型）

2）チェックポイント

- 3-1. の2）と同様である．チェック時には座位で行うとともに立位でも行い，しばらくの時間装着して歩行した後も観察が必要である．

3-3. プラスチック製短下肢装具（図 3-51）

1）適応・処方

- 金属支柱付き短下肢装具の適応と同様であるが，荷重時の筋緊張の度合い（3-2. の1）を参照のこと）では中等度から軽度のものも対象となり，矢状面における内果・外果を覆う程度（トリミング）により後方制動の強度が異なる．
- 重度では内外果の前方まで，中等度では内外果中央まで，軽度では内外果後方までのトリミングとする．足関節・足部の筋緊張が軽度の場合には，簡易型短下肢装具が用いられることもある．
- 簡易型短下肢装具の足底は，足趾 MTP 関節よりも近位の長さで，下腿支柱部は踵後縁から足底前縁の長さと同程度とする．本装具は軽量で靴も履きやすいため，筋緊張が軽度の場合や下垂足の場合には有効である．

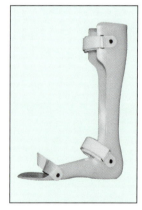

図3－51
プラスチック短下肢装具
（シューホンタイプ）

確認しよう！
短下肢装具を使用してチェックポイントを確認しよう！

2）チェックポイント

- 足関節・足部の筋緊張が重度～中等度の場合には，プラスチック製短下肢装具では以下の点に留意する．

①足底部が安定して接床しているか
②皮膚全体に装具が接触し骨突出部を圧迫していないか
③下腿支柱の高さは腓骨頭より 2.5cm 下にあるか
④ベルトの矯正力は十分か
⑤トリミングは滑らかに仕上がっているか

- これらは，しばらく装着して歩行した後も観察が必要である．簡易型短下肢装具では下腿支柱部を低くして製作することもできるが，てこの効率から下腿支柱の高さは装具の足底部の長さより短くしないようにする．

3-4. 膝装具

1）適応・処方

- 片麻痺では，膝屈曲拘縮の矯正，膝折れの防止，反張膝の防止に対して用いられる．これらが出現しているときに一時的に用いられることもあるので，理学療法室にプラスチック製膝装具を 2〜3 本（大・中・小）常備しておくと便利である（1 章 1 図 1-4 参照，p7）．

2）チェックポイント

- 金属支柱付き膝装具は，長下肢装具のチェックポイントと同様である．
- プラスチック製膝装具は，①皮膚全体に装具が接触し骨突出部を圧迫していないか，②ベルトの矯正力は十分か，③トリミングは滑らかに仕上がっているか，などをチェックする．

> 確認しよう！
> 膝装具を使用してチェックポイントを確認しよう！

3-5. 足装具

1）適応・処方

- 片麻痺では，共同運動や足底への何らかの刺激により足趾の屈筋群の筋緊張が亢進しやすい．そのために，足趾屈曲による疼痛や指腹部の胼胝（いわゆる"たこ"）の形成を起こすこともあるので，これらの予防としても適応がある．

2）チェックポイント

- 痙性抑制装具は，筋緊張の亢進する立位および歩行時のチェックが重要である．このときに，筋緊張の緩和や除痛が適切に機能しているかをチェックする．

4. 上肢装具の種類

4-1. 肩装具（shoulder orthosis：SO）

1）適応・処方

- 肩関節亜脱臼の整復と疼痛を予防する目的で，アームスリングが使用される．
- 肘屈曲タイプでは，上腕骨頭は上方に引き上げられるために骨頭は関節窩に安定しやすい．しかし，長時間使用が続くと肘関節屈曲拘縮が起こることもあるので，その点に留意して使用する必要がある．

- 肘伸展タイプは腋窩パッドや上腕のカフで上腕骨頭を上方に引き上げるため，装着中に肘・手関節および手指の運動が可能である．しかし，牽引方向が不安定なために上腕骨頭が関節窩に安定しにくいことがあるので，留意して使用する必要がある．
- また，アームスリングの適応には賛否両論の意見があるが，疼痛の予防・軽減のために使用し，できるだけ早期に外して自動介助運動，自動運動を行いやすくすることが勧められている．

2）チェックポイント

- 装着して肩の亜脱臼の整復状態をチェックするのと同時に，ハーネスやカフが該当する身体の部位を締め付けることで不快を生じていないかをチェックする．
- 肘屈曲型では肩関節内転・内旋拘縮，肘・手関節および手指の屈曲拘縮を助長していないかをチェックする．肘伸展型では上腕二頭筋の痙縮や筋緊張の状態，上肢の血行状態などもチェックする．

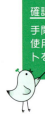

確認しよう！
肩装具を使用してチェックポイントを確認しよう！

4-2. 手関節装具・手指装具

1）適応・処方

- 手関節・手指の屈筋群の緊張が亢進している場合に，手関節・手指の屈曲拘縮を予防・矯正する目的で固定用（矯正用）装具が製作される．

2）チェックポイント

- 手関節・手指装具では一般的に機能的肢位が多いが，片麻痺では筋緊張の状態に合わせて角度を決める．通常は手関節・手指が伸展位で固定されることが多い．熱可塑性樹脂を主材料に製作されることが多いので，骨突出部の圧迫には特に注意する．
- また，非麻痺手のみで装着するので，装着のしやすい装具への工夫，装着方法の工夫を考慮してチェックする．

確認しよう！
手関節装具・手指装具を使用してチェックポイントを確認しよう！

5. 装具療法と EBM

- 装具療法の EBM については十分に答えが出てはいないが，多くの研究者により検討されている．
- 片麻痺の症状はさまざまであり個人差が大きいため，装具の効果を一般化して議論することは困難である．装具の適応を決めるためには，脳卒中発症後の期間だけでなく，身体の諸症状（体幹・下肢・上肢機能，内科的・整形外科的症状など），ADL 状況，住環境なども考慮してその効果を明確にする必要がある．
- このような課題への取り組みとして，山本は国際義肢装具連盟の短下肢装具の提唱を紹介し，留意すべき点について以下のように述べている．
  - どのような片麻痺者を対象とするか
  - 短下肢装具の機能をどのように規定するか

- ・研究デザインをどうするか
- ・何をもって評価するか
- ・何が変化することが望ましいか
- ・短下肢装具の長期使用による影響

❏ この提唱は短下肢装具であるが，装具療法全般についても適用して考えることができる．臨床のなかで得られた結果が，一般化されて他の片麻痺者に当てはめて応用できるかについて，妥当性の検討が必要である．

❏ 症状の多様な片麻痺者は個人差が大きく，一般化することには困難が伴う．装具が処方されるときに，「どのような症状の片麻痺者に，どのような症状の時期に，どのような条件をもった装具が必要か」が明確にされていることが重要である．

❏ また，対象となる片麻痺者の症状にも個人差が大きいため，研究を実施するに当たっての考慮点を以下のように挙げている．
- ・発症後の期間（回復期か維持期か）
- ・短下肢装具非使用時の歩行能力
- ・足関節の自動および他動可動域
- ・身体状況（筋緊張の程度，筋力，運動パターン，Brunnstrom stage，アキレス腱反射，クローヌスなど）

❏ 今後は，装具使用による効果を証明するための評価方法の指針を示すことが必要である．装具装着での片麻痺者の評価として歩行速度などの時間距離因子・運動力学的動作解析・動作筋電図などがあり，装具の評価としては素材・トリミング・補強・継手の有無などを含めて多くの要素が考えられる．

❏ また，平地歩行だけではなく応用的場面での評価も必要である．これらは一朝一夕にできるものではないので，臨床のなかで発見したことを積み重ねて科学的根拠を再考していくことが重要である．

6. 生活場面における装具の活用

❏ 「生活」は自宅においてだけではなく，病院や施設の中でも存在する．そのために，装具の処方をするときには「生活をする場所」を考慮して，どのような動作をするために使用されるかを把握しておく必要がある．

❏ 本稿では，装具の使用場所（生活の場所）を自宅に設定し，一般的な和式生活における装具の使用について考える．

6-1. 和式生活
1）畳上動作
(1) 畳上での立ち座り動作

❏ 日本の家屋では畳が使用されていることから，畳上での動作練習および片麻痺者の身体状態に適合するような装具を考慮する必要がある．畳上では歩行とともに立ち座り動作が求められる．

> 体験してみよう！
> 短下肢装具装着時と非装着時で畳上（床上）での立ち座り動作の違いを体験してみよう！

- この動作をプラスチック製短下肢装具装着にて行うことを考えてみる．足継手がなく生理的足関節が0度で固定されている場合には，この動作中に麻痺側膝関節屈曲が許される範囲は90度前後までである．そのために，動作としては制限を受けることになる．
- このときに，装具が背屈を強制されるような外力が働くと破損の原因となる．したがって，足関節固定の短下肢装具では膝関節が90度以上屈曲し，踵が浮いて足趾方向に体重が多くかかるような動作は避けた方がよい．また，屋内で使用することを考慮して，短下肢装具の足底の滑り止めには留意しておきたい．

(2) しゃがみ動作と正座
- 全足底が接地したままで膝関節が最大屈曲するしゃがみ動作は，足継手付きプラスチック製短下肢装具では可能な動作であり，半らせん型装具においても同様である．また，半らせん型装具においては正座も可能である．

(3) 入浴動作
- 入浴動作では脱衣所から浴室，および浴室内での歩行による移動および立位時の内反，尖足，足趾屈曲が問題となりやすい．排水のための水勾配もあることから滑りやすいための転倒の危険，足趾引きずりによる創傷の危険などがあり，その防止のために短下肢装具を製作することがある．
- この場合には，浴室床の滑りやすさから装具の足底の滑り止めの材質を考慮する必要がある．しかし，身体を洗うために短下肢装具をその都度脱着する必要があり手間がかかることから，製作しても退院後には徐々に使用しなくなることが多く，最近では入浴用短下肢装具の処方はほとんどない．
- これは浴室を含めた住宅改造や，ユニバーサルデザインの浴室が市販され一般化されていることにもよると考えられる．

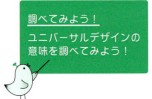
調べてみよう！
ユニバーサルデザインの意味を調べてみよう！

確認しよう！
階段昇降の一般的な方法を確認しておこう！

6-2. 階段昇降の一工夫

- 階段昇降を行う際の下肢と上肢の順序については一般的な方法がある．しかし，筋緊張が強く階段を下りる際に麻痺側骨盤が後退している片麻痺者では，麻痺側下肢が内転して危険な場合がある．
- このような片麻痺者の場合には，下肢を降ろす順序を変えて非麻痺側下肢を先に降ろすようにすると安定する．このときには麻痺側足底の前1/3程度を階段の縁から出しておくと，非麻痺側を安定して降ろすことができる（図3-52）．
- このような片麻痺者では麻痺側の膝折れを起こすことは少ないが，練習時には安全性をチェックしながら行う．
- 理学療法士は，片麻痺者の動作を分析して残存能力の活用を考えプログラムを進めるが，このことは潜在能力の発掘であり可能性への挑戦にもなるため，常に評価の視点をもち観察力を高める努力が必要である．

> **考えてみよう！**
> 動作ができない（しにくい）ときにその原因と対処法を考えるのと同様に，動作ができるようになったときにその要因を分析してみよう！

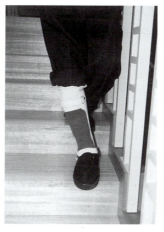
麻痺側下肢の内転

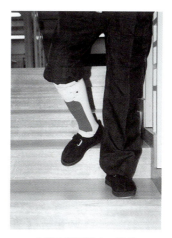
非麻痺側下肢より降段

図3－52　階段昇降

6－3. 装具の工夫

❑ 装具を介助なしに装着するために，各部位のベルトを通すリングは装具の内側に取り付け，非麻痺側の手が届きやすくしておく．また，各ベルトはマジックベルトを使用して装着をしやすくしておく．

6－4. 装具の破損

❑ 破損しやすい部位は足背ベルトの直上と直下で，踵接地期と離床期にプラスチックが強制的に伸縮される部位でもある．破損したプラスチックは再接着ができないため，応急的な処置をとらざるを得ないが，装具の再製作が急がれることになる．

❑ そのため，理学療法士としても定期的にチェックして，プラスチックの白濁した部位があれば破損の前兆の可能性があるので，その場合にはすぐに義肢装具士に連絡すべきである．

6－5. 短下肢装具の装着方法

❑ 靴べら型プラスチック製短下肢装具で，足背ベルト（B），前足部ベルト（C），下腿ベルト（A）で固定する装具を例として，その装着方法について述べる．図3-53は，第47回理学療法士作業療法士国家試験で出題された設問の図である．

❑ 装具が身体に適合して拘縮や筋の短縮を矯正するためには，常に3点固定の原理を忘れてはならない．

❑ 3点固定については，私たちは日常的に多くの場面で使用していることであり，紙に字を書く

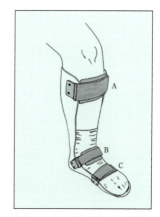

図3－53　短下肢装具の装着

> **考えてみよう！**
> 日常で使っている3点固定は，どのようなものがあるだろう？

ときにも使用している．
- 短下肢装具の3点固定については，棒を壁に立てかけて折るときと対比すると考えやすい．つまり，棒を折るときに力が加わる部分は足背ベルト，地面は装具の足底部，壁は装具の下腿カフに置き換えれば，力の加えるべき方向が理解できる．

1）下腿三頭筋の痙縮が軽度・中等度の場合
- 足関節・足部に軽度・中等度の内反尖足がある場合，その矯正をするために最初に装着するベルトは足背ベルトである．このベルトを締めることにより，足部の踵後面を装具の踵部分に収める．
- 次に，足部の内反筋群，足趾の屈筋群の緊張が出現しているので，足部と足趾の矯正を行いながら，装具の足底に収めて前足部ベルトを締める．
- この2つのベルトは，内反尖足と足趾屈曲を矯正するために，血行を妨げないように留意しながら強目に締める．
- 最後に，下腿部装具の下腿部分に収めて，下腿ベルトを締める．3点固定の原理から下腿部には後方からの力が加わっているため，下腿ベルトは下腿の輪郭に沿って締める程度でよい．

2）下腿三頭筋の痙縮が重度の場合
- 足関節・足部に重度の内反尖足がある場合にも，上記1）と同様に行う．しかし，1回で足部を装具に収めることが困難な場合もあるので，その場合にはこの操作を繰り返す必要がある．また，内反が強く出現する場合には，外側ストラップを取り付けることもひとつの方法である．
- また，重度の痙縮の場合には，装具の足部トリミングラインを深くして，装具に強度をもたせることも必要である．
- 座位で装具を装着して立位をとったときに，下腿三頭筋に重度の痙縮がある場合には，足背ベルトで矯正が十分にできず尖足が出現して足の踵部が浮くこともある．この場合には，金属支柱付き短下肢装具も考慮する必要がある．

〔神沢　信行〕

3. 脊髄損傷の装具

1. はじめに
❏ 脊髄損傷患者に用いられる装具は，その使用目的から3つに分けることができる．
  ・受傷直後あるいは術後の固定・安静
  ・四肢麻痺の上肢障害に対する機能の代償や補完
  ・歩行再獲

2. 固定・安静のための装具
2-1. 脊髄の可撓性
❏ 頸椎の前屈・後屈は，その50％は後頭骨と第1頸椎（環椎 atlas）間で，あと50％は残り5つの頸椎間で起こる（特にC5-C6間でよく動く）．
❏ 頸椎の回旋は，その50％は第1頸椎と第2頸椎（軸椎 axis）間で起こり，あと50％は残りの頸椎間で起こる．
❏ 側屈は回旋要素との組み合わせによって起こるもので，各椎間の単独的な動きは少ない．
❏ 胸椎は肋骨での制限があり，腰椎に比して前屈・後屈運動は制限される．

2-2. 種類
❏ 部位別として体幹装具であるが，頸椎装具，頸胸椎装具，胸腰仙椎装具に分けられ，脊椎の可撓性を考慮した装具の選択が必要となる．
❏ 一般にオーバーブレイス（over brace）の原則に基づき，重装備（全可動制限）なものから軽装備（部分可動制限）なものへと移行することになる．

1）頸椎装具・頸胸椎装具
（1）上位頸椎損傷の場合
❏ 頭蓋骨と頸椎の動き（前屈・後屈，回旋，側屈の全方向）を制限する必要があり，急性期には頸胸椎装具であるハローベストやソーミー（SOMI）装具，支柱付き頸椎装具などを用いることになる．
❏ ハローベスト（halo-vest）
  ・頸部の全方向の動きをほぼ制限できる（頸胸椎装具）．
  ・頭蓋骨にピンを刺入し，4本の支柱で体幹装具（ジャケット）と固定するため運動制限が大きい（図3-54）．

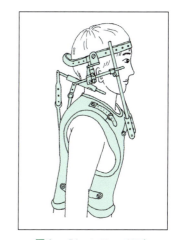

図3-54 ハローベスト

- ソーミー（SOMI）装具（sterno-occipital-mandibular-immobilizer-brace）
  - 胸骨・後頭骨・下顎骨を固定することにより，頸椎の前屈，後屈，回旋，側屈がある程度制限できる．何より背臥位での装着が可能となる（図 3-38）．
- 支柱付き頸椎装具
  - 前後に 2〜4 本の金属支柱を取り付け，支柱の長さを調節することで，頸椎の前屈・後屈の角度調節とともに，回旋・側屈の制限，さらに頸椎にかかる頭の重量の軽減や頸椎の牽引が可能となる（図 3-55）．
- モールド（mould）式
  - 胸郭まで及ぶ頸胸椎装具であり，頸椎から上位胸椎に対する運動制限が大きい．しかし，ギプス採型から陽性モデルを製作し，熱可塑性プラスチックで成型されるため，外傷の場合は直後からの使用は難しい．また，背臥位での装着は困難である（図 3-56）．

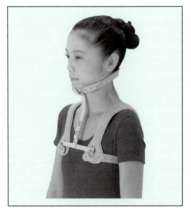

図 3－55 支柱付き頸椎装具
［一般社団法人 日本義肢協会編：義肢・装具カタログ より引用］

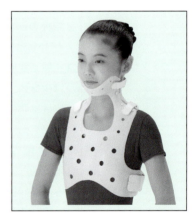

図 3－56 モールド式
［一般社団法人 日本義肢協会編：義肢・装具カタログ より引用］

(2) 下部頸椎損傷の場合
- 前後屈の制限が重要な要素となり，12 週間は固定される．
- 頸椎の安静を目的とした代表的な頸椎装具として頸椎カラーやフィラデルフィアカラーがある．
- 最近は，内固定が十分に施されていれば，術直後より頸椎カラーが用いられることが多い．
- フィラデルフィアカラー（Philadelphia collar）
  - 前屈・後屈の 30％程度の可動制限は可能であるが，回旋，側屈はあまり制限できない（図 3-35）．
- 頸椎カラー（neck collar）
  - スポンジやポリエチレン，ウレタンなどの材質で製作されるが，多くは既製品が使用される．可動制限の効果は小さく，免荷・安静目的に用いられる（図 3-37）．

> 理解しよう！
> 装具による可動制限の方向とその程度を理解しよう！

2）胸腰仙椎装具

❏ 胸腰髄損傷の場合は，手術翌日（手術法で多少異なるが）より軟性コルセットを装着し，術後3日目にはベッド上での座位が開始される．

❏ 以前は硬性，あるいは半硬性の体幹装具が処方されることが多かったが，現在は骨傷部の内固定が十分施されることから，外固定は軟性コルセットのような軽微なものが処方される．

❏ 一般に，この軟性コルセットは8週程度でフリーとなる．

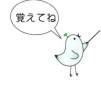

(1) 硬性装具

❏ モールドジャケット（molded jacket）型
・陽性モデルから製作されるフルコンタクトタイプで，体幹の可動制限も大きい．脊椎手術後，外傷後の運動制限や免荷の目的で使用される（図3-40）．

❏ ジュエット（Jewett）型
・3点固定による前屈制限が可能であるが，後屈は制限されない．ジュラルミン製の金属フレーム型と熱可塑性プラスチック型がある．脊椎圧迫骨折などに用いられる（図3-43）．

❏ テーラー（Taylor）型
・体幹の前屈・後屈を制限するが，回旋，側屈はあまり制限しない（図3-57）．

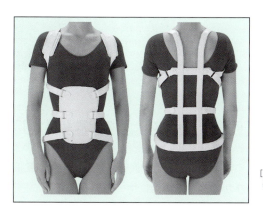

図3-57 テーラー型
[一般社団法人 日本義肢協会編：義肢・装具カタログより引用]

❏ ナイト（Knight）型
・腰仙部の前屈・後屈・側屈制限が可能であり，腰椎圧迫骨折時や支持・固定に用いられる．テーラー型と組み合わせて用いられることもある（図3-44）．

❏ スタインドラー（Steindler）型
・フレームタイプであるが，機能的にはフルコンタクトタイプに近く，体幹の可動制限は大きい（図3-41）．

(2) 軟性装具
❑ 軟性コルセット（lumbo sacral corset）
・可動制限の効果は小さい．使用目的としては腰部の固定，腹圧上昇，保温，心理的効果が期待される．個々の適合性を高めるためには，既製品を適応するのではなく，ギプス採型から陽性モデルを作って製作されることが望まれる．使用頻度は非常に高い．使用する生地からダーメンコルセットと呼ばれる（図3-42）．

(3) 腹帯
❑ ネオプレンゴム（ウエットスーツなどに使用される伸縮性のある素材）で製作される．
❑ 頸髄損傷や高位胸髄損傷において体幹の支持性やバランス保持，また腹圧を高めることにより呼吸の改善に有効である（図3-58）．

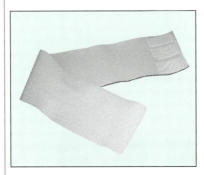 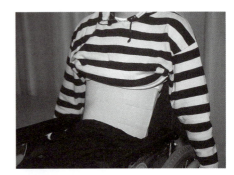

図3-58　腹帯

3. 機能改善・補助のための上肢装具（副子）

❑ 上肢装具は副子（splint）と呼称されることもある．
❑ 上肢の機能として，把持機能・平衡機能・感覚機能が挙げられる．
❑ このなかでも頸髄損傷に伴う上肢障害による把持機能の喪失は，ADL上大きな障害となる．
❑ 把持機能の獲得を目的とした装具は，残存機能に合わせた選択が重要となる．代表的なものとして，手関節駆動式把持装具や対立装具がある．
❑ 手関節駆動式把持装具は，手関節の背屈により示指・中指のMP関節を他動的に屈曲させ，対立位にある母指との間で把持を可能にするものである．
❑ 対立（opponens）装具（副子：splint）は母指を掌側外転位に保持し，一般には示指・中指と対立位を構成する装具で，つまみ動作（ピンチ）を可能にするものである．
❑ 手関節のコントロールが可能（C6～C7）な場合には短対立装具（副子）：short opponens orthosis（splint），手関節のコントロールができない場合（C5）は長対立装具（副子）：long opponens orthosis（splint）が用いられることになる．

❏ 代償機能の獲得などによって可能になる動作もあり、着脱の面倒さや動作効率の面からも使用されることが非常に減少している.

3－1. 残存機能レベルと適応装具（副子）の関係

1）C4 BFO：balanced forearm orthosis, ball-bearing feeder orthosis

❏ MSA（mobile arm support）ともいわれる（図 3-59）.

覚えよう！
残存機能レベルと適応装具（副子）の関係について覚えよう！

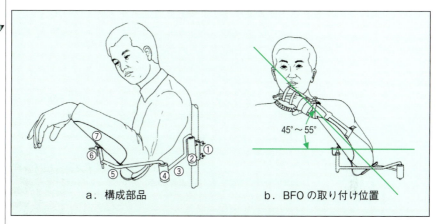

図 3－59　スウィベル式 BFO（Licht のものを改変）
a：①取り付け金具　②中枢ボールベアリング　③中枢スウィベルアーム　④末端ボールベアリング
　　⑤末端スウィベルアーム　⑥ロッカーアーム取り付け金具　⑦トラフ
b：前腕軸が水平面より 45〜55°になるように調整する.
［加倉井周一編：装具学　第 3 版、医歯薬出版、p189, 2003 より引用］

❏ 2 つのボールベアリングと軸を利用して、肩・肘と前腕の機能を肩甲帯の挙上あるいは下制運動で代償するもので、車椅子に取り付けて使用する。内側（胸側）へのコントロールが難しい。併せて、手指の把持機能を獲得しなければならない.
❏ 環境制御装置と併用されることがある.

2）C5 長対立装具（副子）：long opponens orthosis（splint）

❏ ランチョ（Rancho）型、ベネット（Bennett）型、エンゲン（Engen）型などがある（図 3-11）.
❏ 万能カフ（ポケット付き）：長対立装具と合わせて使用する。前腕回外位で、多くは食事時にフォークやスプーンを固定して用いる.
❏ BFO（MAS）やスプリングバランサーと併用されることが多い.

3）C6 手関節駆動式把持装具：wrist-actuator

❏ 手関節の背屈に伴い第 2・3 指を屈曲させ、母指との間でつまみ動作を行うもので、手関節の背屈角度によってピンチ力が決定される.
❏ 開発された施設で構造が少しずつ異なり、ランチョ（Rancho）型：Rancho Los

Amigos 病院，エンゲン（Engen）型：Texas Institute of Rehabilitation and Research：TIRR，ウィスコンシン（Wisconsin）型：University of Wisconsin，IRM 型：Institute of Rehabilitation Medicine，RIC 型：Rehabilitation Institute of Chicago（図 3-60）などがある．しかし，現在臨床ではほとんど用いられなくなった．

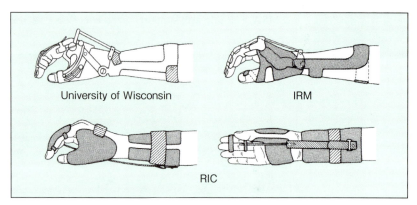

図 3 − 60　手関節駆動式把持装具
[加倉井周一編：装具学 第3版，医歯薬出版，p178，2003 より引用]

- 多くはテノデーシス・アクションで粗大握りや側腹つまみが可能になる．また，指間に挟みペンなどの固定を行うことが可能である．
- 万能カフ（フォークやペンなどを差し込むポケット付き）のみで食事や書字が可能である．

4）C7 短対立装具（副子）：short opponens orthosis（splint）
- ランチョ（Rancho）型，ベネット（Bennett）型，エンゲン（Engen）型などがある（図 3-10）．
- thumb post にて母指を掌側外転位に保持することにより，つまみ動作が可能となる．

4．歩行再獲のために用いられる装具
- 1960 年代後半までは，対麻痺の歩行訓練は理学療法プログラムの中核をなしていた．
- 1970 年代に入ると，社会環境の整備と機動性をもった車椅子の著しい開発・普及により，移動手段としての実用性は乏しい（速度，耐久性，移動距離）うえ，装具歩行は運動強度が高く（エネルギー消費は健常者の通常歩行の約 3 倍），装具着脱の手間や転倒の危険性など安全性にも問題があり，さらに入院期間の短縮などから歩行訓練は徐々に実施されない傾向になった．
- 現在の歩行用装具は立位機能の獲得を基本として，体外力源を用いたものが開発されている．
- しかし，残存機能レベルに合わせた装具の使用で，歩行が可能になることには

4−1. 残存機能レベルにおける歩行目標と装具の関係

- 従来，残存機能から上肢に運動障害のない Th 1 以下で，標準型松葉杖と長下肢装具＋ナイト・テーラー式体幹装具付で小振り歩行，Th 7 以下でロフストランド杖と長下肢装具＋骨盤帯付で大振り歩行，Th12 以下になればロフストランド杖と長下肢装具で四点交互歩行，L 3 以下になれば 2 本杖と短下肢装具で 2 点交互歩行の獲得が可能とされた．
- したがって，Th 1 〜 Th 5 残存レベル（腹筋なし）は平行棒内起立，Th 6 〜 Th10 残存レベル（上部腹直筋残存）は平行棒外歩行練習，Th11 〜 L 1 残存レベル（腰方形筋残存）は家庭内歩行移動が可能，L 2 残存レベル（腸腰筋残存）は家庭内歩行移動の実施，L 3 〜 L 4 残存レベル（大腿四頭筋残存）では地域内での歩行移動が目標とされていた．
- また，Th 7 残存レベルで階段昇降なども可能であった．
- 脊髄損傷が立位をとる意義として，立位・歩行によって骨萎縮，異所性骨化，尿路結石，褥瘡などの合併症の予防，腸の蠕動運動促進，末梢循環の改善が得られる．
- また，目線の位置が高くなることによって視覚が広がり，心理的効果もある．
- Thomie らは後述する RGO 交互歩行装具での歩行練習の結果，歩行群と非歩行群との間で痙性と骨萎縮（骨塩量）には有意な差はなかったが，消化作用には有意差が認められたと報告をしている．

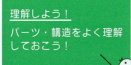

4−2. 現在使用されている歩行用装具

- ここでは歩行用装具の代表的なものについて説明する．
- 股関節の運動を屈曲伸展方向のみに制限することによって，立位の安定性を図り，交互歩行が可能な装具が多い．

(1) RGO（reciprocating gait orthosis）交互歩行装具（図 3-61）
- 強固な骨盤帯の背部に通したケーブルなどで両側の股継手を連結し，一側が伸展すると反対側は屈曲する仕組みとなっている．平地歩行では非常に安定しているが，慣れるまで立位保持には支えが必要である．左右の股継手の連結方法によって，フープドケーブルシステム・ホリゾンタルケーブルシステム，アイソセントリックシステムの 3 種類がある．

(2) ARGO（advanced reciprocating gait orthosis）交互歩行装具（図 3-62）
- RGO の改良型で，左右の股継手を 1 本のケーブルで連結し，股継手と膝継手はこのケーブルでリンクしており，同時に継手を固定したり外したりできる．

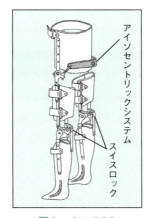

図3－61　RGO
[加倉井周一編：装具学　第3版，医歯薬出版，p100, 2003 より引用]

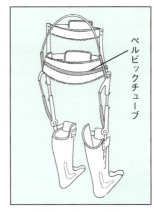

図3－62　ARGO
[加倉井周一編：装具学　第3版，医歯薬出版，p100, 2003 より引用]

(3) HGO（hip guidance orthosis, Parawalker）（図3-63）
- 強固な骨盤帯と股継手をもち，立位の安定性に優れているが重装備となる．体幹の動きによる慣性と重力によって片足が振り出される．足底はロッカー底につくられており，振り出しをスムーズにしている．改良されたものがORLAU（Orthotic Research & Locomotor Assessment Unit）である（図3-64）．

(4) Parapodium（図3-65）
- 本来，二分脊椎に対して起立位保持のために開発されたものであり，歩行器や松葉杖で移動できるが，交互歩行はできない．

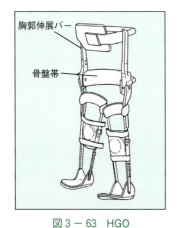

図3－63　HGO
[日本整形外科学会・日本リハビリテーション医学会監修：義肢装具のチェックポイント　第6版，医学書院，p261, 2003 より引用]

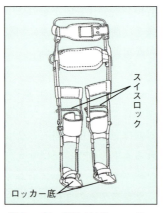

図3－64　ORLAU Parawalker
[加倉井周一編：装具学　第3版，医歯薬出版，p100, 2003 より引用]

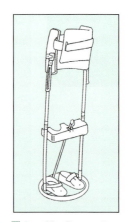

図3－65　Parapodium
[日本整形外科学会・日本リハビリテーション医学会監修：義肢装具のチェックポイント　第6版，医学書院，p261, 2003 より引用]

(5) 内側股継手付き長下肢装具
- Walk-about（HKAFO with a medial single hip joint MSH-KAFO）（図3-66 a）

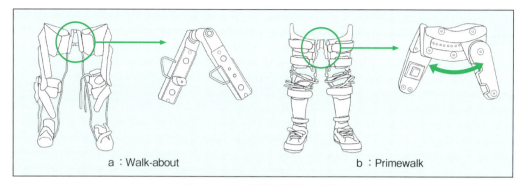

図3-66 内側股継手付長下肢装具
a：単軸の股継手．生理的股関節軸と高さのずれがある．
b：スライド機構を有する．生理的股関節軸に近い仮想軸（Walk-aboutより軸のずれは減少）．
[岩崎　洋編：脊髄損傷理学療法マニュアル，文光堂，pp144-157，2006より引用]

- 両大腿部内側を股継手で連結し，股関節外転位で交互歩行するもので，立位に安定性が得られる．取り外し可能で十分な強度をもつ．

❏ プライムウォーク（Primewalk）（図3-66 b）
- わが国で開発されたWalk-aboutの改良型で，股継手が実際の股関節運動に近い軸の動きを行えることから交互歩行が行いやすい．さらに股関節の屈曲・伸展の可動域が調節可能である．

(6) その他の歩行支援

❏ 機能的電気刺激（functional electrical stimulation：FES）の利用による歩行
- 長下肢装具を装着し，FESにより大腿四頭筋とハムストリングスを刺激し，膝のコントロールを行い歩行する試みである．

❏ 最近では，障害支援工学との共同研究が進み，コンピューター制御によるロボット式スーツなどの開発も進められている（図3-67）．

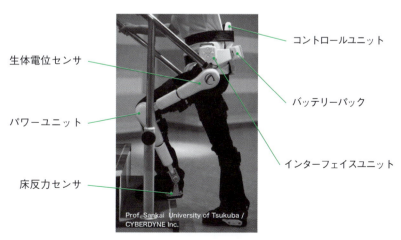

図3-67 ロボットスーツ　Hybrid Assistive Limb（HAL）

- ロボットスーツ HAL は，歩行支援の他に，中枢神経障害の機能改善治療目的にも使用されている．

4-3. 研究・開発が進められている歩行支援ロボット
- 1980年代にニューロリハビリテーションという言葉が生まれ，その後，脳が障害されて回復する過程に関する神経生理学的な基礎研究とともに，脊髄神経の再生に関する研究も急速に進められてきた．
- その一環として部分免荷トレッドミル訓練（body weight-supported treadmill training：BWSTT）が実施されるが，それを支援する歩行支援ロボットの研究開発が進められている．
- その代表として，両足部をそれぞれの足板に固定し前後に動かすことができ，歩行に近い運動を行う Gait Trainer（GT-1）や，身体後方の駆動装置が下肢の振り出しを行う Lokomat などがある．
- 現在では，脊髄不全損傷患者での歩行時の痙性の減弱や，歩容の改善の報告がされている．
- また，完全損傷患者での機能的な歩行回復はみられていないが，呼吸・循環系や免疫系の改善などの二次的な効果が期待される．
- 現在，研究検証が進められている過程であるが，脊髄損傷患者に対する歩行練習プログラムに対して，歩行支援ロボットを利用した歩行再建も試行されている．

5．まとめ
- 脊髄の可塑性も確認され，損傷脊髄に対する再生医療の研究は目覚しいものがある．
- 脊髄損傷の対象者に自身の幹細胞を移植して，神経細胞の再生を促す臨床研究も身近なものになってきた．
- 損傷脊髄の再生が可能になる時代はそう遠くないといえよう．
- 再生医療や障害支援工学の進歩は，補装具の構造に変化を与え，脊髄損傷者の歩行練習プログラムをはじめ，上肢機能再建プログラムも大きく変えることになるであろう．

（橋元　隆）

4. 骨・関節疾患の装具

1. 装具の種類と構造
1-1. 上肢装具
1) 肩関節

> 考えてみよう！
> 脱臼しやすい方向は？

- 脱臼（習慣性肩関節脱臼，肩鎖関節脱臼など）には脱臼しやすい方向への運動を阻止するために装具が使用される．習慣性肩関節前方脱臼などは，肩関節屈曲・伸展0°，内旋90°で固定して肩関節を保護する．片麻痺による亜脱臼などは肩関節保持具を使用する（図3-68）．
- 肩鎖関節脱臼では，鎖骨遠位端を押さえ，ストラップの引っ張る力により上腕骨を関節窩へ引き寄せて固定する（図3-69）．

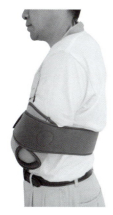
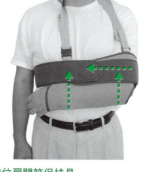
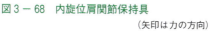

図3-68　内旋位肩関節保持具
（矢印は力の方向）

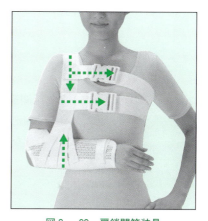

図3-69　肩鎖関節装具
（矢印は力の方向）
［一般社団法人 日本義肢協会編：義肢・装具カタログより引用］

- 肩関節の手術後，腱板損傷などについては，肩外転装具が用いられる．肩外転装具は機能的肢位からゼロポジション，内外旋の調節機能付きが用いられる（図3-70）．
- 鎖骨骨折については，クラビクルバンドや鎖骨骨折用装具にて固定する．
- 上腕骨骨折については，三角巾や吊り下げギプス包帯法（hanging cast法）が用いられる．

2) 肘関節

> 調べてみよう！
> ダイヤルロック，ターンバックルって何だろう？

- 肘関節の屈曲・伸展拘縮に対しては，ダイヤルロック式の継手がついたものやターンバックル機構継手付きの肘装具が適応となる．
- 骨折や関節不安定の状態では，支柱付きの動的肘装具を用いる．
- 静的肘装具として肘固定装具が用いられる．

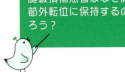

考えてみよう！
腱板損傷患者はなぜ肩関節外転位に保持するのだろう？

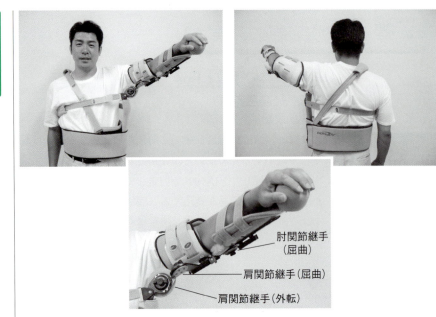

図3-70　肩外転装具

3）手関節

- 手関節部の炎症や手術後の安静目的で手関節固定用装具を用いる．この場合，機能的な良肢位での固定を行う（図3-71, 72）．

調べてみよう！
手関節部の良肢位って，関節の角度は何度かな？

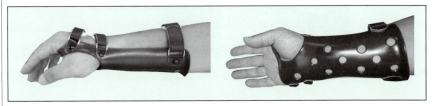

図3-71　手関節固定用装具（night splint）

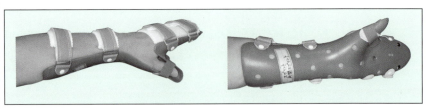

図3-72　手関節固定用装具＋手指伸展位固定（night splint）

- 関節リウマチでは，尺側偏位に対し防止用装具が適用される．
- トーマス（Thomas）型懸垂装具は，手関節，MP関節，母指の伸展補助機能をもつ装具である．前腕の背側板から手の背側に走行するピアノ線とゴム紐を用いて，伸展補助の力を生み出す（橈骨神経麻痺に適応）（図3-8）．

- オッペンハイマー（Oppenheimer）型装具は，手関節，MP関節の伸展補助機能をもつ装具である．前腕の背側と手関節背側・母指および指を支持点とし，3点支持の原則を用いている．ピアノ線およびゴム紐を使用（図3-8）．

4）手関節および手指

- リウマチや末梢神経損傷その他，手指の疾患に対して装具を適用する．
- MP（中手指節間）関節の伸展拘縮では，屈曲方向への矯正が必要となる．そのため，MP関節屈曲補助装具としてナックルベンダーが用いられる．ナックルベンダーは，ゴム紐の強さによりその矯正力が決定される（図3-73）．

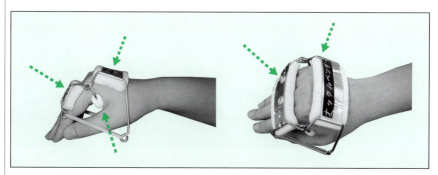

図3-73 MP関節屈曲補助装具（ナックルベンダー）

- MP関節屈曲拘縮については，伸展方向への矯正が必要となる（正中神経・尺骨神経麻痺）．そのため，MP関節屈曲補助装具とは反対の矯正力をもつ逆ナックルベンダーが用いられる（橈骨神経麻痺に適応）（図3-74）．

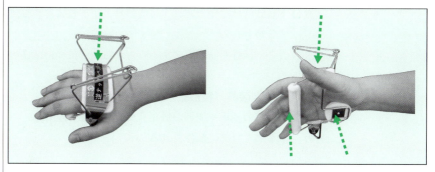

図3-74 MP関節伸展補助装具（逆ナックルベンダー）

- 手関節に可動性ならびに可動域の制御を目的とする場合は，手継手付きの装具が用いられる．
- 指についてはMP関節同様，IP関節に対しIP屈曲補助装具（指用小型ナックルベンダー）とIP伸展補助装具（指用小型逆ナックルベンダー）を用いる（図3-3, 4）．ゴム紐の力によりIP関節を屈曲・伸展させる．

- 対立装具は，母指と他の4指を離し，特に示指・中指と対立位を保つために用いる装具である．手関節がコントロールできれば短対立装具が適用となり，手関節がコントロールできなければ長対立装具となる．それぞれランチョ型，エンゲン型，ベネット型（Cバー）がある．短対立装具では，正中神経麻痺低位型が適応，長対立装具では，正中神経麻痺高位型やC7頸髄損傷などが適応となる（図3-10, 11）．
- IP伸展補助装具（虫様筋バー付き）は，ゴムの弾性を利用したIP伸展補助と併せてMP過伸展防止を図るために用いる（図3-75）．適応は総指伸筋の屈曲拘縮である．

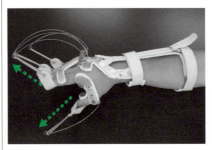 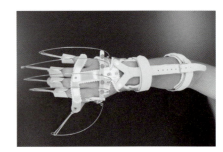

図3－75　IP伸展補助装具（虫様筋バーと母指外転機構付き）

- 把持装具は，支柱にて母指を対立位で固定し，第2，3指を金属またはプラスチックで保持しながらMP関節に可動性をもたせ，3点つまみを行う装具である．

1－2. 下肢装具（lower extremity orthosis）

- 下肢装具は，靴型装具，足底装具，短下肢装具，膝装具，長下肢装具，股装具に分類される．
- ここでは骨関節疾患によくみられる装具について述べる．

1）靴型装具（整形靴）orthopedic shoes
- 脚長差の補正や変形の矯正，荷重時痛部の圧力分散などを目的に製作される．

2）足底装具（foot orthosis：FO）
- 足部に装着するもので，足部の生理的彎曲支持・疼痛除去などのために用いる．アーチサポート（足底挿板）や内側楔（図3-125），外反母趾用（図3-76）などさまざまなタイプがある．

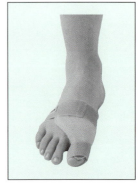

図3－76　外反母趾装具

3）短下肢装具

- 短下肢装具は，下腿部から足底に及ぶ構造をもち，足関節の動きを制御するものである．
- 踵骨骨折に用いる踵骨部免荷装具（図3-77）やアキレス腱断裂に用いるアキレス腱断裂用装具（図3-78），腓骨神経麻痺による下垂足の矯正を行うRIEストラップ（図3-79），下腿骨遠位部骨折などに用いるPTB（patellar tendon bearing）短下肢装具（図3-80），足関節靱帯損傷などに用いる固定装具（図3-81）などがある．

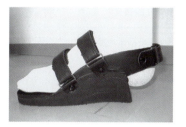

図3－77　踵骨部免荷装具

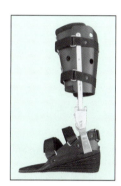

図3－78
アキレス腱断裂用装具

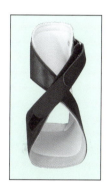

図3－79
RIEストラップ

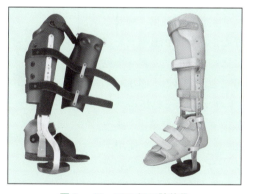

図3－80　PTB短下肢装具

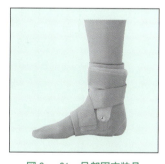

図3－81　足部固定装具

4）膝装具

- 膝関節の動きを制御する装具である．
- スポーツの外傷予防，変形性膝関節症の疼痛緩和や反復性膝蓋骨脱臼の脱臼予防には，軟性のサポータータイプ（図3-82）が多く用いられる．
- 両側支柱付き膝装具（図3-83）は，膝前十字靱帯（anterior cruciate ligament：ACL）などの膝靱帯損傷，重度変形性膝関節症などに用いられる．スウェーデン膝装具は反張膝予防に使用する（図3-84）．

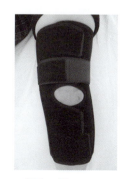

図3－82
膝用サポーター

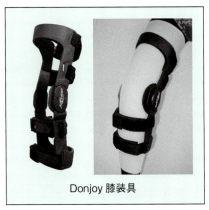
Donjoy 膝装具

図3－83　靱帯損傷用膝装具

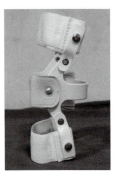
図3－84
スウェーデン膝装具

- 歩行などの動作時に装具のズレ（ずり落ち）が生じやすい．膝蓋骨あるいは大腿骨内側上顆の上縁にかかるようベルトを付けるなどの対策が必要である．

5）長下肢装具

- 長下肢装具は，膝の屈曲・伸展筋力低下などにより膝関節の支持性が低下した場合に，リングロック（図3-26a）など固定式膝継手を利用して支持機能の代償・補助を行う．また，同時にPTB装具を使用することで，下腿・足部への免荷を行うことができる（図3-85）．
- ダイヤルロック（図3-26c），タウメルロックなどの膝継手やターンバックル（図3-86）を使用することにより，屈曲拘縮や反張膝の予防・矯正を行うことができる．

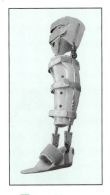
図3－85
PTB長下肢装具

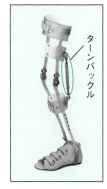
図3－86
ターンバックル付き長下肢装具

6）坐骨支持長下肢装具
　　(ischial weight bearing knee ankle foot orthosis)

- 大腿骨頸部や骨頭への免荷を必要とする場合に使用する装具で，大腿義足の四辺形ソケットと同様に作成された坐骨支持部で体重を支持する（図3-87）．歩行時には膝継手をロックし，踵が浮いた状態であることを確認する．足関節は固定し，歩行あぶみを付けて歩行する．

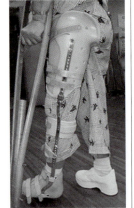
図3－87
坐骨支持長下肢装具

7）股装具（hip orthosis：HO）

- 股関節の安静と可動域制限を目的とする装具で，股継手には屈曲・伸展のほか内転・外転を制限するものがある（図3-88, 89）．股関節脱臼骨折後，股関節固定術後，人工股関節置換術後の脱臼防止に使用される．

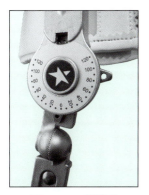
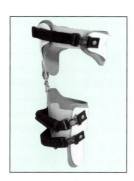
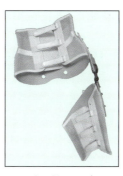
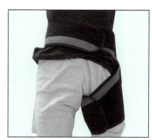

ニューポート　　　半硬性タイプ　　　ヒッププロテクターⅡ

図3－88 股継手
（屈伸と内外転の角度制限が可能）

図3－89 股装具

2．スポーツ外傷の装具療法

2－1．腱板断裂

- 肩腱板断裂の修復術は，断裂腱の骨への縫着を目的としている．このため，早期の強い腱板筋収縮や伸張ストレスは，修復腱の離開（再断裂）を生じさせる．
- 後療法は，手術直後よりソフトタイプの肩外転位保持装具を5～6週間装着する．術後3週間は肩甲骨面60°外転位で，4週目からは装具を上下反転させて肩甲骨面45°の外転位とする（図3-90）．
- 装着時のチェックとしては，必要な外転位を維持できているか，装具が十分な支持の役割を果たし，上肢・肩甲帯の筋のリラクセーションが得られているかを確認する．
- 対象者へは，装着期間と安静固定の必要性を説明し，自己脱着しないよう指導する．術後の理学療法は，背臥位にて装具の上肢固定部をはずし，関節可動域の維持や筋肉のリラクセーションを図る目的で，愛護的他動運動や周囲筋のマッサージ，物理療法を実施する．

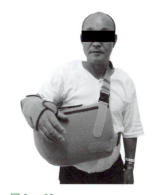

図3－90
右肩腱板断裂修復術後の装具装着

2－2．反復性肩関節（前方）脱臼

- 反復性肩関節（前方）脱臼の手術は，上腕骨頭の脱臼に伴い関節窩の前下方で剥離した関節上腕靱帯複合体を元の位置（またはやや上方）に引き上げて関節唇を整復し，再脱臼を防止することが目的である．

- 術後の良肢位は，肩関節内旋位固定または軽度の外旋位固定で意見の分かれるところであるが，外旋制限（内旋位拘縮）の予防や肩甲下筋の緊張を利用した前方の関節唇の癒合促進を目的として，当院では外旋位保持装具を採用している（図3-21 b）．
- 装具固定期間は3〜4週間で，理学療法は愛護的な肩関節屈曲，外転他動運動から開始し，術後6週以降に外旋運動を開始する．

2−3. 膝前十字靱帯（ACL）損傷

- 前十字靱帯再建術後は，手術翌日より術後用 Kyuro 膝装具（図3-91）（予め常備してある大きめのサイズで膝継手にはダイヤルロックを施し，歩行時の膝折れを防止する）を装着し，疼痛自制内であれば全荷重歩行を許可する．5日後より術前に採型した本人用装具を装着し，全荷重歩行を獲得する．運動療法にて神経・筋機能および関節可動域の改善を図り，3週間後に下腿遠位半月除去とズレ防止ベルト追加，8週間後に装具を完全除去する（図3-92）．

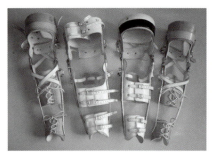

中央2つが術後用

図3−91　Kyuro 膝装具

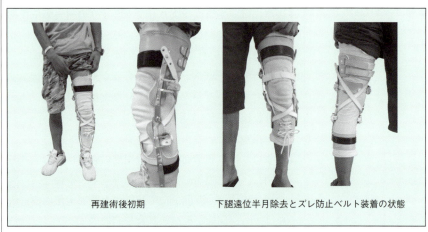

再建術後初期　　　　下腿遠位半月除去とズレ防止ベルト装着の状態

図3−92　Kyuro 膝装具（装着時）

- 前十字靱帯新鮮損傷の保存療法は，再建術に準じて，診断直後より装具を装着し，保護的早期運動療法を行う．入浴時以外は常に装着させ，12週間後に装具を除去する．

- 前十字靱帯用 Kyuro 膝装具は，大腿半月ならびに下腿の近位・遠位半月に加え，脛骨粗面部と大腿後面にパッドを有し，コイルスプリングハウジング（牽引機構）（図3-93）によって脛骨の前方引き出しを制動する装具である．
- Kyuro 膝装具は，他の靱帯損傷用膝装具よりも制動能に優れ，安定した膝関節運動が可能であるが，脛骨粗面に当たるパッドの摩擦感や下腿半月の圧迫による循環障害など装着に不快感を示す場合があるため，理学療法士や医療スタッフによるチェック，安静時良肢位下での牽引機構解除方法などを指導する必要がある．

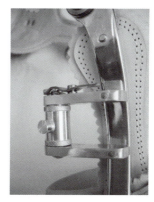

図3-93 コイルスプリングハウジング

2-4. アキレス腱断裂

- アキレス腱断裂用装具は，アキレス腱縫合術後と保存療法で使用する．アキレス腱縫合術後であれば，シーネ固定の後，約2週目に装具を装着し，1/3部分荷重を開始する．週ごとに荷重量を増やし，4週間かけて全荷重歩行を獲得する．保存療法であれば，6週間のギプス固定後，7週目より装具を装着する．
- アキレス腱断裂用装具は，腱への伸張ストレスが加わらないよう，約20度の底屈位に足継手（ダブルクレンザック継手）と足底部の楔状補高を施したものである（図3-78）．
- 楔状補高は4分割でき，縫合術後の場合，装具装着後5週目より1週ごとに1枚ずつ除去していく．ダブルクレンザックの調節と併せて段階的に4週間で背屈位（底背屈0度）へもっていく（図3-94）．保存療法の場合は，装具装着後から1週ごとに1枚ずつ除去し，4週間で底背屈0度を獲得する．
- 装具使用の際は，患側の補高に合わせて健側靴にも補高を施し，脚長差を補正する（図3-95）．

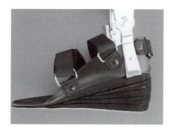

図3-94 足部拡大

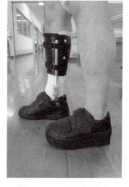

図3-95 健側補高

3. 骨折の装具療法

- 脛骨遠位部骨折や足関節関節内粉砕骨折術後はPTB短下肢装具を装着し，両松葉杖歩行を行う．荷重支持部（膝蓋腱部）での荷重が十分可能となれば，片松葉杖歩行から独歩へと移行する．
- 足底部での荷重が許可されれば，装具の両側支柱を上方へスライド（装具を短縮）させ，装具の足部と対象者の足底を接触させる．歩行あぶみ（図3-96）を除去し，足継手の固定を解除する．
- PTB短下肢装具の使用目的は，早期歩行の獲得と足底部への部分荷重による骨折部の骨癒合促進である．
- 装具装着時（免荷時期）のチェックポイントは，下腿近位部のストラップがしっかりと締められ膝蓋腱部を押えているか，足継手はしっかり固定されているか，歩行あぶみは足長の中心にあり歩行立脚期に踵や前足部が接地しない位置にあるか，脚長差が生じないよう健側靴に補高を施しているか（図3-97），などが挙げられる．
- 完全免荷は，装具後方の穴より踵部が浮いていることで確認できる（図3-98）．

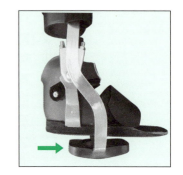

図3－96 歩行あぶみ（矢印）

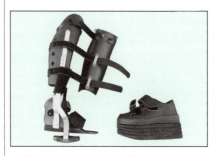

図3－97 PTB短下肢装具と補高靴

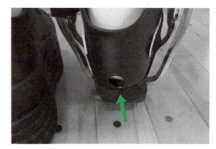

図3－98 歩行時の免荷

4. 小児疾患の装具療法
4－1. 血友病の装具療法

- 血友病は，関節内や筋肉内の出血により疼痛と腫脹を生じさせ，不動による関節拘縮，筋萎縮，骨萎縮を進行させて関節破壊に至る血友病性関節症を発症する．
- 血友病に対する装具療法の目的は，関節にかかる過可動域への外的ストレスを減らし関節を保護することと，矯正を含めた関節可動域の維持を図ることである．
- 装具は，両側支柱付で軽量のものがよく，関節継手は可動範囲を調整できるものがよい．カフや支柱の圧迫による出血，過度な固定による関節拘縮や筋萎縮を生じさせないよう注意しなければならない．

4−2. ペルテス病の装具療法

❏ ペルテス (perthes) 病は，大腿骨頭と頸部の一部または全部の虚血性壊死による大腿骨頭陥没変形，頸部の短縮，横径増大を呈する疾患で，6 〜 8 歳頃の男児に好発する．疼痛による跛行を呈し，股関節可動域は内旋と外転に制限を認めるようになる．

❏ 装具療法は，臼蓋に骨頭全体を包み込み球形形成を促す containment 療法を基本とした骨頭陥没変形の防止，股関節形成の正常化，疼痛や安静治療による活動制限の回避などを目的としている．

❏ 免荷と股関節外転位かつ軽度内旋位固定の機能を併せもつ装具として，西尾式外転内旋位免荷装具（図 3-99），Tachdjian 装具，Pogo stick 装具などがよく用いられる．

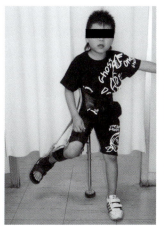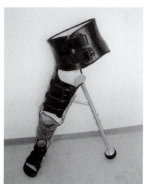

図 3 − 99　西尾式外転内旋位免荷装具

❏ 歩行指導は，健側上肢で壁や手すりを支持しての立位保持練習から開始し，装具支柱での立位バランス練習，健側下肢での立位保持と患側（装具支柱）の振り出し練習を行う．必要に応じて，健側支持での片松葉杖歩行を指導する．

4−3. 先天性股関節脱臼の装具療法

❏ 先天性股関節脱臼は，関節包に包まれたまま大腿骨頭が寛骨臼から外れた状態であり，新生児期には開排制限やクリックサインを認める．男児と女児の割合は，1：5 〜 9 と女児に多い．

❏ 新生児期には，フォンローゼン装具（Von Rosen Splint）（図 3-100）が使用され，それ以降は 1 歳未満までの乳児期にはリーメンビューゲル装具（Riemenbügel）（図 3-101）が使用される．

❏ リーメンビューゲル装具は，肩バンド，胸バンド，下肢の吊りバンドからなる．胸バンドが乳頭の高さとなるよう肩バンドを調整し，下肢の吊りバンドで股関節を 90°以上屈曲位に保持させる．

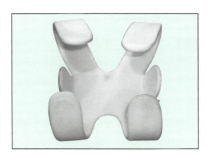

図3-100 フォンローゼン装具
(Von Rosen Splint)

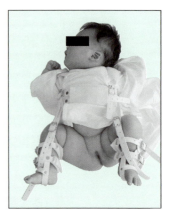

図3-101
リーメンビューゲル装具
(Riemenbügel)

❏下肢の伸展方向への運動が股関節外転作用と内転筋伸張を生じさせ，1〜3日以内には自然に整復が得られるようになる．その後は大腿骨頭壊死を起こさないよう成長に併せて定期的にバンドの長さを調整し，2〜3か月で徐々にリーメンビューゲル装具を除去していく．

（二宮　省悟／廣滋　恵一）

5. 脳性麻痺の装具

1. 装具療法の意義と基本的概念

- 脳性麻痺の運動障害は，運動発達の遅れと姿勢・運動の異常（歪み）を特徴としている．
- 装具療法は，主に座位保持の困難，立ち上がり・立位保持や歩行の困難などに対するアプローチの手段として適応される．また，加齢とともに発生してくる関節拘縮や変形の矯正・予防のためにも適応される．
- 脳性麻痺では，痙直型やアテトーゼ型などの病型によって装具適応の目的が異なる．また，年齢的推移によって装具適応への考え方は変化する．
- 国際義肢装具協会では，脳性麻痺の下肢装具療法の目的として下記の4点を挙げている．
  - ・変形の矯正と予防
  - ・姿勢の安定を供給
  - ・機能の向上を促進
  - ・歩行の効率を改善
- 成長期の変形防止や矯正の効果には疑問があるとの報告や，歩行の効率については装具使用で改善する，差がない，むしろ悪化するという報告があるなど，その効果はエビデンスに乏しい．
- 脳性麻痺の装具適応では，年齢的推移によって次のように考えられる．

  乳児期
  - ・運動発達の促進が優先される時期で，この時期に装具が使用されることは少ない．
  - ・発達を促すために，治療目的に沿った臥位保持具や座位保持具などの姿勢保持の補助を目的としたテクニカルエイド（福祉用具）を用いることが多い．

  幼児期前半
  - ・運動発達が起立・歩行の段階に入ってくると，装具療法が適応となる．
  - ・下肢の拘縮や変形の矯正・予防や抗重力筋活動の賦活を目的に，立位保持を促すためのスタンディングテーブル，ティルトテーブル，プローンボードなどが用いられる．
  - ・立位保持から歩行への過程で支持性，拘縮・変形などを考慮して短下肢装具（図 3-102 a），長下肢装具（図 3-102 b），骨盤帯長下肢装具などが用いられる．

  幼児期後半から学童期
  - ・歩行レベルに達した対象児では，日常生活活動への導入のために装具脱着の自立，安定性・スピード・持久性を高め，歩行能力の実用化を図る．
  - ・日常生活での活動性が高まると，結果的に痙性が増してくるので，尖足予防（図 3-102 c）や股関節内転拘縮予防のための夜間装具が用いられるこ

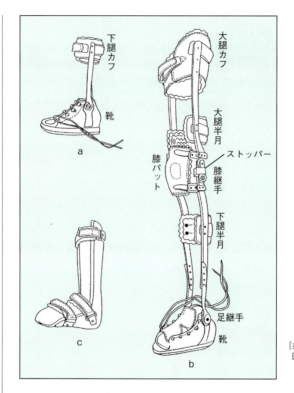

図3-102 下肢の装具
[井澤淑郎編:小児の整形外科,
医歯薬出版, 1984より引用, 一部改変]

ともある.
- 年齢, 病型, 症状の程度に応じて, 椅子や移動具, 食事その他のADLのためにさまざまな工夫をした福祉用具が, 各時期を通して装具療法と合わせて用いられる.

2. 装具の種類と構造

- 脳性麻痺で用いられる下肢装具は, 短下肢装具, 長下肢装具, 骨盤帯長下肢装具, 股装具である (構造の詳細は, 3章1「装具療法とリハビリテーション」を参照).
- 脳性麻痺で用いられる股装具には, 股外転装具蝶番式 (hip action brace) やSWASH装具 (standing, walking and sitting hip orthosis) (図3-103) がある.
- 股外転装具蝶番式は, 骨盤帯と股継手と大腿カフとで構成される. 股関節の屈曲・伸展運動を可能にする股継手の中枢側に外転方向に開く蝶番関節が取り付けられ, 調節ネジによって内転運動を制御できる構造になっている.
- SWASH装具も, 骨盤帯と股継手と大腿カフとからなっている. 股継手は股関節90度屈曲では股開排位になり, 股関節伸展時には歩行に適度な外転位を保持できるようになっている.
- 上肢装具が用いられることは少ないが, 痙性による拘縮や変形の矯正およびアテトーゼによる不随意運動のコントロールを目的として, 手関節背屈装具や対立装具を用いることがある.

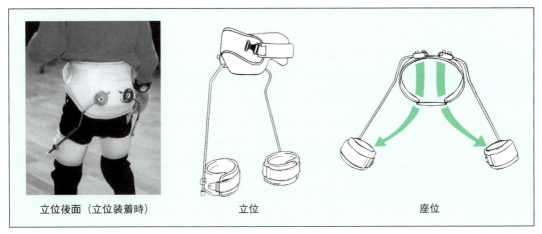

立位後面(立位装着時)　　立位　　座位

図3−103　SWASH装具

[田沢製作所パンフレットより引用]

3. 適応と処方

- 脳性麻痺痙直型では，痙性による異常な筋緊張や異常な姿勢反射がみられる．
- このような症状は，痙直型に特徴的な関節の拘縮や変形を引き起こす．
- 下肢では，股関節屈曲・内転・内旋肢位，膝関節屈曲肢位，足関節内反尖足位に，定型的(鋏状)に出現する．
- このような問題に対しては装具療法が適応となる．代表的な装具を以下に示す．

3−1. 足関節

1) 尖足

> 確認しよう！
> 足関節，膝関節，股関節の構造と機能をもう一度確認してみよう！

- 尖足位は歩行効率の低下だけでなく，尖足歩行という異常歩行を呈するので装具の適応となる．
- 足関節底屈制限足継手付き金属支柱短下肢装具は，継手の摺動*部を削る角度によって底背屈の制限角度を設定することができる．
- これは矯正力と耐久性に優れているが，装具を用いた歩行練習が幼児期前半へと低年齢化することに伴って，プラスチック短下肢装具の処方が多くなっている．
- 足関節底屈制限足継手付きプラスチック短下肢装具は，痙性が強くなければ歩行時の円滑な背屈運動を可能にし，歩行エネルギー消費が少ないというメリットがある．
- 足継手は大別すると撓み式と摺動式がある．撓み式は主にポリウレタンなどの弾性素材が用いられる．継手そのものには可動域を制限する機能はなく，角度制限を可能にするデザインにしたり，モーションコントロールリミッターを用いたりする．

＊　摺動：滑って動くこと．

- 摺動式は，継手そのものが制限・制動機能をもつダブルクレンザック（ロッド入り）構造の継手など，プラスチックと一体成形して可動域制限範囲を設定できるものがある．

2）内反・外反
- 下腿三頭筋，後脛骨筋などの痙性は，内反尖足位という形で拘縮・変形をもたらす．また，尖足位のまま立ったり歩いたりすると，足根骨間に外反方向のストレスがかかり，その結果適正なアライメントが形成されずに外反扁平足を生じやすい．
- このような内反・外反変形に対しては，金属支柱型短下肢装具ではTストラップやYストラップが処方される．
- プラスチック短下肢装具では，らせん状支柱プラスチック短下肢装具や，足関節がしっかり保持され制動性が強い湯之児式，KU half 短下肢装具などがある．
- らせん状支柱プラスチック短下肢装具は，らせん状支柱の巻き開き・巻き戻しの繰り返し運動エネルギーを，3点支持の原則を活用して内反・外反の矯正に使うものである．

3－2. 膝関節
- 膝関節では，矢状面での膝屈曲と反張膝が主な問題で，加えて内反膝と外反膝のコントロールのために長下肢装具が適応となる．
- 歩行練習での下肢の支持性確保と膝屈曲変形の予防を目的に，膝伸展位を保持するためにストッパー付きリングロックなどの継手と膝あてパッドが用いられる．
- 屈曲変形を示さず支持性が求められる病型では，オフセット型の継手を用いることがある．
- 脳性麻痺では，尖足による重心線の後方移動によって反張膝を呈することがある．この場合は，観血的方法で尖足の問題を解決するか，装具の適応を考える必要がある．
- 装具療法では，スウェーデン式膝装具や長下肢装具での膝関節過伸展の防止によって反張膝が改善されることがある．
- 内反膝と外反膝に対しては，足関節の内反・外反と同様にストラップによる矯正が図られる．

3－3. 股関節
- 痙直型にみられる股関節の問題は内転と屈曲・内旋である．
- 歩行練習用装具では，上述の足関節，膝関節での問題と合わせて考えなければならない．
- 殿部伸展装置付き骨盤帯長下肢装具が適応となる．この装具は股関節の内転コントロールのために骨盤帯を，股屈曲に対しては股継手や殿部伸展装置を処方する．

- 杖歩行での移動は，装具の脱着，立ち上がり・座位になるなどの活動の自立を考えると，日常生活での実用的歩行は困難で，治療経過における一時的なものとして考えるのが妥当である．
- 股内転に対しては，股外転装具蝶番式を長下肢装具に取り付けて用いることがある．また，上述のSWASH装具と短下肢装具を併用して歩行練習することも選択肢の1つである．
- 股内旋についてはツイスターを用いるが，一時的な適応と考えるのが望ましい．

(田原　弘幸)

4．適合とチェックポイント

4－1．脳性麻痺の装具の適合判定における配慮事項

- 脳性麻痺の装具の適合判定においては，対象者が子どもであることなどにより，配慮すべき点がある．
- 子どもは走ったり，跳んだりといった活発な運動が多いため，支柱や足部の破損や継手の磨耗に注意する．
- 破損や磨耗を生じやすいことに加えて，子どもは身体の成長により，装具の適合が変化しやすい．そのため，定期的なチェックが大切となる．ベルトの長さや大きさのチェックも必要である．
- 理学療法場面での適合判定に加えて，理学療法場面以外の学校などの生活場面における装具使用の様子についても観察する．
- たとえば，立位や歩行のチェック時には問題がなくても，日常生活場面の歩行時には，つま先のひきずりや立脚期の体重支持がつま先立ちでなされることがよくあると指摘されている．
- 装具内の皮膚に対する局所的な圧迫や摩擦の有無に関して，子ども自身からはうまく伝達できないことがあるので注意を要する．
- 装具使用後には，発赤や傷，痛み，圧迫感を生じていないかをチェックする．保護者に対してもチェックの仕方を指導する．

4－2．基本的なチェックポイント

- 適合判定における基本的なチェックポイントは，3章1「装具療法とリハビリテーション」を参照のこと．

5．装具療法の効果とEBM

5－1．エビデンスのレベル

- 装具療法やリハビリテーションなどの医療の有効性を示す根拠のことを，エビデンスという．
- エビデンスを導く研究方法には，いくつかの種類があり，研究デザインとよばれている．
- 研究デザインによって，エビデンスの質には高いものから低いものまで段階がある．

表3−9 エビデンスのレベル

レベル	介入（群）研究
Ⅰ	無作為化比較試験のシステマティックレビュー 大規模無作為化比較試験（信頼区間が狭い） 　（n＞100）
Ⅱ	小規模無作為化比較試験（信頼区間が広い） 　（n＜100） コホート研究のシステマティックレビュー アウトカムリサーチ（非常に大規模な生態学的研究）
Ⅲ	コホート研究（同時対照群がなければならない） 症例対照研究のシステマティックレビュー
Ⅳ	症例集積研究（case series） 同時対照群のないコホート研究（たとえば，既存対照群のあるコホート研究） 症例対照研究
Ⅴ	専門家の意見 症例研究あるいは症例報告 基礎研究（bench research） 理論あるいは生理学的研究に基づいた専門家の意見 常識／逸話

[AACPDM Methodology to Develop Systematic Reviews of Treatment Interventions（Revision 1.2）2008 Version Available at http://www.aacpdm.org/resources/outcomes/systematicReviewsMethodology.pdf より抄訳]

❑ たとえば，アメリカ脳性麻痺学会はエビデンスのレベルを表3-9のように示している．
❑ 無作為化比較試験（randomized controlled trial：RCT）は，医療の有効性を示すための厳密な方法であり，RCTによってもたらされたエビデンスは，高いレベルに位置づけられている．

5−2. システマティックレビューからのエビデンス

1）システマティックレビューとは
❑ システマティックレビューとは，過去における科学的客観的なエビデンスを整理し，まとめて伝えようとする方法のことである．
❑ システマティックレビューでは，ある特定の臨床上の疑問を解決するために，その疑問に沿った明確な基準に基づいて過去に行われた研究を収集し，多くの研究成果を要約しようする．
❑ システマティックレビューによる文献を読むことは，効率よくエビデンスの現状を把握するための良い方法の1つである．

2）下肢装具の有効性
❑ 脳性麻痺における下肢装具の有効性に関して，1994（平成6）年から2000（平成12）年までの論文を整理したシステマティックレビューがある．
❑ このシステマティックレビューで取り上げられた論文は，合計27編である．
❑ 論文を選択するときの基準の1つとして，下肢装具の有効性を示すために比較

> **調べてみよう！**
> 無作為化の利点は何か，無作為化の意味と方法を調べてみよう！

> **考えてみよう！**
> 治療効果を示すうえで比較群が必要な理由を考えてみよう！

群があることを挙げている．
- すなわち，下肢装具を使用していない裸足や靴などの群と比較して，下肢装具療法群における効果を検討した研究のみが収集されている．これらの研究のほとんどは，同じ被験者群を用いて裸足と装具使用における効果の違いなどを比較している．
- 医療の有効性を示すうえで比較群のあることは，研究方法上，重要な点である．たとえば，RCT は，比較群のある研究方法の例である．ただし，脳性麻痺における装具療法の有効性を RCT によって検証した研究は少ない．
- このシステマティックレビューにおいても，取り上げられた論文のほとんどは RCT ではない．
- このシステマティックレビューの著者らは，脳性麻痺における装具療法の効果に関するエビデンスのレベルは低い状態が続いており，今後 RCT によって，装具療法の効果を検証していく必要があると指摘している．
- 脳性麻痺の下肢装具の有効性に関して，このシステマティックレビューから得られた知見は以下のとおりである．

(1) 足関節底屈を制限した足継手付き短下肢装具，後方がリーフスプリングとなっている短下肢装具，足関節部が固定されている短下肢装具は，いずれも尖足による足関節底屈を防止することができる．
- 一例として，図 3-104 は痙直型両麻痺の歩行周期における足関節角度を示したものである．裸足歩行，短下肢装具を装着しての歩行および正常児の裸足歩行を示している．
- この研究の対象児の人数は，35 名である．平均年齢は 8.7 歳（範囲 2.5 - 19 歳）である．図 3-104 の曲線は，この 35 名のうち，尖足をコントロールするために装具を必要としていた 18 名から得られたものである．
- 各個人のデータは，両足関節のデータを平均したものである．

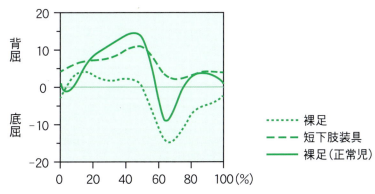

図 3 - 104　痙直型両麻痺の歩行周期における足関節角度

[Abel, MF et al.: Gait assessment of fixed ankle-foot orthosis in children with spastic diplegia, Archives of physical medicine and rehabilitation 79（2）: 126-133, 1998 より抄訳]

- 使用された装具は，ポリプロピレン製で足関節部が固定されている短下肢装具である．採型は軽度背屈位で行われている．
- 図 3-104 の曲線は，着床初期と遊脚相の足関節底屈が防止されていることを示している．

(2) 筋緊張を緩和するための形状（tone reducing feature）を備えた果上レベルまでの装具は，尖足を防止しない．

- 筋緊張を緩和するための形状は，内側縦アーチのサポート，足指を 0.5cm 上昇させる足指プレート，中足骨頭を 0.5cm 上昇させるサポートおよび距骨下関節を中間位に保持する踵骨のサポートからなる．
- 足指の上昇は，過剰な足指屈曲の減少を目的としている．中足骨頭の上昇は，過剰な底屈内反の減少を目的としている．
- 平均年齢 8.4 歳（範囲 4 − 11 歳）の痙直型両麻痺 8 名を対象として，筋緊張を緩和するための形状を備えた果上レベルまでの装具を使用した研究において，尖足を防止する知見は得られていない．

(3) 脳性麻痺の多くの子どもにおいて，装具を使用して足関節底屈あるいは尖足を防止することにより，歩行スピードや重複歩距離などの歩行パラメータの改善が示されている．

- 表 3-10 は，痙直型両麻痺の裸足と短下肢装具装着時の歩行パラメータを示したもので，前述の図 3-104 の研究と同じ研究からの結果である．解析対象児の人数は 35 名である．

表 3 − 10　痙直型両麻痺の裸足と短下肢装具装着における歩行パラメータ

パラメータ	裸足 （平均± SD）	短下肢装具 （平均± SD）	F 値	p 値
速度（m/sec）	.72 ± .30	.82 ± .32	16.0	.0001
重複歩距離（m）	.69 ± .22	.72 ± .25	37.5	.0001
ケイデンス（step/min）	123.5 ± 32	121.2 ± 31	1.19	.283
片脚支持（%）	33.2% ± 6.2	35.0% ± 5.0	11.9	.002
両脚支持（%）	33.9% ± 12	30.0% ± 10	13.8	.001
立脚相（%）	67.0% ± 6.2	65.0% ± 5.1	13.9	.001

n =35，平均年齢 9.76 ± 4.37 歳（範囲 2.5 − 19）

[Abel, MF et al.: Gait assessment of fixed ankle-foot orthosis in children with spastic diplegia, Archives of physical medicine and rehabilitation 79（2）: 126-133, 1998 より抄訳]

- 裸足歩行と比較して，短下肢装具を装着しての歩行は，速度（velocity），重複歩距離および片脚支持時間が統計学的に有意に増加している．両脚支持時間は有意に減少している．ケイデンスの有意な変化はみられていない．

(4) 階段昇降，座位から立位への姿勢変換およびバランス調節などの活動については，比較的重症ではない機能障害の場合，より制限の少ない継手，リーフスプリングおよび果上レベルの装具によってより良く遂行できる場合が多い．

☐ 立ち上がり動作の所要時間について，裸足，足関節底屈制限背屈フリーの足継手付き短下肢装具，および足関節部が90°で固定された短下肢装具の3条件で比較した研究では，以下の結果が得られている．
- 対象児は，正常児と比較して裸足での立ち上がり動作の速さが遅かった3歳から4歳の痙直型両麻痺8名である．装具の材質はポリプロピレンである．
- 裸足，足継手付き短下肢装具および足関節部90°固定の短下肢装具装着時の立ち上がり動作の平均時間は，それぞれ2.52秒（範囲1.41 − 5.53秒），1.27秒（範囲0.60 − 3.02秒）および2.06秒（範囲0.65 − 6.10秒）であった．
- 統計学的な有意差は，裸足と足継手付き短下肢装具の間に認められたが，裸足と足関節部90°固定の短下肢装具の間には認められなかった．

(5) 足関節底屈制動が筋の短縮を防止し，拘縮を予防するという十分なエビデンスはない．

3）歩行速度への効果

☐ 脳性麻痺における短下肢装具の使用が歩行速度に及ぼす効果に関して，1990（平成2）年から2005（平成17）年までの論文を整理したシステマティックレビューがある．

☐ ここでは，整形外科的手術（腱移行術や筋延長術など），痙性コントロール（根切除術，ボツリヌス菌治療など），装具療法（いろいろな種類の短下肢装具）などの治療的介入の有効性が検討されている．

☐ 論文を選択するときの基準の1つは，効果判定の指標として歩行速度を測定していることである．

☐ このシステマティックレビューで取り上げられた装具療法の効果に関する論文は，合計13編である．

☐ この13編から得られている26個の研究結果が，メタアナリシスという定量的にエビデンスをまとめる手段を用いて統合されている．

☐ 具体的には，統計学的手法を用いて，26個の研究結果を統合した装具療法の効果の大きさが算出されている．

☐ その結果，歩行速度に対する装具療法の効果の大きさは，統計学的に有意な値が示されている．

☐ 整形外科的手術や痙性コントロールの効果の大きさについても，有意な値が示されている．

☐ しかし，これらの治療法の効果の大きさは，いずれかの治療法について，臨床的な推奨ができるほど十分なものではなく，今後さらに研究を必要としている．

☐ この研究の著者らは，収集した個々の研究における方法論上の問題を整理し，

> 調べてみよう！
> メタアナリシスについて調べてみよう！

今後の研究のために考慮すべき点として，次の点を挙げていた．
- 研究対象である脳性麻痺の標本数を多くすること．
- 効果に影響を与える介入以外の要因の影響を考慮すること．たとえば，障害の重症度，麻痺のタイプ，介入の期間，研究目的として取り上げている治療的介入以外の介入の有無，性別および年齢などの要因．
- 特に，研究目的として取り上げている治療的介入と同時に受けている介入については，論文中に詳述しておくこと．
- 麻痺のタイプや年齢別の効果の違いを明らかにすること．
- 治療的介入の適切な時間および期間ならびに年齢を明らかにし，研究にあたっては，治療的介入が効果的となる時間や期間などを準備すること．

5－3. 装具療法の今後の展望－エビデンスの確立に向けて

❑ 前述したシステマティックレビューは2編とも，エビデンスを導き出す研究方法に不十分な点があることを指摘している．このことにより，脳性麻痺の装具療法の効果に関して，レベルの高いエビデンスは乏しくなっている．

❑ 脳性麻痺に対する装具療法のエビデンスのレベルを高めるためには，研究方法上の問題点を踏まえて，よりよい研究方法にて効果を検討していくことが必要である．

❑ 2010（平成22）年，脳性麻痺児におけるAFOの効果に関する介入研究の報告の中に，盛り込まれるべき内容についての実際的指針が示されている（表3-11）．

表3－11　AFO介入研究を報告するにあたっての最善の実践的指針

項目	内容
標本の均質性	
装具の目的	装具療法の適応に関する標本の均質性を報告する．
年齢	範囲（年）を記載する．
診断	運動障害，局所的な解剖学的部位，GMFCSレベルを詳述する．
歩行パターン	1つの特殊な歩行パターンあるいは異なる歩行パターンに分けて着目する．既存の歩行分類システムを用いて記述する．あるいは関連する解剖学的面における足，膝，股関節の位置（posture）を詳述する．
AFOの詳細	
適合性	装具の目的と参加者の身体的特性に対する装具の適合性を述べる．
動き（movements）	AFOによって補助される動き，予防される動き，許容される動きを記述する．
AFO足角度	AFO足角度を報告する．
素材	素材のタイプと厚さを報告する．
トリミング	トリムライン（足指プレートの長さと可撓性を含めて）を報告する．
チューニング	AFOがチューニングされたかどうか，そのチューニングの方法（何がなされたか，その決定のために使用されたパラメータは何か）を報告する．
下腿の前傾角度	AFOと靴を装着した時の下腿の前傾角度を報告する．
力学的特性	可能であれば，AFOの力学的特性（堅さと足継手と中足指節継手の中間位）を数量で示す．
製作方法	成形（custom）（モールドは同じか，異なるか？）や組み立て（部品の名称，メーカー）について，製作方法を記述する．
検証プロトコル（AFO研究に関して）	
対照	対照の条件を明確に述べる．裸足との比較は，靴の影響が含まれるため，装具の効果を過大評価することに注意する．
試行の順序	試行の順序を述べる．無作為化された順序を用いる，あるいはできる限りベースライン測定に戻るようにする．
順応	装具に順応するために設けた時間を述べる．

[Ridgewell, E et al.: A systematic review to determine best practice reporting guidelines for AFO interventions in studies involving children with cerebral palsy. Prosthetics and orthotics international 34(2): 129-45, 2010 より抄訳]

- 将来の研究において，この指針を活用することによりエビデンスの質の改善が期待される．

6．生活場面での活用
6−1．生活場面での活用における留意事項
- 装具の使用にあたっては，生活場面において，どのような機能障害が軽減でき，どのような姿勢・運動の発達を促すことが期待できるかを念頭におくとともに，活動や参加に果たす役割にも目を向ける．
- 一日の生活のなかで，使用している時間帯や場所について情報収集し，使用状況を把握しておく．
- 処方された装具の特徴や限界を知り，装具装着により生活上に不便を生じている面がないかなどに留意する．

6−2．短下肢装具と生活場面における機能的移動スキル
- 長下肢装具は，立位・歩行練習のために活用されるが，長下肢装具を装着しての歩行は，実際の歩行における実用性が乏しい．
- 日常生活における実用歩行には，短下肢装具が使用されている．金属支柱付きの短下肢装具は重いので，プラスチック短下肢装具が処方されることも多い．
- 短下肢装具装着が，生活場面における移動の改善に対してどの程度の効果があるのかについては，検討を要する課題である．
- PEDI（pediatric evaluation of disability inventory）は，子どもの能力低下評価法であり，移動を含む生活上の課題を行うために必要な機能的スキルを測定することができる．
- これまでに，PEDI を用いて，プラスチック短下肢装具を装着したときと装着していないときの移動に関する機能的スキルを比較した研究が，痙直型片麻痺と痙直型両麻痺を対象として報告されている．
- 平均年齢 9 歳（範囲 5−15 歳）の 30 名の痙直型片麻痺を対象とした研究では，短下肢装具なし，足継手付短下肢装具，後方がリーフスプリングとなっている短下肢装具および足関節部が固定されている短下肢装具について比較している．
- 30 名の対象児に短下肢装具なしと各短下肢装具装着を 3 か月間ずつ施行した後，PEDI の移動領域の項目を評価して比較した結果，すべての短下肢装具において，機能的移動スキルは，短下肢装具なしと比較して統計学的に有意な改善がみられている．
- 一方，この研究と同様な方法を用いた平均年齢 8 歳（範囲 4−11 歳）の 16 名の痙直型両麻痺を対象としている報告において，短下肢装具装着による機能的移動スキルは，短下肢装具なしと比較して，統計学的に有意な改善がみられていない．
- 次に示す PEDI の項目は，短下肢装具装着においても，痙直型両麻痺の子どもにとって難しい課題として示されている項目である．

> 調べてみよう！
> PEDI の目的や構成，評価方法などについて調べてみよう！

・部屋の間や 50 m 以上の距離を困難なく移動すること（項目 31 と 44）
・でこぼこや不整な路面（芝生, 砂利道）を歩くこと（項目 47）
・階段全部を困難なく歩いて上ることと下りること（項目 54 と 59）

❏ 項目 31, 44, 54 および 59 は, 同年齢の仲間たちに追いつけるだけの十分なスピードで遂行できることが要求されている項目である.

❏ 今後さらに, 生活場面における短下肢装具活用の効果に関して研究されていくことが望まれる.

（堺　裕）

6. 側彎症の体幹装具

1. 側彎症の基礎
1−1. 側彎症の定義

- 側彎症（scoliosis）とは前額面上で脊柱が側方に彎曲したものである．側方変形だけでなく，前後の彎曲異常と回旋変形を伴った三次元的な変形を呈する．椎体は側彎の凸側後方に向かって回旋する（図 3-105）．椎体の回旋に伴って肋骨も変形し，肋骨が隆起する．

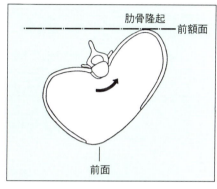

図 3−105　椎体の回旋

[加倉井周一・他編：小児骨関節疾患−脊柱側彎症，装具治療マニュアル−疾患別・症状別適応−第 2 版，医歯薬出版，pp244-260, 1993 より引用]

1−2. 側彎症の分類

- 側彎症は，機能性側彎症と構築性側彎症に分類される．

1）機能性側彎症

- 原因が脊柱以外にある一過性の側彎症であり，原因が除去されれば消失する．
- 原則として側彎症に対する治療は必要なく，原因の除去が行われる．
- 代表的なものとして学童期や思春期の子どもに多くみられる姿勢性側彎があるが，彎曲が 20 度以上になることは稀であり，椎体の回旋変形も軽度である．普段の不良姿勢を除去すれば自然に緩解する．
- 腰痛により反射性防御性筋痙縮が生じて側彎を呈すること（腰痛側彎）や，脚長差が原因で代償的に腰椎に側彎をとること（代償性側彎）もある．

2）構築性側彎症

- 側彎変形が固定したものであり，臥位で彎曲の凸側方向に側屈しても完全には矯正されない．
- 代表的なものに原因不明の特発性側彎症（idiopathic scoliosis）がある．
- 全側彎症の 70〜80％を占め，発症年齢により乳幼児型（infantile），学童期型（juvenile），思春期型（adolescent）の 3 型に分類される（表 3-12）．
- 学童期型と思春期型が装具療法の適応になることが多い．
- 特発性側彎症の他に，症候性側彎症（symptomatic scoliosis）がある．
- 症候性側彎症とは何らかの疾患に合わせて生じ，側彎がその疾患の一症状と考えられるものであり，その代表例として先天性側彎症（congenital scoliosis），神経原性側彎症（neurogenic scoliosis），神経線維腫症（neurofibromatosis）＜レックリングハウゼン病＞，マルファン症候群（Marfan syndrome）などがある（表 3-13）．

表3-12 特発性側彎症の分類と特徴

	乳幼児型	学童期型	思春期型
発症年齢	0～3歳	4～9歳	10歳以上の思春期
男女比	男児に多い	ほぼ同等	80～90％が女性
彎曲パターン	胸椎左凸の側彎が多い	胸椎右凸の側彎がやや多い	胸椎右凸の側彎が多い
進行	寛解例と進行例がある	進行性	成長著しい時期に進行
その他	成長期間が長いために高度変形を呈する可能性が高い	特発性側彎症の12～21％を占める	特発性側彎症の大部分を占める

表3-13 症候性側彎症の分類と特徴

	原因	側彎の特徴	その他の症状
先天性側彎症	脊椎の先天奇形	半椎，片側癒合椎は進行性	
神経原性側彎症	脳性麻痺，脊髄損傷，ポリオ，二分脊椎，筋ジストロフィー症など	神経症状に伴う（いわゆる麻痺性側彎症）	神経症状
		代償性彎曲のないsingle curve（long C curve）を呈することが多い	
神経線維腫症1型	常染色体優性遺伝性疾患	short angular curve を呈することが多く，進行が著明	皮膚の多発性色素沈着（カフェオレ斑），多発性結節性皮下腫瘍
			椎体辺縁の陥凹，肋骨の pencilling
マルファン症候群	先天性代謝異常に基づく常染色体優性遺伝性疾患	進行性	骨格系異常（長身痩躯，くも指，胸郭変形など），大動脈拡張，水晶体亜脱臼

2．側彎症の診断と治療
2-1．診断・評価

- 視触診により，①静止立位で前屈したときの背部および腰部の高さの不均等，②脇線の左右不均衡，③両肩の高さの左右不均衡，④両肩甲骨の高さと位置の左右不均衡，を評価する（図3-106）．
- モアレ縞の等高線により背面形状の変化を定量的に判定するモアレ撮影法が用いられる（図3-107）．
- 立位前後X線像から側彎度を計測する．Cobb法とRisser-Ferguson法があるが，現在では一般的にCobb法が用いられている（図3-108）．
- NashおよびMoeらの，椎弓根部の椎体に対する位置で段階付ける方法により椎体回旋度の評価を行う（図3-109）．

理解しよう！
診断・評価をしっかり理解しよう！

6 側彎症の体幹装具 233

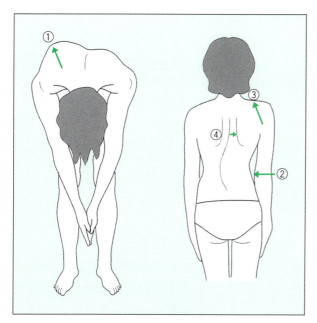

図3－106 脊柱側彎の検診法
[立野勝彦：脊椎の疾患－脊柱の変形，標準理学療法学 作業療法学 専門基礎 整形外科学 第2版，医学書院，p90，2005より引用]

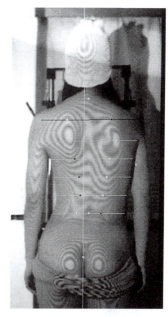

図3－107 モアレ撮影法
[小野俊明・鈴木信正：脊椎・脊髄・末梢神経障害の検査・診断法－モアレ，新 図説臨床整形外科講座－整形外科の検査・診断法（山本吉蔵・他編），メジカルビュー社，pp124-129，1995より引用，一部改変]

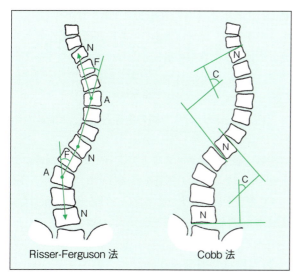

図3－108 側彎度計測法
Nは neutral vertebra, Aは apical vertebra を表している.
[加倉井周一・他編：小児骨関節疾患－脊柱側彎症，装具治療マニュアル－疾患別・症状別適応－第2版，医歯薬出版，pp244-260，1993より引用，一部改変]

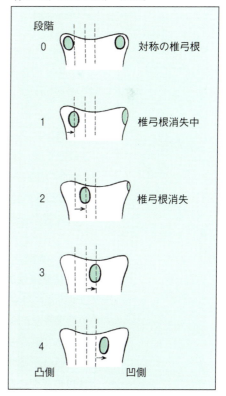

図3－109 椎体回旋度
[Nash C L & Moe J H: A study of vertebral rotation, J. Bone Joint Surg. 51-A: 223-229, 1969 より引用，一部改変]

2−2. 特発性側彎症に対する治療方針

1）治療方針の決定
- 一般的には Cobb 法により計測した角度（Cobb 角）により治療方針が決定されるが，隆起や骨年齢，骨成熟の程度も判断材料になる．
- Cobb 角 25°以下未満では，運動療法の処方および経過観察が行われる．
- Cobb 角 25〜40°では，装具療法が行われる．
- Cobb 角 40°以上で骨成熟未熟の場合は，手術療法の適応となる．

2）治療の必要性
- 軽度の側彎症であれば心肺系や消化器系に影響を及ぼすことはないが，Cobb 角が 60°を超えると，胸郭の変形が起こることにより肺活量が減少する（拘束性障害）症例が多いといわれている．
- Cobb 角が 25〜50°の症例では成長期において側彎が進行することがあるため，骨成長が終了するまでは，装具療法などにより側彎の進行阻止を図らなければならない．また，50°を超えると骨成長が終了してからも側彎の増強がみられるという報告もあり，さらに長期にわたる治療が必要となる．

3）運動療法の処方
- 原則として，側彎が Cobb 法で 20°以下では積極的に運動を行わせる．
- 3〜4 か月ごとに X 線撮影を行い，経過観察を行わなければならない．
- ①脊柱可動性の維持および拡大，②側彎の矯正，③脊柱支持筋の萎縮防止および増強，④平衡機能障害の改善，⑤心肺機能の改善，を目的として側彎体操が処方される．
- 脊柱矯正と筋力増強を組織的に同時に行う一連の体操として，Klapp の匍匐運動がある．
- 最近では，体幹を側彎凹側に水平移動させることによって側彎尾側端における椎骨の傾斜を減少・消失させ，その頭側の側彎を軽減させるサイドシフト法や，側彎凸側の骨盤を挙上させることにより下位腰椎部における椎骨の傾斜を減少・消失させ，その頭側の側彎を軽減させるヒッチ法が用いられる．

2−3. 側彎症に対する装具療法の概念

1）装具療法の歴史
- 側彎症に対する装具療法の歴史は長く，さまざまな装置や装具が考案されたが，効果判定が曖昧であった．
- 1895（明治 28）年に X 線が発見され，20 世紀前半には X 線写真を用いた脊柱変形の評価が行われるようになった．
- 1940 年代になってから，Hibbs による脊椎後方固定術や Harrington による脊椎変形矯正術が開発された．
- 1945（昭和 20）年，手術後に装着する装具として，Blount と Schmidt によっ

てミルウォーキー型装具（Milwaukee brace）が考案され，その後，保存的療法の矯正装具として用いられるようになった．
- 側彎症に対する装具療法の有効性については統計学的な根拠をもつ報告がなされなかったために，時代の流れとともに肯定と否定が繰り返されてきた．
- ミルウォーキー型装具が考案された当時，側彎症は必然的に進行するという概念があったため，積極的に装具治療が行われた．ところが，1975（昭和 50）年頃より軽症例は必ずしも進行するとは限らないという報告が多くなされ，装具療法の有効性が否定されるようになった．
- しかし，アメリカ側彎症学会が行った調査をもとに，装具療法が有効であるとの報告が 1995（平成 7）年になされた．

2）装具療法の意義・目的
- 装具療法は成長期に側彎の進行を防止することを目的としており，Cobb 角が 30°を超えないように管理しなければならない．
- 装具は，保存的療法だけでなく，Instrumentation による矯正固定術が施行された後の術部安静，固定，管理のために用いられてきた．しかし最近では，手術の方法や脊椎インプラントの発達に伴って "no cast, no brace" が選択されることもある．
- 10 歳未満の症例においては，身長が著しく伸びる時期にあるため，固定を行わず Instrumentation のみによる矯正が行われるので，Instrument の破損を予防するためには装具による外固定が必要となる．
- また，奇形椎の摘出や矯正固定を行った幼小児の症例では，術後に矯正装具や holding brace による管理が必要となる．

> 調べてみよう！
> Instrumentation ってどんなものだろう？

3）装具療法の適応
- 機能性側彎症に対して装具は適応されない．
- 特発性側彎症に対しては，装具療法の適応が明確でない grey zone が 2 つある．
- Cobb 角 15～25°の範囲は経過観察か装具療法か，Cobb 角 40～50°の範囲は装具療法か手術療法かの選択が明確でない grey zone である（図 3-110）．
- Cobb 角 15～20°では非進行性の場合もあるため，その角度の症例すべてに対して装具療法を行うことは，対象者に対して身体的および精神的ストレスをかけることになる．しか

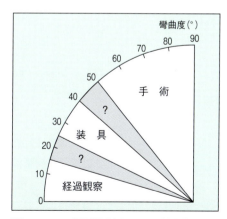

図 3－110　特発性側彎症における治療法の選択

［小野村敏信・吉田悌三郎：側彎症装具─最近の動向，別冊整形外科 No.4 義肢・装具（加倉井周一・渡辺英夫編），南江堂，p194，1983 より抜粋して引用］

し，もしその対象者の彎曲が進んでしまった場合は，それを元に戻すのに難渋することになる．
- Cobb角40〜50°を呈する症例では，腰背部痛や心肺機能障害，外見上の醜形を対象者が受け入れることができないことが手術療法の検討要因となる．
- 装具療法を行うにあたっては，対象者の自宅や学校での生活についても十分に考慮する必要がある．特に装着スケジュール，体育授業やスポーツクラブへの参加などについては，治療者，保護者，担任教員の三者が治療方針を統一して指導していかなければならない．
- 先天性側彎症に対しては，彎曲角度の矯正よりも脊柱のバランス改善を目的とした装具が処方される．
- 神経原性側彎症に対しては，装具療法で彎曲の進行を防ぐことは困難であり，手術療法が必要となることが多い．

4）装具による矯正の原理

- 装具による矯正力のかけ方には，①長軸方向への牽引，②彎曲凸側頂部の圧迫，③凸側への屈曲，④骨盤に対しての平行移動，の4つの方法がある（図3-111）．

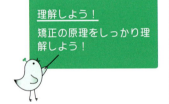
理解しよう！
矯正の原理をしっかり理解しよう！

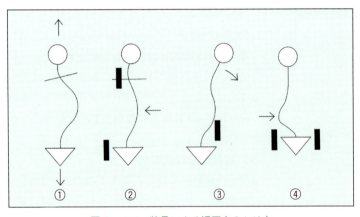

図3-111　装具による矯正力のかけ方
［瀬本喜啓：装具編—側彎装具，義肢装具学 第3版（川村次郎編），医学書院，pp314-324，2004 より引用］

- 装具における主彎曲の矯正には，圧迫点1点とその対側の2点のcounter forceによる「3点支持の原理」が用いられることが多い．
- 胸椎や胸腰椎の彎曲を凸側から圧迫すると，頂椎より上位の脊柱に姿勢反射の1つである立ち直り反射が起こることを利用して，矯正を試みる場合がある．
- 胸椎部においては，凸側からの肋骨を介した圧迫による側方偏位の矯正とともに，後方からの圧迫による回旋の矯正が図られる．
- 回旋変形した胸郭に対して後側方から矯正力を作用させると，体幹を内方へ押す力と前方へ押す力が生じる．前方へ押す力が椎体の回旋を改善する力として作用することになる（図3-112）．

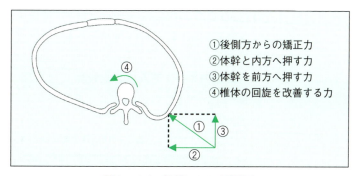

図3-112 胸郭にかかる矯正力
[瀬本喜啓:装具編-側彎装具,義肢装具学 第3版(川村次郎編),医学書院,pp314-324,2004 より引用]

❏ 腰椎部においては,腰椎横突起や腰背部筋を介した後方からの圧迫により,側方偏位および回旋の矯正が図られる.また,前彎の矯正により後方からの圧迫力を増し,脊椎を伸展させる効果も期待される.

3. 側彎症に対して用いられる装具

3-1. 装具の分類(表3-14)

1) 装具の高さによる分類

❏ Nash の分類によれば,側彎症に対して用いられる矯正装具は,頸部まである頸胸腰仙椎装具(cervico-thoraco-lumbo-sacral orthosis:CTLSO)と,肩または腋窩までの高さの胸腰仙椎装具(thoraco-lumbo-sacral orthosis:TLSO)に大別される.

❏ TLSO は腋窩以下のアンダーアーム型装具(under arm brace)として矯正装具の主流となっており,胸椎用,胸椎・腰椎ダブルカーブ用,腰椎用に分けられる.

❏ CTLSO の代表であるミルウォーキー型装具には,中等度以下の側彎症に対しても安定した治療効果が得られている反面,頸部周辺の構造による ADL 上の制限があること,外観上の理由で装着に抵抗感を感じる場合があること,製作が必ずしも容易でないこと,などの問題点が指摘されている.

表3-14 側彎症に対して用いられる装具の例

	パッドとベルトの組み合わせにより圧迫力や counter force を加え,矯正するタイプ	装具の内面の要所にパッドを挿入固定して矯正するタイプ	装具自体の形状で矯正するタイプ
頸胸腰仙椎装具 CTLSO	ミルウォーキー型装具 Milwaukee brace		
胸腰仙椎装具 TLSO	大阪医大式装具 OMC brace	TLSO ヒロシマ	ボストン型装具 Boston brace
			ウィルミントン型装具 Wilmington brace
	アクティブ・コレクティブ型装具 Active corrective brace	ニューヨーク大学装具 NYOH brace	大阪医大式装具 OMC brace
			千葉大式装具

- TLSOを用いるには，ミルウォーキー型装具と同等，もしくはそれ以上の確実な効果を確認することが重要となる．

2）矯正のメカニズムによる分類
- 装具によって矯正のメカニズムが異なり，その方法は3つに分類できる（表3-15）．

表3−15　矯正のメカニズムによる分類

矯正のメカニズム	装具の代表例
パッドやベルトの組み合わせにより圧迫力やcounter forceを加え，矯正する	ミルウォーキー型装具 大阪医大式装具
装具内面の要所にパッドを挿入固定して矯正する	TLSOヒロシマ
装具自体の形状で矯正する	ボストン型装具 大阪医大式装具 ウィルミントン型装具

3−2. 用いられることの多い側彎症装具

1）ミルウォーキー型装具（図3-113a）
- 最近の側彎症に対する治療装具の基本となっている．
- 骨盤帯，骨盤帯から立ち上がる前方1本，後方2本の金属支柱，ネックリング，ネックリングに取り付けられたスロートモールドと後頭パッド，金属支柱に取り付けられた胸椎パッド，腋窩パッド，肩リングなどから構成されている．
- 胸椎パッドが肋骨を介して胸椎に矯正力を加えるが，その際にネックリングと肩リングが上方の，また骨盤帯が下方の支点となり，「3点支持の原理」に基づいた矯正を行う．
- 本装具の特徴として，骨盤の鉛直線上に頭部を位置させて体幹全体のバランスをとり，どのレベルにおいても圧迫矯正が可能なことが挙げられる．
- また，胸椎パッドの位置によって矯正力のベクトルが変化する．
- 矢状面においては，頂椎よりも上方の椎体に胸椎パッドを取り付けると，矯正力がカーブを増強する力となって働いてしまう．したがって，胸椎パッドは頂椎よりも2ないし3横指下方に取り付ける．
- 水平面においては，胸椎パッドを側方ではなく後側方に取り付けることによって，椎体の回旋を減ずる（derotation）力を加えることができる．
- 呼吸運動を妨害しないように，圧迫部以外は大きく開放されている．
- 受動的な矯正作用だけでなく，①深呼吸によって胸郭が拡張するときに胸椎パッドがカウンターとなってderotationの力を加える，②下顎とスロートモールド，あるいは後頭骨と後頭パッドの接触を避けようとして体幹を伸展させる，といった能動的な矯正作用も期待できる．
- 装具装着下での運動も治療においては不可欠な要素となる．

6 側彎症の体幹装具　239

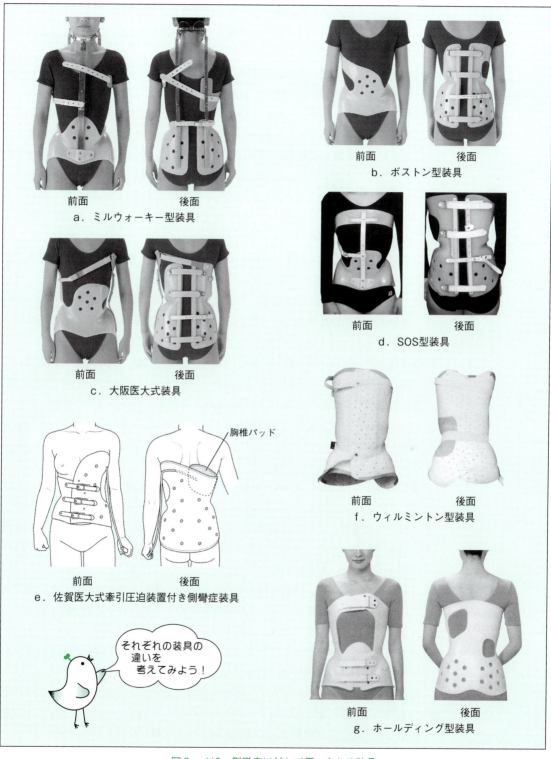

図3-113　側彎症に対して用いられる装具

[浅賀嘉之：脊柱側彎症の装具療法, MB Orthopaedics 44：27-34, 1991／瀬本喜啓：装具編-側彎装具, 義肢装具学 第3版（川村次郎編）, 医学書院, pp314-324, 2004／加倉井周一・他編：装具のチェックポイント-体幹装具, 義肢装具のチェックポイント 第6版, 医学書院, pp226-228, 2003／浅見豊子：装具-体幹装具, リハビリテーションMOOK 7 義肢装具とリハビリテーション, 金原出版, pp132-140, 2003／一般社団法人 日本義肢協会編：義肢・装具カタログより引用]

- また，装具装着下で背臥位をとると，後方支柱がたわむことにより後頭パッドを介しての牽引力を得ることができるため，夜間就寝時に装着することによりさらに治療効果が期待できる．

2）ボストン型装具（Boston brace）（図 3-113 b）

- 1973（昭和 48）年頃より Hall らがミルウォーキー型装具をもとにして考案した．
- 本来は，さまざまなサイズのモジュールをあらかじめ用意しておき，対象者に合ったものを選んで細部を加工しながら即日で装具を完成させ，装着させるシステムのことであり，Boston brace system と呼ばれていた．
- しかしわが国では，モジュールをストックしておく場所の問題から，他の装具と同様，症例ごとに採型する方法がとられるため，完成までに数週間を要するのが現状である．
- 前額面では，「3 点支持の原理」に基づき胸椎部，腰椎部，骨盤部で矯正を図っている．
- 上位胸椎における代償彎曲の立ち直り反射を期待した装具であるため，胸椎凹側を大きく開けた構造になっている．立ち直り反射が不十分な対象者には適さない．
- 腰椎の強い彎曲があり体軸に対して装具が傾く場合は，大転子パッドを用いて傾きを防止する．
- 胸椎，腰椎，仙椎の各レベルで derotation を加えている点，そのカウンターとして骨盤にパッドを用いている点など，水平面における回旋の矯正に関して工夫がみられる．

3）大阪医大式装具（OMC brace：Osaka Medical College brace）

（図 3-113 c）

- ボストン型装具は，上位胸椎における代償彎曲の立ち直り反射が不十分な症例には向かないため，ボストン型装具の胸椎彎曲の凹側に金属製支柱と高位胸椎パッドを加え，装具の適応を広めた．
- 高位胸椎パッドは，凹側の胸郭を内上方に圧迫することを目的としたものであり，圧迫した部分よりさらに上位の彎曲において立ち直り反射が起こることを期待している．
- 高位胸椎パッドの突き上げによって腋窩神経を圧迫する可能性があるので，取り付け位置には注意しなければならない．
- 圧迫する部分以外は開放して，呼吸や胸郭の発育に支障をきたさないように工夫されている．また，装具が体幹から外れないためにパッドの前後にベルトがあるが，特に発育期の女子では，乳房を強く圧迫しないように注意する．

4）scoliosis orthotic system brace（SOS brace）（図 3-113 d）

- ボストン型装具の，体型の変化に対応しづらく，胸椎彎曲に対する上方のカウ

ンターがない点，また，大阪医大式装具の，胸椎への矯正力と上位のカウンターが調節できない点を補うために考案された．
- 矯正力を加える胸椎パッドの強さを調節できる点，パッド反対側の腋窩にあるフープ状の部分がカウンターとなる点より，胸椎側彎に効果を発揮すると考えられている．

5）TLSO ヒロシマ
- 肋骨や腰部の隆起に対する矯正力に優れていることが特徴である．
- 装具の大きさを修正できるため，体型の変化に対して容易に対応可能である．
- 胸郭運動制限による心肺機能低下や乳房の圧迫が生じない構造になっている．

6）佐賀医大式牽引圧迫装置付き側彎症装具（図 3-113 e）
- 胸椎パッドにケーブルワイヤーを取り付け，間欠的に牽引力を加えることにより肋骨隆起が圧迫されて矯正されるものであり，受動的矯正力の動力源を対象者に求めている．
- ケーブルの操作は，着衣した状態で衣服のポケットを通して行うことができる．

7）全接触型装具
- ギプス矯正の原理を応用して，熱可塑性プラスチックで体幹の表面全体を覆う装具であり，体表全面に矯正力を分散する．
- 代表的なものにウィルミントン型装具（Wilmington brace）（図 3-113 f）があるが，①呼吸運動を制限する，②腹部を圧迫するために摂食しにくい，③夏期に体幹が蒸れる，といった短所がある．
- ウィルミントン型装具の腹部，両側肋骨弓部，彎曲凹側背部を開放することにより，呼吸運動制限と腹部圧迫を減少させ，通気性を良好にしたものがホールディング型装具（holding type brace）（図 3-113 g）である．

8）夜間装具
- 夜間のみに使用する装具である．
- 彎曲凹側に体幹を最大側屈させた状態で採型して製作するチャールストン装具（Charleston bending brace）のほかに，プロビデンス装具（Providence brace）やシェヌー装具（Cheneau brace）などがある．

4．側彎症に対する装具療法の実際
4−1. 装具のチェック
- 仮合わせ時および完成時に，装具をチェックする必要がある（表 3-16）．
- 矯正部位だけでなく，頂椎部や腹部の圧迫状況，肩関節や股関節の運動制限，装具と皮膚が接触する部分の発赤などもチェックする．
- 装着開始する前に X 線撮影にて矯正の程度を必ずチェックし，矯正が良好で

表3－16 装具製作のチェックポイント

チェック箇所		チェック内容	留意点
骨盤帯	側方	上前腸骨棘，腸骨稜を圧迫していないか	
		腸骨稜直上部の入り込みは適度で十分腸骨を把握しているか	
		骨盤帯の側方動揺はないか	装具の端は大転子の上方を軽く覆うようにトリミングする
	前方	骨盤帯前方は左右の上前腸骨棘と恥骨前方で作られる面がほぼ平坦になっているか	
		前方の下端は恥骨上縁付近にあるか	股関節を屈曲したときに装具前方下部に当たらないように鼠径部をトリミングする
			上方腸骨棘より上方まで切除すると装具の前方傾斜を制御できなくなるので，上前腸骨棘より下方数cmを残す
	後方	殿筋を圧迫し過ぎて，股関節伸展を制限し，体幹前屈位になっていないか	
		座位で座面に装具が接触していないか	麻痺性側彎症では装具の後方を伸ばして，装具が軽く床面に着く程度とし，座位バランスをとりやすくする
エプロン		両側の上前腸骨棘を結ぶ線から始まり，胸骨剣状突起に向けてなだらかに立ち上がっているか	
		高さは胸骨剣状突起の数cm下方になっているか	
腰椎部圧迫		圧迫面が広すぎて，第11・12肋骨を圧迫していないか	
胸椎部圧迫		後側方から圧迫する場合には，頂椎椎体レベルより2椎体程度下方に圧迫点が位置しているか	
体幹バランス		第7頸椎から重錘を垂らした際に，この重錘線の左右に体幹が均等に振り分けられているか	胸椎の単彎曲の場合，時に下位または上位の代償彎曲が左右にバランスよく振り分けられた結果，主カーブの彎曲度は減少するが，代償カーブの彎曲度がかえって増悪することがある

［瀬本喜啓：装具編－側彎装具，義肢装具学 第3版（川村次郎編），医学書院，pp314-324，2004 より引用］

あれば装着開始となるが，不良であれば調整や再製作が必要になる．
❏ 通常，4か月ごとに装具および装着状況をチェックする．

4－2．装具の装着方法

❏ 当初は，入浴時以外は全日装着を原則とするが，骨成熟を判定しながら成長終了時期になれば装具除去を開始し，徐々に装着時間を短縮していく．最終的には夜間のみの装着として，可能なかぎり経過観察を行う．
❏ 骨成熟の判定は，①身長や座高の停止，②女子の場合は初潮後2年以上経過，③X線上腸骨稜骨化核出現の程度（Risser sign，図3-114）におけるⅣ・Ⅴの段階，④股関節臼蓋部Y軟骨線（TRC：triradiate cartilage，図3-115）の閉鎖，などを目安として行う．

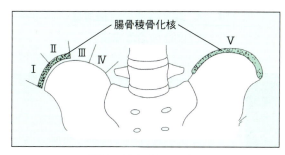

図3－114 Risser sign

[瀬本喜啓：装具編－側彎装具，義肢装具学 第3版（川村次郎編），医学書院，pp314-324, 2004 より引用，一部改変]

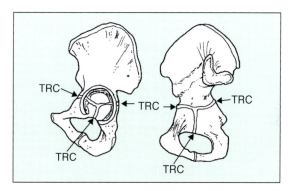

図3－115 股関節臼蓋部Y軟骨線

Y軟骨：図中のTRC（triradiate cartilage）の矢印

[小林 顕・他：脊柱の構造と筋ジストロフィーの脊柱変形の診断と評価，筋ジストロフィーにおける脊柱変形の治療・ケアマニュアル，厚生労働省精神・神経疾患研究委託費 筋ジストロフィーの治療と医学的管理に関する臨床研究班，2004（http://www.pmdrinsho.jp/ScoliosisCareMan.pdf）より引用]

4－3. 装具療法の問題点
1）CTLSOが抱える問題
- TLSOは頂椎高位がTh9以下の場合に矯正可能であるが，Th9以上の上位胸椎彎曲には矯正困難であり，ミルウォーキー型装具が必要となる．
- しかし，ミルウォーキー型装具のように服を着ていても装具を装着していることがわかってしまうことに対して，対象者が神経質になることがあるため，上位胸椎彎曲矯正では断念を余儀なくされることもある．

2）装具装着状況
- 装具の汚れや破損状況の有無，パッドによる皮膚の変色の有無，装具脱着のスムーズさなどを評価基準として，普段の装着状況を把握する．
- 装着開始1～2か月は装具に慣れる期間とされ，その後の2～8か月は装着の最も良好な時期となる．
- 装着状況に影響を及ぼす因子はさまざまであり，夏季は装着時間が減少する傾向があるといった報告や，女子では初潮の前後で装着状況が悪くなるとの報告がある．

4−4. 装具療法の治療成績

1) CTLSO の治療成績

- ミルウォーキー型装具の治療成績に関しては諸家による報告がみられる．
- Moe らは，169 例に装着させ，治療終了後に平均 20％程度の矯正がみられたと述べている．
- 山内らは，装着状態の不良な症例 22 例中，彎曲が進行した例は 7 例（31.8％）であったのに対し，良好な症例 58 例では 13 例（22.4％）と有意に少なかったと述べている．
- 中間評価では良好な矯正結果が認められていたため，当初，装具療法は有効な治療法と認識されていた．しかし，装具療法が終了した対象者の治療成績が報告されるようになり，装具除去後のリバウンドから最終的に治療前の側彎度に戻ることが指摘されるようになってきた．
- Carr らは，装具治療終了後 5 年で平均 5°の矯正が得られたとする一方で，7 年間にわたる経過観察では治療開始時とほぼ同じ角度にまで戻ったと述べている．
- 南は，装具治療により著明に改善する例もあるが増悪する例もあり，最終的には平均 3％の改善があったと報告している．
- 1980 年代になると，装具療法が維持効果として側彎の進行防止には有効であるが，矯正効果が明らかでないために，装具療法が側彎症の自然経過を変えうるのかとの疑問が生じることになった．

2) TLSO の治療成績

- 1990 年代に入り，CTLSO だけでなく TLSO についても長期成績に関する報告が行われ始めた．
- 治療開始時，Cobb 角 20〜29°の側彎の増悪頻度として未治療例が 69％であったのに対し，装具治療例が 51％であったと Lostein らは述べている．
- 装具療法を行った 63％が増悪し，42％が手術療法を余儀なくされており，自然経過と大差ないと Noonan らは報告している．
- Emans らによると，初めて装着したときは矯正効果が大きいが，治療中に矯正効果が低下する傾向があり，治療終了後 1 年で矯正できたのは 11％であった．しかし，93％においては進行が不変または改善されたと述べている．
- 浅賀らは，TLSO の治療効果には頂椎レベルによる差はなく，また Cobb 角 20°台の側彎に良い結果を得たと報告している．
- Price らは，夜間装具であるチャールストン型装具を用いた 66％の症例で進行を予防できたと報告している．しかし，Katzs らは，ボストン型装具の終日装着に比べると劣っていたと述べている．

4−5. 装具療法の限界

1) 手術治療の進歩

- 出血量の減少，自己血輸血，脊髄モニタリングの導入などによって手術のリス

> 調べてみよう！
> 治療成績に関する文献をみずから読んでみよう！
> （引用・参考文献を参照してください）

クが著明に低下したことにより，長い治療期間を要するにもかかわらず進行を予防するという治療成果にとどまる装具療法から，比較的軽度であっても積極的に手術療法へ踏み切るという流れが起こっている．

2）装具療法の留意点

- 装具療法によって良好な矯正を得られることを対象者に対してよく説明し，治療意欲をもたせることが重要である．
- 装具のチェックと修正を綿密に行い，装着時の不快な点を改善していくことによって装着習慣をつけさせ，装着状況を高める．
- 十分な説明や装具の改善を行っても，なかには終日装着ができない対象者もある．その際は，学校時間帯以外の装着にとどめる16時間装着や，夜間のみの装着を行う8時間装着などを試みる．
- 装着状態が良好であっても，なかには側彎が進行してしまう対象者が存在することは否めない．そのような治療効果が良好でない対象者に対して，漫然と同じ治療を行っていくことが原因となり，対象者とのラポール（信頼関係）が失われることもある．治療効果を定期的に評価すること，その評価内容によっては治療方針を再検討することが重要となる．

（坂本　親宣）

7. 靴型装具の基本的構造と種類

1. はじめに
- 足部機能の問題により歩行障害が生じると，社会参加が制約され，対象者のQOLに大きな影響を及ぼす．
- 足部を中心とした下肢機能の問題による歩行障害に対して，各種の靴型装具（orthopaedic shoes，corrective shoes）が臨床において処方される．
- 靴型装具は，対象者のニーズに合ったものを製作するため，詳細な知識と高度な技術が必要とされる．
- 靴型装具は，医師の処方に基づき，義肢装具製作業者を通じて靴製作所に外注されるか，義肢装具製作所にて製作される．

2. 靴型装具の意義と目的
- 靴の機能には，足部の保護，衝撃吸収と圧力分散，足構造維持・推進補助などがある．
- 不適切な靴の使用は，疼痛や関節変形を生じるなどさまざまな障害を人体に及ぼすため，個人に適合した靴を使用しなければならない．
- 下肢に障害のある場合，靴を治療の一部として，また長下肢装具や短下肢装具の一部として使用することもある．
- 靴型装具は，JIS用語では整形靴とされる下肢装具の1つであり，足部変形の矯正や除痛などの目的で医師により処方される．
- 処方は目的に応じて採寸・採型してすべての部分を製作（custom-made shoes）する場合と，既成靴（ready-made shoes）を補正して製作（shoe modification）する場合がある．

3. 良い靴の条件

> 確認しよう！
> 自分の履いている靴が理想の靴かどうか確認してみよう！

- 靴を履いたときに，履いていることを全く意識させないような靴が理想の靴である．そのための条件をいくつか挙げる．
  ①靴は靴底と甲の部分を貼り合わせたものであり，この部分がしっかりと接着している．
  ②靴の内側に凹凸やしわがない．
  ③土踏まずの盛り上がりが，足のアーチと適合している．
  ④革のなめし具合（厚さ）が全体的に揃っている．
  ⑤靴を床に置いて踵を見たとき，踵が床に対して垂直である．また，踵がしっかりと床に接地している．
  ⑥トウスプリングが中足骨骨頭の位置と一致している．
  ⑦靴を履いていろいろな条件下で歩いてみて，しっかりとした支持感があり，脱げやすかったり部分的な圧迫により疼痛が生じたりしない．

4. 靴の基本構造（図 3-116）

> 調べてみよう！
> 自分の持っている靴の構造を調べてみよう！

- 靴は，製甲または甲革と呼ばれるアッパー（upper）と靴底（sole）に大きく分けられる．
- アッパーは，靴の底部より上の，足の甲部を覆う全体を総称していう．靴底は靴の底部で地面と直に接する部分であり，ヒールが付いている場合は前部だけをいう．
- アッパーは次の部分に分けられる．
  ①爪革（vamp）：アッパーの前部で爪先を覆う部分
  ②飾り革（toe cap）：爪革の先端部分
  ③はとめ（eyelet）：靴の開き部分にはめ込んである，靴ひもを通すための小さな金属の輪
  ④靴ひも（lace）：靴の開きを閉じるために用いるひも
  ⑤べろ（tongue）：靴の開きの爪革の後ろ部分から伸びて，足のインステップ部分を保護するもの
  ⑥先しん（toe box）：足趾全体を収納する部分
  ⑦トウスプリング（toe spring）：靴型に適当な高さのヒールを付けて水平に置いたとき，靴型前部底面と床面とのなす角度
  ⑧腰革（quarter）：アッパーの後部を構成する 2 枚の革
  ⑨月形しん（counter）：アッパーの型くずれを防ぎヒールを固定するために，靴後部の表革と裏革の間に挿入する補強材
  ⑩中敷（sock）：革・布などを中底の上に貼って靴の内部の体裁を良くするもの
  ⑪ウェルト（welt）：細長い革帯でアッパーと表底を結合するもの
- 靴底（sole）は次の部分に分けられる．
  ⑫表底（outsole）：靴底の外面底部
  ⑬中底（insole）：靴底の内面底部で中敷の下部にある
  ⑭踏まずしん（shank）：ヒールシート部分から前方にかけて中底と表底の間に

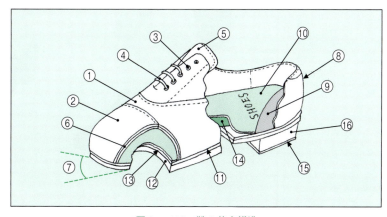

図 3 − 116　靴の基本構造

入れるもの．木，革，鉄またはプラスチックの細長い片で，靴のウエスト部とアーチ部を支えるのが目的
⑮ヒールシート（heel seat）：靴型および靴の底面にヒールを取り付ける部分．履いたときに足の踵部底面が当たるところ
⑯かかと（heel）：ヒールシート部の下に取り付けた支えで，所定の高さをもつ

5．靴の分類

☐ 靴の高さによる分類（図3-117）
①長靴（boots）：下腿2/3までかかるもの
②半長靴（high quarter shoes）：腰革が踝部を覆うもの
③チャッカ靴（chukka）：腰革がほぼ踝部までのもの
④短靴（low shoes, Oxford shoes）：腰革が踝部より2〜3 cm低いもの

調べてみよう！
自分の持っている靴がどのような分類になるか調べてみよう！
靴の高さは？
靴の開きは？

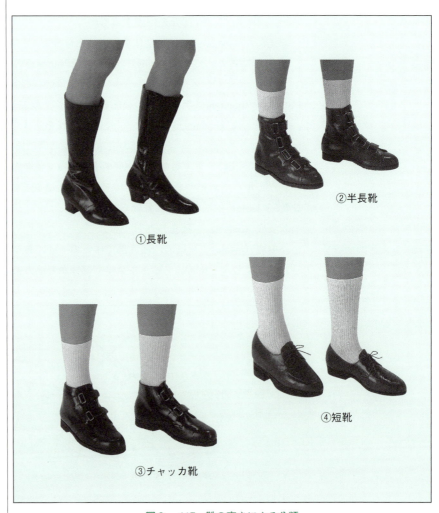

図3−117　靴の高さによる分類

［一般社団法人　日本義肢協会編：義肢・装具カタログより引用］

❏ 靴の開きによる分類（図3-118）
　①内羽根式（Balmoral, Bal）：前方がV字型に開いているもの
　②外羽根式（Blucher）：前方がアッパーの両側に大きく開いたもの
　③スリッポン式（slip-on）：靴紐がなく，直に足部を挿入するもの
　④外科開き（surgical convalescent）：靴の開きが飾り革まで連続しているもの
　⑤後開き（surgical convalescent with posterior closure）：靴の開きが後方にあるもの

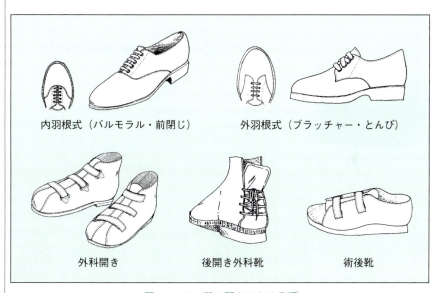

図3−118　靴の開きによる分類
[一般社団法人 日本義肢協会編：義肢・装具カタログより引用]

6．靴の補正

考えてみよう！
どのような足部障害に対して，どのような補正がよいか考えてみよう！

❏ 靴の補正の目的は，①免荷，②固定支持，③下肢アライメントの変更，④矯正，⑤脚長差の調節などがあり，靴外部から補正する方法と靴内部で補正する方法がある．どのような問題をもった足に，どのような目的でどう補正を施せば，どういう結果になるかを確認することが大切である．

6−1．足部の関節の動きを制限したい場合

❏ 足関節やMTP関節の疼痛や拘縮，変形がある場合や，足関節固定術後，リスフラン切断などでは，足の動きを制限するとともに，歩行時の踏み返しをスムーズに行えるように靴底の硬さや踵の補正が必要となる．

1）長い鋼材バネの踏まずしん（long steel shank）

❏ IP関節やMTP関節に問題があり，特に歩行時の背屈を防止するために使用する．
❏ 鋼材バネを，足趾レベルから踵後縁より少し前まで靴底の中に挟み込む．
❏ 踏み返しをスムーズにするため，前足部は少し彎曲をつける．

2）サッチヒール（SACH heel）（図3-119）

- 踵接地時の衝撃を和らげるとともに，足関節の底屈を代償するはたらきがある．
- 関節運動中心と靴の運動中心のずれを多少補うはたらきがある．
- そのため足関節の運動範囲を狭くできることから，足関節に問題があるときや足関節固定術後の足に使用される．

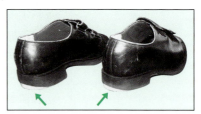

図3－119　サッチヒール

3）カットオフヒール（cut-off heel）（図3-120）

- 踵の後縁を上に切り落とすことにより，サッチヒールと同様なはたらきをする．

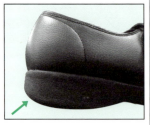

図3－120　カットオフヒール

4）キールヒール（keel heel）（図3-121）

- 踵の長軸の両側に竜骨部（keel）とクッション部を作る．
- 距骨下関節の内反，外反の動きの代償機能をもつ．
- 内反，外反時に疼痛がある場合に使用される．

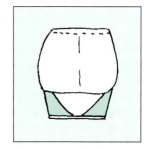

図3－121　キールヒール

5）ロッカーバー（rocker bar）（図3-122b）

- 足部の関節の動きをある程度制限し，歩容を改善する目的で使用される．
- また，中足骨頭部の疼痛に対して除圧の目的にも使用される．
- ロッカーバーの頂点は第1中足骨骨頭と第5中足骨骨頭を結ぶ線に平行で，やや後方に取り付ける．
- MTP関節の背屈を代償し，同時に中足骨骨頭にかかる圧力を軽減することができ，メタタルザルバー（metatarsal bar）（図3-122a）と同様なはたらきをもつ．

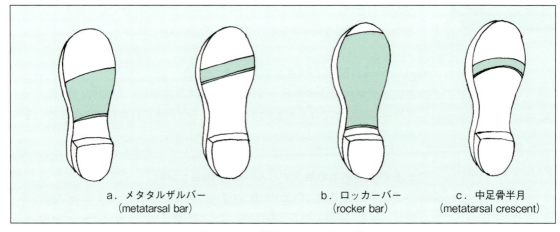

a．メタタルザルバー（metatarsal bar）　　b．ロッカーバー（rocker bar）　　c．中足骨半月（metatarsal crescent）

図3－122　靴底につける種々の桟

6-2. 足の内側縦アーチに問題がある場合

❏ 内側縦のアーチが低い場合は扁平足である．足底に加重したときに足の内側に体重がかかりすぎるため，それを外側に移すとともに内側での支持が必要となる．関節リウマチなどでは足部アーチを支持することで，より良いアライメントを構成できることが確認されている．また，内側縦のアーチが高い場合は凹足である．足底に加重したときにアーチが低くなろうとするため疼痛を訴えることが多く，このような場合はアーチに合わせて適切な支持をする必要がある．

1）舟状骨パッド（図3-123）

❏ 内側縦のアーチの支持が通常の靴のみでは不十分なときに使用される．

❏ 舟状骨パッドはスポンジゴムなどのような柔らかい材料で作られており，踵前面より1.5 cm後から前方は第1中足骨骨頭の少し後までで，最も高い部位は距舟関節に当たるようにする．

❏ 内側の長い月形しん（medial long counter）と併用するとよい．

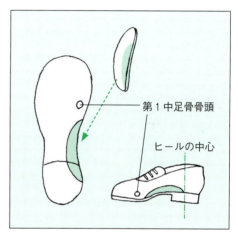

図3-123　舟状骨パッド

2）内側の長い月形しん

❏ 月形しんの内側部を第1中足骨骨頭と踵との前面の中央辺りまで延長し，内側縦アーチの支持性を得る．

❏ 凹足には舟状骨パッド，扁平足にはトーマスヒールと併用することで，より効果的となる．

3）トーマスヒール（Thomas heel）（図3-124）およびトーマスヒール楔（Thomas heel wedge）

❏ トーマスヒールは踵の内側を舟状骨直下まで前方に約1.5 cm程度延長したもので，内側の長い月形しんとの併用により，いっそうの縦アーチの支持性を得ることができる．

❏ トーマスヒール楔は，トーマスヒールの内側に1.5～4 mm程度の基部をもつ楔を入れることにより，さらに内側の支持性が得られ，同時に外側へ重心を移動する役目もする．

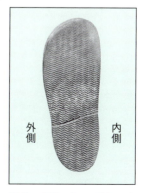

図3-124　トーマスヒール

4）内側楔（medial wedge）（図3-125）

- 足の内側にかかる体重を外側へ移す事が目的であり，楔を全足底に挿入する場合と踵のみに挿入する場合がある．
- 前足部に挿入されることはほとんどない．
- トーマスヒール楔も踵に用いられる楔の一例である．
- 全足底の場合は，踵から足底まで繋がった楔や，踵と足底とを別々に挿入したものなどがある．

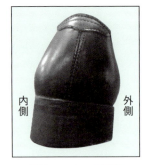

図3-125 内側楔

5）内側シャンクフィラー（medial shank filler）（図3-126）

- 踏まずの部分の内半分を埋めることにより，内側の支持性を強め踏まず部分の補強に役立つ．

6）ハウザーバー（Hauser bar, comma bar）（図3-127）

- 足底の内側にコンマ状の革を取り付け，内側縦アーチの支持を高める．
- トーマスヒールやトーマスヒール楔と併用すれば効果が大きい．
- 靴底の最も幅の広い部分よりも6〜7mm後方につける．
- 前足部の回外を防ぐはたらきもある．

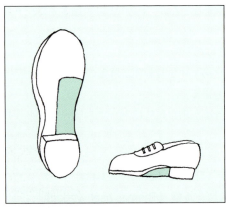

図3-126 内側シャンクフィラー

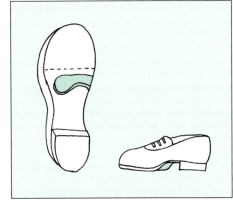

図3-127 ハウザーバー

6-3. 内反変形および外側縦アーチの低下がある場合

- 内反変形は多くの場合，外側縦アーチが低下していることが多い．そのため，第5中足骨基部が足底に突出した形となり，その部分の皮膚に胼胝を形成する．このような場合は，外側の支持性を強めることと内側への体重移動が必要である．

1）外側の長い月形しん（lateral long counter）

- 月形しんの外側部を前方に延長することにより，足部外側の支持性を高め，外

側縦アーチの低下を防ぐ．
- 前縁は第5中足骨骨頭のやや手前までの延長が必要である．

2）外側楔（lateral wedge）
- 靴の外側への楔の挿入は，歩行時に足関節の内側への加速度を大きくし，体重負荷を内側に移動させる．
- 外側楔を踵に挿入したもの（lateral heel wedge）は，内側足底楔（medial sole wedge）の効果を大きくするため cross wedge として用いられることもある．
- 全足底への外側楔の挿入は，足が靴に密着しないため内反足にはあまり効果的ではない．

3）逆トーマスヒール（reverse Thomas heel）（図3-128）
- 踵の外側が前方に第5中足骨基部まで1.5 cm 延長したもので，踵骨立方骨関節を支持する．

4）外側シャンクフィラー（lateral shank filler）
- 内側シャンクフィラーと逆の場合で，外側縦アーチの支持性を強める．

5）外側フレアー（lateral flaring）（図3-129）
- 足関節が内反する場合に1 cm 以内で外側にフレアーをつける．
- 踵のみのフレアーで十分であるが，足底にも作られることがある．
- 逆トーマスヒールとともに用いられることが多い．

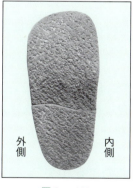

図3-128
逆トーマスヒール

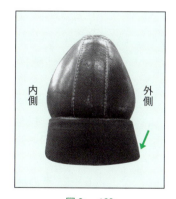

図3-129
外側フレアー

6-4. 横アーチに問題のある場合
- 中足骨が低下した開張足（spray foot）や Morton の神経腫（第3，4中足骨骨頭に疼痛），MTP関節の炎症，外反母趾，前足部の回内または回外拘縮などが挙げられる．矯正のポイントは，中足骨頭の免荷と踏み切り時の運動制限である．

1）中足骨パッドまたはダンサーパッド（metatarsal pad, dancer pad）
（図 3-130）

- 中足骨部に疼痛がある場合，中足骨骨頭への除圧を目的として内底の中足骨骨頭の少し後部に貼り付ける．

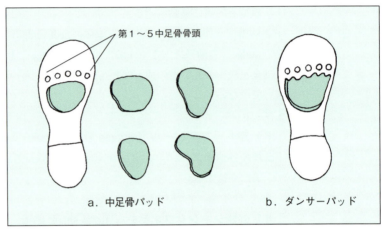

図 3 − 130　中足骨パッドとダンサーパッド

2）メタタルザルバー（metatarsal bar）（図 3-122 a）

- 中足骨骨頭の除圧に用いられる．
- 靴底の中足骨骨頭部の少し後方に，1.5～2 cm 幅の革を取り付ける．
- 前面が靴底と段差がつかないように滑らかなものと，段をつける場合とがある．
- 段をつけた方が中足骨骨頭の除圧には良いが，歩行時の踏み返しは段がない方がスムーズである．
- 中足骨骨頭の彎曲に合わせてバーを曲げて取り付けたものが，中足骨半月（metatarsal crescent）（図 3-122 c）である．

3）蝶形ふみ返し（図 3-131）

- 第 2, 3, 4 中足骨骨頭のいずれかに疼痛があるときに，その部分の除圧を目的に凹みをつけたものである．

6−5. その他の障害に対する対応

1）脚長差

- 足の長さに左右差がある場合は，短い方の靴に補高を行う（図 3-132）．
- 成人では 1 cm 未満の脚長差は必ずしも補正を必要としない．
- 1.5 cm 程度の補高は靴内の中敷と靴底の両方で補正する．

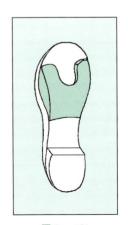

図 3 − 131
蝶形ふみ返し

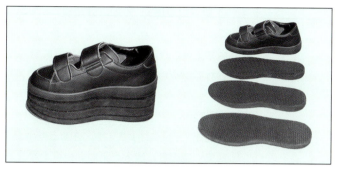

図3－132　補高靴（調節式）

2）胼胝

- 足底に胼胝があり歩行時の疼痛が問題となるときは，圧痛部に穴をあけた中敷きで除圧する（図3-133）．

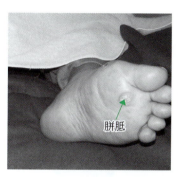
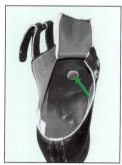

図3－133　足底胼胝に対する中敷きでの除圧

3）鉤爪趾（claw toe），槌趾（hammer toe）（図3-134）

- 先しんが十分に広い靴を使用し，疼痛部の除圧のために中足骨パッド，フェルト・クッションおよび toe crest をつける．

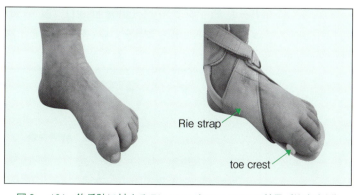

図3－134　鉤爪趾に対する Rie strap と toe crest の効果（片麻痺例）

4）O脚（内反膝），X脚（外反膝）
- O脚には外側ソール・ウェッジ，X脚には内側ソール・ウェッジが効果的である．
- 外側ソール・ウェッジは歩行時の膝関節内転モーメントを減少させることが確認されている．

7．中敷き
- 靴の補正と同じ目的で，補正を加えた中敷きを靴挿入式（shoe insert）にすることで，他の靴に履き替えても使用することができる．
  ①アーチサポート（arch support）（図3-135 a）
  ②メタタルザルサポート（metatarsal support）（図3-135 a）
  ③補高（図3-135 b）
  ④外側楔（lateral wedge）（図3-135 c）

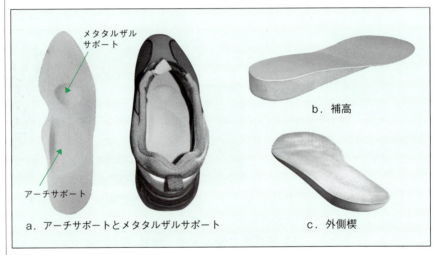

図3-135　中敷きの補正

8．足装具（foot orthosis）
8-1．靴インサート（shoe insert）（図3-136）
- 靴の中に差し込む装具をいい，靴の中敷きとは区別される．

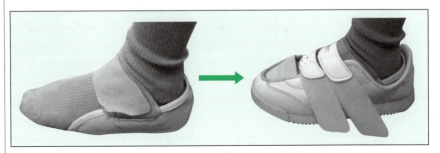

図3-136　靴インサート

8-2. アーチサポート (arch support)（図3-137）

- 足部の生理的なアーチを支持するための装具で，足底挿板，足底支持板ともいう．

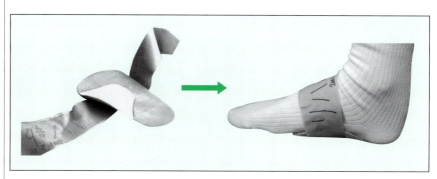

図3-137 アーチサポート

> **考えてみよう！**
> 種々の足部障害に対して，靴をどのように補正すればよいのか考えてみよう！

9. 症例紹介

9-1. 足関節固定術後で免荷が必要な症例（図3-138）

- 靴インサート式PTB免荷装具を装着して，既成靴の靴底をロッカーボトムにする．
- これにより，踵接地から爪先離れまでの踏み返しがスムーズに行えるようになる．

9-2. アキレス腱断裂術後の症例（図3-139）

- 装着しやすいように術後靴（図3-118）で半長靴の高さとし，ベルクロ止めを選択する．
- 足関節を安定させるため，あぶみにより両側支柱を取り付け，足継手は角度調節が可能なようにダブルクレンザック（スチールロッド）にする．
- 部分荷重時期に応じて徐々に足関節背屈ができるように，ヒールの高さを段階的に調節可能式とする．
- 脚長差を補正するため，反対側の靴にも調節可能式の補高をつける．

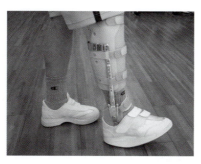

図3-138 足関節固定術後の症例

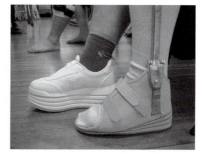

図3-139 アキレス腱断裂術後の症例

9-3. 矯正困難な内反尖足拘縮の症例（図3-140）
- 既成靴の補正では限界があるため，採寸・採型して特殊靴を製作する．
- 足底にかかる荷重を均一化するために，足部変形に合わせた靴底と床面との適合が重要である．

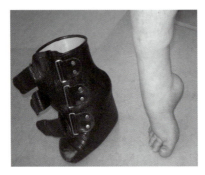
使用前

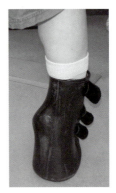
使用後

図3-140　矯正困難な内反尖足拘縮の症例

10. 処方における留意点
- 靴型装具の処方では，対象者の機能障害や靴を使用する環境因子を十分に考慮する必要がある．
- 対象者ができるだけ簡単に装着できるように考慮する．
- 対象者が装着したときにフィット感（履き心地）が良いことが大切である．
- 靴型装具の機能面ばかりではなく，使用する対象者が満足できるような外観にも配慮する．
- 材料の選択に際しては，できるだけ軽量化を図るとともに，耐久性も必要である．

11. 適合とチェックポイント

❏ チェックポイントを含めた処方から適合までの流れを図3-141に示す.

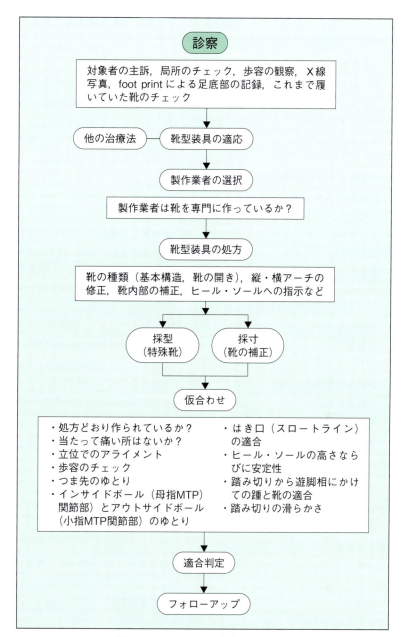

図3－141　処方から適合までの流れ
[加倉井周一：下肢装具としての靴の処方, 骨・関節・靱帯 2：311-321, 1984 より引用, 一部改変]

12. まとめ

足部症状に応じた靴の補正を表 3-17 に示す．

表 3 − 17　足部症状に応じた靴の補正

	構造・特徴	図
足部の関節の動きを制限したい場合		
長い鋼材バネの踏まずしん	鋼材バネを靴底の中に挟み込み，IP関節やMTP関節の背屈を防止	
サッチヒール	接地時の緩衝のために靴の踵後縁部にクッション材を使用	3-119
カットオフヒール	踵の後縁を上に切り落とし，足関節底屈を代償	3-120
キールヒール	踵の長軸の竜骨部とクッション部を作り，内反，外反の動きを代償	3-121
ロッカーバー	足部関節の動きの制限と中足骨骨頭部の除圧	3-122b
足の内側縦アーチに問題がある場合		
舟状骨パッド	スポンジゴムのような材料で，内側縦アーチの支持性を補強	3-123
内側の長い月形しん	月形しんの内側部を延長し，内側縦アーチの支持性を補強	
トーマスヒール	踵の内側を前方に延長し，内側縦アーチの支持性を補強	3-124
内側楔	体重を外側へ移動することを目的に，楔を内側へ挿入	3-125
内側シャンクフィラー	踏まずの内半分を埋めることで内側の支持性を補強	3-126
ハウザーバー	足底の内側にコンマ状の革を取り付け内側縦アーチの支持性を補強	3-127
内反変形および外側縦アーチの低下がある場合		
外側の長い月形しん	月形しんの外側部を前方に延長し，足部外側の支持性を補強	
外側楔	靴外側へ楔を挿入し，歩行時の体重負荷を内側へ移動	
逆トーマスヒール	踵の外側を前方に延長し，距骨立方骨関節を支持	3-128
外側シャンクフィラー	踏まずの外半分を埋めることで外側支持性を補強	
外側フレアー	踵または足底の外側に1cmのフレアーをつけ足関節内反を予防	3-129
横アーチに問題がある場合		
中足骨パッドとダンサーパッド	中足骨骨頭の除圧のため内底の中足骨骨頭やや後部にパッドを貼付	3-130
メタタルザルバー	中足骨骨頭の除圧のため靴底の中足骨骨頭やや後方に革を取付	3-122a
蝶形ふみ返し	第2,3,4中足骨骨頭の除圧のため靴底に凹みを施す	3-131
脚長差がある場合		
補高	脚長差に対して，短い方の靴に補高を取付	3-132
胼胝がある場合		
中敷きでの対応	胼胝による圧痛部の除圧のため中敷きに穴をあける	3-133
鉤爪趾，槌趾の場合		
toe crest	疼痛部の除圧のため足趾屈側に取付	3-134
内反膝，外反膝の場合		
外側楔，内側楔	膝関節前額面でのモーメント矯正のため内反膝には外側楔，外反膝には内側楔を挿入	3-125
足関節固定術後の場合		
ロッカーボトム	歩行時のふみ返しをスムーズにするため靴底にロッカーボトムを施す	3-138

（舌間　秀雄）

8. 糖尿病足と靴型装具

> 確認しよう！
> 糖尿病の病態・種類について，もう一度確認しよう！

1. 意義と目的

- 糖尿病による足病変は，血糖コントロール，合併症の進行などに伴う皮膚疾患，感染症，末梢循環障害，神経障害を原因とするさまざまな障害から引き起こされる．最終的には壊疽に陥り，保存的療法が困難になると足切断にまで至る．
- 理学療法においては，糖尿病による循環障害を原因とする切断者の義足装着などへのかかわりも多くなってきているが，切断に至る以前の壊疽予防の観点より，装具療法，とりわけ靴の使用にかかわる指導は重要である．
- 糖尿病足に対する装具療法の目的は，循環障害による皮膚損傷および壊疽の予防，神経障害に対する変形予防であり，適切な履物の指導，足底板（インソール），靴型装具の使用による免荷，足底圧の分散，変形予防となる．

2. 糖尿病足の原因と評価

2−1. 糖尿病足の原因

- 糖尿病における足の変形の原因は，主に糖尿病性神経障害の結果生ずる．
  - ・感覚障害：温冷覚，痛覚の低下→熱傷，外傷，圧迫による皮膚の損傷
  - ・運動神経障害：筋萎縮，平衡障害→足趾変形，シャルコー関節，アライメントの異常，脱臼，骨折
  - ・自律神経障害：発汗減少，皮膚の脆弱→潰瘍形成，皮膚障害

2−2. 装具療法における評価

- 糖尿病足の原因により，評価は以下の項目がポイントとなる．
  - ①神経学的評価　：深部腱反射（アキレス腱反射），感覚検査（温度覚，痛覚，2点識別覚，振動覚，触覚など）
  - ②末梢血行障害　：間歇性跛行の有無，足背動脈の触知など
  - ③足部変形の有無：外反母趾，槌趾，扁平足，凹足，シャルコー関節など
  - ④足底圧※　　　：立位時，歩行時
  - ⑤皮膚などの状態：皮膚の乾燥，深爪，巻爪の有無など
  - ⑥関節可動域　　：足関節，MTP関節など
  - ⑦筋力　　　　　：足関節，MTP関節の筋群
  - ⑧歩行　　　　　：歩行速度，歩容
  - ※足底圧の評価については，機器を用いる方法が望ましいが，装具採型時のフットプリントを利用する場合が多い．関節可動域については，糖尿病足に対する装具療法の目的である足底圧の分散において重要となる．具体的には，歩行時重心移動にかかわる足関節，踏み返しに関するMTP関節などの評価が重要である．

3. 糖尿病足に対する靴型装具
3-1. 適切な履物の指導
1) 基本構造
(1) 靴のサイズ（図3-142）

- 実際の靴のサイズは足長に1～1.5 cm足した長さとし，足囲（前足部周径）も計測して目安とする．測定肢位は立位が良い．

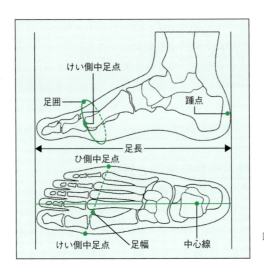

図3－142　靴のサイズ
[大谷知子：百靴事典，㈲シューフィル，p45，2004より引用]

(2) つま先の形状（図3-143）

　ポインテッド・トウ：つま先が尖った形状のもの
　オーバル・トウ　　：つま先が楕円形のもの
　ラウンド・トウ　　：つま先に丸みがあるもの
　スクエア・トウ　　：つま先が四角い形のもの
　オブリーク・トウ　：つま先のラインが斜めのもので，母趾が長い
　　　　　　　　　　　足趾を圧迫しにくい

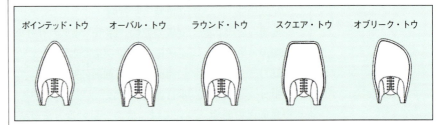

図3－143　つま先の形状
[新城孝道：糖尿病のフットケア，医歯薬出版，p35，2000より引用]

- つま先には図3-143に示すようにさまざまな形状があり，つま先部分に余裕のあるラウンド・トウやオブリーク・トウを選択する．

（3）つま先の高さ（トウ・ボックス）とトウスプリング（図3-144）
- 足趾の圧迫を避けるため，十分なつま先の高さを確保する必要がある．
 トウスプリングは，歩行時の重心の前方移動を円滑にする．
- シャンク（踏まずしん）については，足部全体の支持のため硬いものが望ましい．

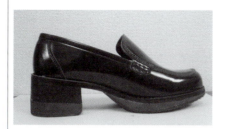 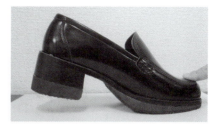

図3－144　つま先の高さとトウスプリング

2）適合とチェックポイント
①靴に十分なゆとりがあるか
②つま先に圧迫はないか
③つま先の高さは十分か
④踏まずしんは硬くないか
⑤歩行時の踏み返しは十分か　など
- 市販の靴を使用する場合，靴の中で足に遊びが生じないよう，ひも靴など固定できるものが望ましい．

3－2. 足底板（インソール）による補正
1）目的と適応
- 潰瘍，軽度の足底圧の異常，足底胼胝など（図3-145）を呈する足部にフットプリントなどを用いて，足底圧を評価・採型し，潰瘍部分の除圧，足圧の分散を目的として処方していく．神経障害を呈するケースでは感覚麻痺により痛みを感じない場合があり，除圧部位の特定には注意を要する．

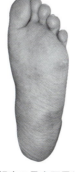 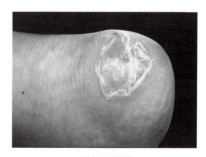

軽度の足底圧異常　　　　　　　踵部の胼胝

図3－145　糖尿病足

2）チェックポイント

- 図 3-146 は，フットベッドなどからモデル（図 3-146 右）を製作し，除圧部位を考慮し，作成した足底板である．糖尿病足の場合，前足部にかかる圧が大きく，その除圧がポイントとなる．
- 足底板装着のチェックポイント
  ①目的部分の除圧はどうか
  ②インソールを使用する靴の大きさは十分か
  ③歩行時の踏み返しは十分か

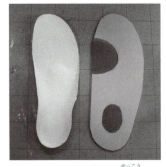

図 3 − 146　足底板と石膏板

3−3. 靴型装具による補正

1）目的と適応

- 高度な足底圧の異常，足底胼胝，足部変形，足関節の関節可動域制限がある場合などに足底板とともに糖尿病用靴を製作する．

2）チェックポイント

- 図 3-147 は，モデルより足底板を作成し，糖尿病用靴を装着した写真である．
- 写真のケースの場合，脚長差も生じていたため補高を施している．
- チェックポイント
  ①変形の矯正は十分できているか
  ②靴の大きさは十分か
  ③目的部分の除圧はどうか
  ④歩行時の踏み返しは十分か

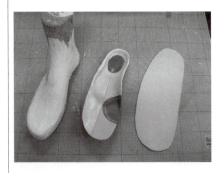 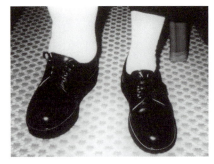

図 3 − 147　足底板と靴型装具

3-4. フットケアの方法

❑ 糖尿病足の足病変は進行性である．その予防とリスク軽減のためにフットケアは重要であり，以下の点に留意する．

①足部の観察：皮膚の色や乾燥状態，爪の色や異常，腫れ，水疱の有無，鶏眼・胼胝，白癬の有無など．

②足の手入れ：足趾はよく洗い乾かすが，皮膚乾燥は避ける．また，爪の管理，傷の処置を行う．

③足部の保温：厚めで締め付けのない靴下の使用など

④糖尿病による視力障害を有する場合は，家族・介護者への指導や定期的な受診が必要となる．

（井口　茂）

9. リウマチと靴型装具

1. 意義と目的

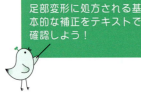
確認しよう！
関節リウマチの障害分類（class）と病期分類（stage）をもう一度確認しよう！

- 関節リウマチ（rheumatoid arthritis，以下 RA）による足の変形は，手指，手，肘関節に次いで多く，足部を前足部，中足部，後足部に分けて考えた場合，特に前足部の変形が多くみられる．
- リウマチに伴う足部障害に対する装具療法の目的は，疼痛の軽減，変形の予防，除圧，免荷であり，RA患者の歩行を中心とした移動動作の維持に重要である．

2. リウマチに伴う足部変形の原因と評価

2-1. リウマチに伴う足部変形の原因

- RAの主症状である関節炎が起因となり，それに伴う関節周囲筋のスパズム，疼痛に伴う廃用性の筋萎縮などにより筋のバランスが変化し，また関節包の弛緩，骨・関節軟骨の破壊により足部アライメントが崩れ，さらに立位，歩行による荷重負荷が加わり，変形をきたす．
- Cailliet によると，脛骨にかかる荷重を足部が支えられなくなると距骨下関節で距骨が前方と内方に滑り，踵骨は後方回転し外反する．そして踵舟靱帯が緊張し舟状骨が下がり，扁平足を呈するとしている．

2-2. リウマチにみられる足部変形 （図3-148）

1）前足部の変形
　①外 反 母 趾：母趾が MTP 関節で外側に偏位する変形
　②腓 側 偏 位：開張足変形に伴い第2～4趾が腓側へ偏位する変形
　③鷲爪趾変形：MTP 関節の過伸展，PIP，DIP 関節の屈曲を伴う変形
　④槌 趾 変 形：PIP 関節の屈曲と DIP 関節の過伸展を伴う変形

確認しよう！
足部変形に処方される基本的な補正をテキストで確認しよう！

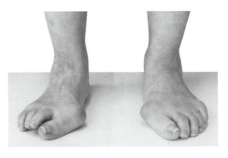

図3-148　足部変形

2）中足部～後足部の変形
　①扁平足：内側縦アーチが低下したもの
　②外反足：中足部の炎症に伴う長・短腓骨筋の短縮などが原因で踵骨の外反を呈するもの

- リウマチにみられる足部の変形は，前足部，中足部，後足部の変形が組み合わさって生ずることが特徴である．また，それら足部の変形が膝関節，股関節に影響する場合もある．

2-3. 装具療法における評価

- リウマチの足部変形の評価に際して，まず疼痛の部位を把握することが第一であり，歩行中の疼痛発生部位の確認や歩容の観察が重要となる．その際，裸足とともに靴着用での観察を行う．
- 前足部・中足部・後足部に分類し，評価のポイントは以下のとおりである．
    - ①前足部：外反母趾，足趾変形，開張足の有無をチェック．MTP関節の可動性（過伸展がある場合，矯正可能か）など
    - ②中足部：舟状骨の突出の有無，内側縦アーチの低下をチェックする．中足部には可動性はないが，後足部を固定して前足部を動かした際に疼痛が発現しないかをみる．
    - ③後足部：足関節を背屈位にて固定し，踵骨を内外反した際の疼痛の有無．足関節の可動域および立位時の後足部のアライメント．

3. リウマチに伴う足部変形に対する靴型装具
3-1. 足底板による補正
1）目的
- 足底板による主な補正の目的は，アーチを支持し，足部アライメントを正常にすることである．フットプリントなどで足部の変形の有無，程度の評価とともに足底部の圧のかかり具合を評価することも重要である（図3-149）．
- 左右差，足趾の変形と向き，扁平足の有無，前足部にかかる圧の状況などを評価する．

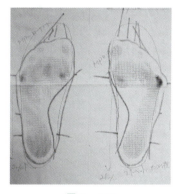

図3-149
フットプリントによる評価

2）構造とチェックポイント
- 基本的な構造は，アーチサポートの成型とMTP関節部のやや中枢部を高めとする形状を取る（図3-150）．また，中足骨頭の疼痛がある場合は，中足骨バーを加えたりする．後足部の補正は，足底板では難しく，靴型装具の選択が必要となる．
- チェックポイント
    - ①アーチサポートの高さは適切か
    - ②変形の矯正は十分できているか
    - ③疼痛は軽減できているか
    - ④足部の除圧はどうか

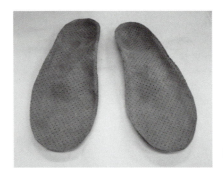

図3-150　足底板

3-2. 靴型装具による補正（図3-151）
1）目的
- 足底板とともに使用される場合が多く，その主な目的は後足部の支持である．RA患者は屋内にいることが多く，室内用の処方が有用となるケースがある．

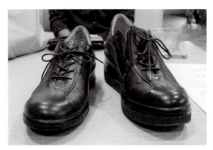

図3-151　靴型装具

2）構造とチェックポイント
- 後足部を支持するため月形しんを長めにし，足関節の支持が必要な場合はチャッカ靴とする．足趾変形のため，つま先部分にトウ・ボックスを取り付けるなど大きさに余裕のある構造が望ましい．靴底の踵部は広く，必要に応じてロッカーバー，中足骨バーを取り付ける．軽くて歩行時の踏み返しが容易なものとする．
- チェックポイント
  ①踵部の安定性は十分か
  ②足先に十分なゆとりはあるか
  ③踏み返しは容易か
  ④着脱は容易か

4．手術療法との併用
- RAの足部変形において，前足部では外反母趾，槌趾に対する切除関節形成術や，中足部のショパール関節および距骨下関節の破壊による外反扁平足に対する滑膜切除兼固定術が施される．
- これら術後の装具療法は，関節の保護を目的としてアライメントの変化に伴う機能的評価より処方されるべきである．

（井口　茂）

10. その他の足部変形に対する靴型装具と足のケア

1. 外反母趾変形

- 外反母趾（hallux valgus）は，第1基節骨がMTP関節で外反・内旋し，第1中足骨が第1足根中足関節で内反し，中足骨頭が内側に突出している変形である．
- この突出した第1中足骨頭が靴と接触することにより，中足骨頭の内側を覆う皮膚と滑液嚢に炎症が生じ，発赤，腫脹，疼痛をきたす．
- 原因はハイヒールや前足部が狭く尖ったような靴を長時間履いて起こることが多く，したがって女性に多い．
- また，RA，糖尿病，痛風などに併発することもある．
- さらに，扁平足（foot flat）や開張足（spread foot）に伴うことが多く，第2・3中足骨頭の底側に圧力が生じ，胼胝と疼痛を生じることが多い．
- RAを起因とする外反母趾では，母趾が他趾に重なった重なり趾（図3-152）や内反小趾変形などを生じることもある．
- 外反母趾の治療には保存療法と手術療法（第1中足骨骨切り術など）があり，変形が軽度の場合や中等度以上の変形が存在しても自覚症状がない場合は，保存療法の適応となる．
- 保存療法には，靴の指導，ストレッチ，足部筋肉の筋力強化，装具の処方などがある．

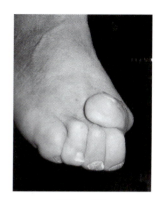

図3-152
外反母趾，重なり趾

1-1. 靴の指導

- 靴の指導では，ヒールの高い靴は禁止し，前足部のゆとりを確保した靴を指導する．
- また，扁平足を伴うことが多いため，中足骨パッドを使用して内側縦アーチを補正したうえで，足部の前方移動防止を図る．

1-2. ストレッチ

- 外反母趾では，第1趾MTP関節の外側の関節包は緊張し，母趾内転筋が短縮している．
- よって，幅の広い輪ゴムを両母趾で挟み，足を広げることで，これらの関節包・靱帯・筋のストレッチを行う．

> **確認してみよう！**
> 靴の種類によって，立位時の重心の位置や足趾の動き，歩容などがどう変わるか確認しよう！

1－3. 足部筋肉の筋力強化

- 足部筋肉の筋力強化では，母趾外転筋の筋力強化を図る．
- また，足のアーチが低下し，筋力も低下している場合が多いので，竹踏みや爪先立ち，踵立ち，足趾でのビー玉つまみなどが効果的である．

1－4. 装具療法

- 装具療法としては，足底板，趾間装具，スプリント装具などがある．
- 足底板は足部内側縦アーチを支持するもので，靴の中に挿入して用いるインソールタイプ（図3-153）と，室内で主に用いるショートタイプ（図3-154）がある．

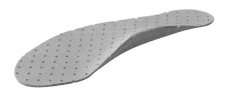

図3－153　足底板（インソールタイプ）
[一般社団法人 日本義肢協会編：義肢・装具カタログより引用]

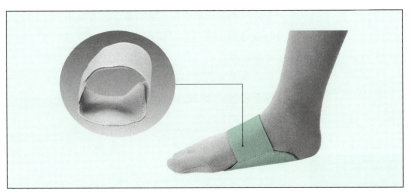

図3－154　足底板（ショートタイプ）
[一般社団法人 日本義肢協会編：義肢・装具カタログより引用]

- 両者の選択は，靴を装着している時間の長短により決められる．しかし，ショートタイプは固定力が弱いという欠点がある．
- 趾間装具は，母趾と示趾以下の趾間に挟み込んで使用するもので，ゴム製やシリコーン製，スポンジ製の装具がある（図3-155）．
- これは，母趾MTP関節の拘縮を予防する目的として使用され，徒手的に母趾MTP関節の矯正が可能な症例が適応となる．
- スプリント装具は，母趾に装着したアタッチメントを使用して，母趾MTP関節より末梢を内反させるものである（図3-156）．

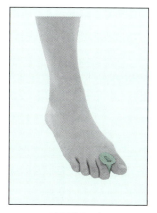

図3－155　趾間装具（スポンジ製）
［一般社団法人 日本義肢協会編：義肢・装具カタログより引用］

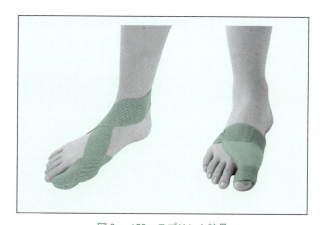

図3－156　スプリント装具
［一般社団法人 日本義肢協会編：義肢・装具カタログより引用］

- 趾間装具同様，母趾MTP関節の拘縮と趾間の除圧が可能である．また，趾間装具と比較して歩行時にも使用しやすく安定感もある．しかし，足のアーチを支持する機能はないため，ナイトスプリントとして使用するのが妥当である．
- 単一の装具が多機能を持ち合わせてはいないため，各装具の特徴と目的を踏まえ，使用時期や1日のなかでの使い分けを工夫する必要がある．
- また，日本で昔から使用されている足袋や草履，下駄が変形の予防と矯正に有効な場合もある．

2．槌状変形

- 槌状変形には，足趾のPIP関節が屈曲拘縮したハンマー趾，DIP関節が屈曲拘縮した槌趾，PIP関節とDIP関節の過屈曲にMP関節の過伸展（背側への亜脱臼）が加わった鷲爪趾がある（図3-157）．

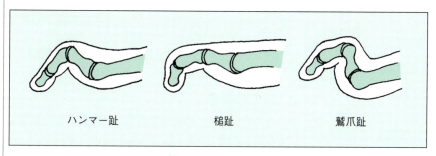

図3－157　槌状変形

- RA，糖尿病，痛風，その他の神経疾患などにより槌状変形が起きることもあるが，外反母趾に合併するものが最も多いと言われている．
- 好発部位は第2趾が最も高く，第3・4・5趾にも発生するが，母趾に発生する確率は低い．

- 治療には，手術療法（髄内固定や患趾の伸筋腱短縮術および屈筋腱の延長術など）と保存療法（靴の指導，装具の処方，足および足趾の運動など）がある．
- 靴は，ハイヒールや前足部が圧迫するような尖った靴の着用を禁止し，爪先部分の高い靴（図3-158）を使用し，足趾の当たる部分にパッドを用いるとよい．
- toe crest は槌指変形の矯正装具として用いられるが，脳卒中による槌趾に用いた場合，足趾の屈筋痙性を助長してしまうことがある（図3-159）．

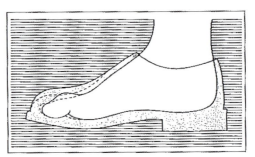

前足部分を膨隆形にして，槌趾の曲がった部分が圧迫されないように防止する．

図3-158　つま先部分の高い靴

［石塚忠雄：新しい靴と足の医学，金原出版，pp121-145，1992 より引用］

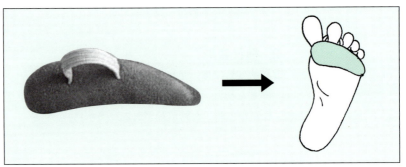

図3-159　toe crest

クッション部分が足趾にあたるようにゴム部分で示趾に固定する．

3．足爪の変形

- 足爪の病変には，陥入爪や巻爪，爪白癬による変色と爪の肥厚などさまざまなものがあるが，放置すれば痛みが生じ，歩行障害をきたすこともある．さらに，爪に問題がある場合は転倒のリスクが2～3倍高くなるという報告もある．
- 爪の縁が指に食い込んで疼痛や炎症を起こしているものを「陥入爪」，丸まっているものを「巻爪」というが，はっきり区別がつけられない場合もある．
- 陥入爪や巻爪の原因は，サイズの合っていない靴やハイヒールなど爪先が細くなった靴を長時間履くことによる圧迫，外傷，深爪であり，外反母趾や爪白癬と合併することも多い．

- もともと爪は巻く性質をもっているが，趾腹（指腹）からの圧迫が加わることにより平坦な形状を保っているのではないか，と最近では考えられている（図3-160）．
- したがって，片麻痺患者の麻痺側の爪や寝たきりの人の爪，外傷や疼痛などで手指や足趾を正常に使うことができない爪は，曲率を増すことになる．
- 治療は手術療法（形状記憶合金ワイヤーやプレートによる固定など．直線の形状を保とうとする性質のあるワイヤーなどを爪に通し，形状を改善する）や，適切な靴の指導などがある．
- また，爪切りの際は，先端部の白いところを全部切ってしまうと深爪になりやすいため，足趾先端のカーブに合わせて切り，内側・外側の角を深く切らないように指導する（図3-161）．

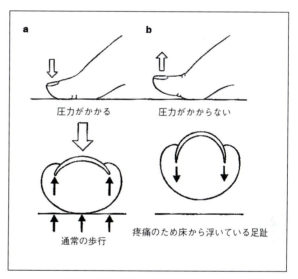

図3-160　巻き爪発症のメカニズム

[塩之谷香：特集 靴と足の障害 履物（主に靴）による障害，関節外科 31：26-36, 2012 より引用]

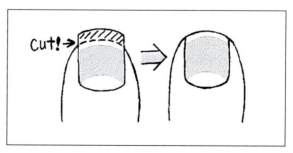

図3-161　巻き爪予防の爪切り

[塩之谷香：足のトラブルは靴で治そう，中央法規出版，p115, 2005 より引用]

4. 整形靴と適切な靴選び

- 整形靴とは，各個人の足の形状や症状に合わせて作られた靴のことで，足の型を採り木型から作るもの，既成の木型を修正して作るもの，既成のコンフォートシューズ※を加工するものがあり，「足底板」も整形靴に含まれる．
- 日本では既成の靴を履くことが一般的だが，ヨーロッパでは靴選びに時間とお金を割き，靴の手入れをして丁寧に履き，修理して履き続けることが通常である．
- また，日本では靴を専門とする国家資格はないが，ドイツでは整形靴マイスターという国家資格がある．これは，普通の靴作りのマイスターとは異なり，足についての深い知識をもち，足のトラブルに適切に対処できる足底板や靴を製作することができる資格である．
- 日本には日本靴医学会，日本整形靴技術協会などがあり，会員は医師，靴関連業者，義肢装具士，理学療法士，作業療法士などである．
- 理学療法士・作業療法士は足の障害を予防し，適切な靴のアドバイスをする基礎知識を有しているので，これらの会に所属し，見聞を深めることも大切である．

　　　日本靴医学会　　http://www.kutsuigaku.com/
　　　日本整形靴技術協会　http://www.ivojapan.com/

- 適切な靴の選び方に関しては，表に示す（表3-18）．

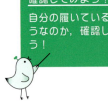

確認してみよう！
自分の履いている靴はどうなのか，確認してみよう！

表3－18　適切な靴選び

①靴には踵を保持する後足部にカウンターがあること．とくに踵部外反扁平足気味の方にはロングカウンター靴を選ぶことを勧める．カウンターのない靴は，踵骨の内・外反を保持できず，後脛骨筋不全やアキレス腱付着部炎などの症状を助長する．
②母趾で蹴れるようにしっかりとした踵から中足骨まで続くシャンクの入った靴底ソールが必要．シャンクがない靴は中足部に負担がかかり，疲れやすい．
③母趾で蹴れるように足底が母趾MTP関節で曲がること．足底ソールは母趾MTP関節で屈曲でき，爪先で蹴ることができる靴を選ぶことが必要である．
④下腿踵部が適合した靴を選択すること．踵は下腿に対して軽度外反しており，靴を選ぶときに考慮する．過度に内・外反する靴は良くない．
⑤足部はやや内振りしているため，前足部が適度に内振りした靴を選択する．過度に内振りの靴では，小趾に靴ずれが生じる．
⑥足囲，足長に合った靴を選ぶこと．特に荷重位と非荷重位で足囲，足長は変わるが，荷重位は扁平変形状態に近いと考えるので，非荷重での足囲を参考に靴を選ぶほうが靴障害を抑えられる．足長に1cmの捨て寸を取って靴の長さにする．捨て寸のない靴はtoe boxに足趾が入り，外反母趾，内反小趾を助長する．
⑦できれば紐靴を選択して，購入前に締めてみることを勧める．たまに靴紐を締めるとヴァンプの皮が左右で重なることがある．これは，これ以上靴紐を締められず，選択できない靴となる．
⑧履き方の指導として，踵を靴のカウンターにきちんと入れてtoe boxを大きく開けることを勧める．靴を履いたら踵に合わせて，そこで靴紐を締めること．

[矢部裕一朗：特集 靴と足の障害 靴と中・後足部の障害，関節外科 31：44-51，2012 より引用]

＊　コンフォートシューズ：足の健康を考慮して製作された履き心地の良い靴のこと．

5. フットケア

❏ ヨーロッパではフットケアにかかわる国家認定資格があり，一般の方も，美容室や理容室に行くのと同じように日常的に自分の足のケアをする習慣がある．

❏ 日本では，若い女性を中心にフットケアやネイルケアが行われているが，最近，チーム医療の一端として，医療・福祉職者が糖尿病患者らに対して胼胝削りや爪切りなどのフットケアやセルフケアの指導を行う目的で，フットケア指導士を認定している．

❏ このフットケア指導士の認定を受けるためには，3年以上の実務経験のある理学療法士で，日本フットケア学会認定のセミナーを受講し，認定試験に合格する必要がある．詳細は下記のURLを参照されたい．

　　　日本フットケア学会　http://www.footcare.main.jp/

（吉田　遊子）

11. 歩行補助具

1. 歩行補助具の概念と理学療法における位置づけ

- 移動手段の喪失は，セルフケアだけでなくADL全般に支障をきたす．そのため，何らかの障害をもち，移動が困難となった場合の理学療法には，その補助や代替を行うことが目標として挙げられる．
- 義足の使用において，切断レベルが高位である場合，義足歩行能力の獲得は難しく，年齢や合併症などの因子が加わるほど歩行に何らかの補助が必要となる．
- ASOや糖尿病性壊疽などの血管障害による下肢切断者では義足装着率が低い傾向にあることや，活動時間ではない夜間などの移動については，義足非装着時の松葉杖での歩行練習も考慮しておかなければならない．
- 歩行補助具を使用する目的は大きく3つある．
    1) 患側下肢の荷重を軽減する
    2) バランスを取りやすくする
    3) 歩行の効率を良くする
- 目的に合わせて歩行補助具を選択することで，荷重による疼痛の悪化やバランス不良による転倒のリスクを軽減することができる．
- また，エネルギー消費を抑えた歩行で，歩容や耐久性を改善し疲労を減らすことが可能となる．
- 具体的には，杖や歩行器が対象となる．
- 車椅子は，歩行が不可能または非実用的な場合に使用する移動補助具であるが，これは歩行を代替するもので，歩行補助具としては本項では取り扱わない．
- 白杖もまた杖の一種で歩行補助具ではあるが，その目的は探索や標榜などで，他の杖とは異なる．
- 白杖についての詳細は，8. その他の歩行補助具で述べる．

2. 杖の種類と機能 （図3-162）

- 杖は，一本杖（cane）と松葉杖（crutch）の2つに大きく分類される．

2-1. 一本杖

- 一本杖とは，基本的には身体と1点で接するもので，歩行時に身体の支持やバランスを補助するために用いられるものをいう．
- 地面と接する部分が3つまたは4つに分かれているものは，それぞれ三脚杖（tripod cane），四脚杖（quad cane）と呼ぶ．

2-2. 松葉杖

- 松葉杖とは，身体と2点以上，つまり握り部以外に身体と接する部分があり，下肢機能（支持）の代償，補助として用いられるものをいう．代表的なものに

標準型松葉杖とロフストランド杖がある．

1）標準型松葉杖（standard crutch）
- 腋窩支持型松葉杖（axillary crutch）とも呼ばれる．
- 国内では使用頻度が高く，体幹のバランスや両下肢の支持性が低い場合に適している．

2）ロフストランド杖
- 前腕カフが前腕近位部で肘関節を支えるように作られている．
- 標準型松葉杖に比べて上肢筋力が必要となる．

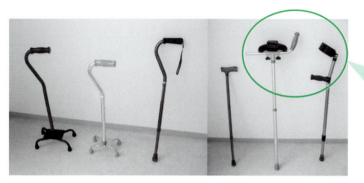
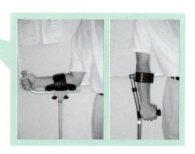

図3－162　いろいろな杖
左から四脚杖（基底面－大），四脚杖（基底面－小），オフセット杖，T字杖，プラットホーム杖，ロフストランド杖

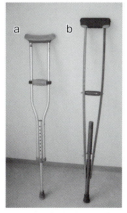

a：木製（調節式）
b：アルミ製（調節式）

図3－163　松葉杖

3．杖・松葉杖の構造と名称 （図3-163）

3－1．握り（grip）
- 手部と杖が接する点で，形状によって杖の呼称が変わる．手掌面で体重を支えることになるため，握りやすさや手触り，衛生面を考えて選択するとよい．

3－2．支柱（uplight）
- 杖の軸になる部分で，さまざまな素材のものが選択できる．長さの調整が行いやすい軽金属を使用したものが主流である．
- 最近では，3～4分割して収納できるものや，色・柄が豊富に揃えられてきた．重さや扱いやすさ，好みなどを考えて選択するとよい．

3－3．杖先（tip）
- 多脚杖は一本杖に比べ，基底面積が大きく確保でき杖自体が自立するので，安定性に優れている．
- その反面，支柱を地面に対して垂直に立てることや，すべての杖先が接地する必要があるなど，使用方法と環境を考慮しなければならない．

3−4. 杖先ゴム (tip rubber)

❑ 杖先ゴムは，接地点である以上いくつかの条件を満たす必要がある．
　①接地，体重支持した際に滑り止めとして機能すること
　②弾性に優れ，接地の際の衝撃を吸収し緩和すること
　③堅牢性があり，磨耗によるすり減りに対応できること

4．杖の長さの決定（図3-164）

4−1. 握り (grip) の高さ

❑ 常用の履物を履き，原則的には立位で計測する．
　①上肢を体側につけ，肘関節30°屈曲位で握りを持ったときに，杖先が足部の前外側15 cmにつく長さ
　②下肢に沿って床面に杖を立てたときの大転子までの高さ
　③上肢を体側につけ，肘関節伸展位で茎状突起までの高さ
　　使用時に体幹が前屈する場合や股関節・膝関節に屈曲拘縮などがある場合は，①の方法で計測するとよい．

4−2. 腋窩あての高さ

❑ 常用の履物を履き，原則的には立位で計測する．
　①腋窩前縁の二横指下から靴底までの高さに5 cm加えた長さ
　②腋窩前縁の二横指下から靴底の外側15 cm前方15 cmまでの長さ
　③立位が難しい場合は，「身長−41 cm」とする便法でおおよその長さを決定することができる．

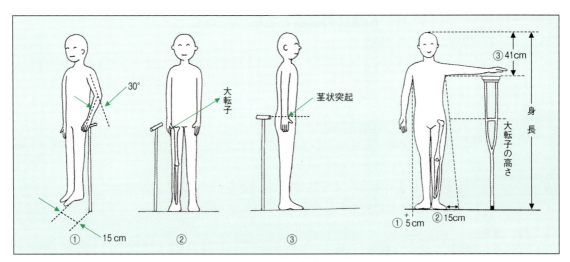

図3−164　杖の長さの決定

[千住秀明監修：日常生活活動−ADL−，神陵文庫，pp110, 116, 2007より引用]

5. 歩行の種類と適応
5-1. 一本杖歩行
- 一本杖などのように一側で支持する場合は，原則として障害側の対側の手で持つ．
- その理由は，健側下肢を振り出す際（患側下肢で体重を支える際）に以下の3つの利点があるためである．
    - ・杖と患側下肢でつくる基底面積が広くなるため
    - ・杖と患側下肢との距離が広く，体重を杖に分散しやすいため
    - ・重心の位置が立位や健側下肢の立脚期と近く，側方動揺を小さくできるため

1）3動作歩行（常時2点支持歩行）
- 患側下肢の支持性が乏しい場合やそのためにバランスが崩れやすい場合，また一本杖をはじめて使う場合などは，3動作歩行を選択するとよい．
- 杖→患側下肢→健側下肢の順で移動させることで，常に移動させていない2点が体を支えることになる．

2）2動作歩行（交互2点1点支持歩行）
- 通常の歩行に近く歩行効率が良い．
- 下肢の支持性がある程度保たれている場合や，予防的観点で杖を使用する場合に選択される．
- 杖と患側下肢→健側下肢の順で移動させる．そのため，杖と患側下肢で支持する場合は2点，健側下肢で支持する場合は1点で身体を支えていることになる．
- 杖での歩行練習に先立って，下肢筋力の増強や随意性の確認を行い，平行棒内での立ち上がりや下肢の振り出しなどの歩行練習から開始する．
- 応用歩行として，段差昇降・坂道歩行・悪路での歩行も必要に応じて取り入れていく．

5-2. 松葉杖歩行
- 松葉杖は，原則として2本一対で使う．
- 肘関節を伸展させ，標準型松葉杖の場合では腋窩受けを前腕内側と体幹で挟むようにして体重を支持する．

1）2点交互歩行（2 point alternate crutch gait）
- 両下肢に障害があるものの，股関節の屈曲ができバランスが良い場合に使用する．

2）4点交互歩行（4 point alternate cruch gait）
- 両下肢に障害があり，上肢や体幹の支持性が不十分な場合に使用する．股関節の屈曲が不十分な場合でも，骨盤挙上ができれば使用可能となる場合が多い．
- 安定性に優れている反面，歩行スピードが上がらないため，実用性に乏しい．

3）3点歩行（3 point gait）
- 臨床で最も目にする歩行方法で，一側下肢の障害で用いる．
- 患側下肢にどの程度荷重（負荷）をかけるかで，3つに分けられる．
  - ①免荷3点歩行（non-weight bearing 3 point gait）：患側に荷重なし
  - ②部分負荷3点歩行（partial weight bearing 3 point gait）：一部免荷
  - ③負荷3点歩行（weight bearing 3 point gait）：全体重を負荷
- 部分負荷3点歩行は touch down gait とも呼ばれ，足部のどこが接地するかによって，つま先型（toe touch）・踵型（heel touch）・足底型（sole touch）に分けられる．
- 一側下肢の切断や荷重関節の術後など，治療経過のなかで一時的に使用される場合が多く，可能であれば術前の松葉杖歩行練習が望ましい．

4）大振り歩行（swing through crutch gait）
- 対麻痺など両下肢に障害がある場合で，上肢の支持性が十分に得られる場合に使用する．
- 小振り歩行に比べ，ある程度のスピードが得られるため，実用的である．

5）小振り歩行（swing to crutch gait）
- 大振り歩行と同様の対象に使用できる．
- 大振り歩行に比べてスピードはないが，歩行練習の初期やバランスをとることが難しい場合に使用する．
- また，坂道や人通りの多い道などで，大振り歩行と使い分けるとよい．
- 平行棒内で選択した歩行の杖や脚の出し方が一通りできることを前提に，松葉杖に移行する．
- 杖に比べ松葉杖は重く長い．また，下肢の支持性が乏しい対象者が使用するため，杖のコントロールが難しい場合やバランスを崩しやすい場合は，壁背練習から行うとよい．
- 壁背練習とは，壁を背にして立った状態で松葉杖の操作や重心の移動などの練習を始め，徐々に壁との距離を伸ばしていく方法である（図3-165）．

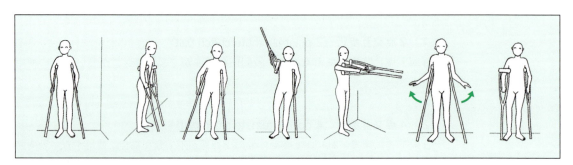

図3-165 壁背練習

[千住秀明監修：日常生活活動－ADL－，神陵文庫，p82，2007より引用]

- 応用歩行では，坂道・階段の昇降や溝・障害物の跨ぎ方，転倒や床面からの起き上がり方法などを行う．
- 日常生活の活動範囲によっては，公共交通機関を使用する際の注意事項やエスカレーター，エレベーターの利用についても触れておくとよい．

6．一本杖・松葉杖を使用する際の身体機能の条件
- 上肢への負荷と下肢にどの程度の支持性が残存しているかを考慮した杖と，その使い方の選択を前提として，以下の機能が求められる．
    1）座位バランス・立位バランスが良好であること
    2）心肺機能や体力が保たれていること
    3）状態に併せた適切な歩き方・杖のつき方を理解していること

7．歩行器・歩行車の種類と機能
- 脚と呼ばれるフレームの一部が接地しているものを歩行器，フレーム構造で接地点に小車輪が使われているものを歩行車と呼ぶ．
- ただし，市販化や製造段階でその呼び名はさまざまで，統一されたものはなく，手押し車やカートなど多くのものがこの分類に含まれている．
- 疾患やADLに即して多様化しており，バランスを補助するためのものや疲労を軽減するために作られたものなどがある（図3-166, 167）．

7－1．歩行器
- 歩行器は，両下肢の筋力低下や痙性麻痺，軽度の失調症が適応となる．また，荷重を減らし疼痛を軽減させる目的でも使用される．
- フレームが変形しないものを固定型歩行器と呼び，前に出す際はフレーム全体を持ち上げる必要がある．
- フレームに可動性を持たせたものを交互型歩行器と呼び，前に出す際は左右片方ずつ出す．
- このため，歩行器を操作できる体幹・上肢機能が必要となる．

7－2．歩行車
- 歩行車は，一側下肢の障害または軽度な両下肢の筋力低下などが適応となる．
- 車輪がついているため，操作が容易である反面，両下肢の運動性が重度に障害されている場合は歩行車が動きすぎてコントロールが難しい．
- 歩行器・歩行車は，フレームで支える構造であるため，前後左右に広がっている脚がすべて同じ高さで安定した床面に接地することが必要となる．
- そのため，使用できる環境が限られてくる．
- 病院や施設内では使えても，自宅などでは段差や廊下の幅，間口の広さなど考慮すべき点が多い．

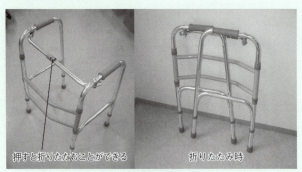
交互型歩行器

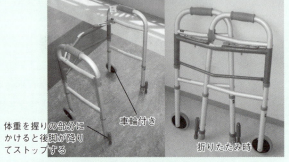
二輪型歩行器（前輪付きアームウォーカー）

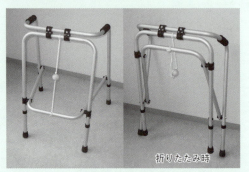
四脚固定型歩行器

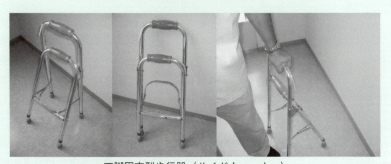
四脚固定型歩行器（サイドウォーカー）

図3-166 各種歩行器

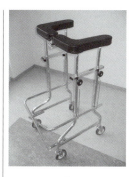 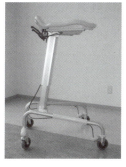 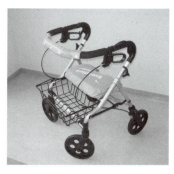

図3-167 各種歩行器（四輪型歩行器）
a：前腕支持型，折りたたみ可能，ブレーキなし
b：前腕支持型，ブレーキあり
c：着座可能，ブレーキ，かごあり

8．その他の歩行補助具

- 白杖とは，視覚を補助する歩行補助具である（図3-168）．
- 道路交通法第14条で「目が見えない者（またこれに準じる者）は道路を通行するときは，政令で定める杖を備えなければならない」とその携帯を義務付けている．
- これは，杖を身体の前方で振って歩くことにより障害物と体が接触することを防げ，また路面の情報を収集できるだけでなく，他者への標榜効果を役割としてもつためである．
- 握り部（grip），柄（shaft），石突（tip）ともに路面の状況を伝えることを大きな役割とするため，しなやかで伝導性に優れた素材が使われる．
- シャフトは政令で白か黄色と定められており，欧米諸国も同様である．
- 石突は，路面でのひっかかりや伝導性を重視したさまざまな形状があり，近年では，超音波で障害物を感知する機能がついた電子白杖などの研究開発も進んでいる．
- 白杖の長さは立位で床面から乳頭まで，または立位で上肢を前方に伸ばし2歩前の踵の位置に杖先がつく長さに調整するのが一般的である．
- 介助者がいる場合や弱視などで白杖の役割を標榜効果に限定する場合は，これよりやや短めに調整する場合が多い．
- 歩行方法には，タッチ法やスライド法などがあるが，路面の状況や混雑によってその操作方法を使い分ける．
- いずれも専門的な練習が必要で，時間をかけて杖の操作と状況の把握，恐怖心の払拭を行う．
- 糖尿病などで視覚障害と下肢障害を併せもつ場合などは，サポートケーンとよばれる白杖を使用する．

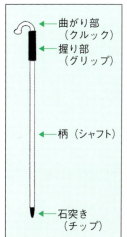

図3-168
白杖の基本的構造
[千住秀明監修：日常生活活動－ADL－，神陵文庫，p113, 2007 より引用]

> **Point**
> 杖や松葉杖の構造と名称・長さの決定方法と同時に，チェックアウトの項目を覚えよう！

9．歩行補助具のチェックアウト

☐ 歩行補助具だけに留まらず，便利な道具を実用的に使用するためには，安全が確保される必要がある．このため，チェックアウトは定期的に実施することが重要である．

1）長さが用途に合わせて適切か

☐ 麻痺や切断，円背，関節の拘縮，視覚障害などの疾病に合わせて長さを決定できているか．
☐ 状態の変化に応じて変更できているか．

2）身体に当たる部分に不快感はないか

☐ 使用することで，身体に負担を与えていないか．腋窩受けやカフなど身体と接触する部分では，素材の磨耗や皮膚などの点検を行う．

3）接地部分に磨耗はないか

☐ 杖先ゴムや石突は，使用すれば磨耗し使用しなければ劣化する消耗品である．定期的に点検して交換すること．

4）支柱（uplight/shuft）やフレームの破損はないか

☐ 木製の支柱の場合，体重をかけた際に縦に裂けるように割れていることがあり，見逃しやすい．
☐ 握り（grip）への移行部や松葉杖の側弓，ねじ止めしている箇所では緩みや破損が生じやすいので，定期的に点検が必要である．

（中藤　佳絵）

●引用・参考文献●

（3.1. 側彎症の体幹装具／3.4. 側彎症の体幹装具）
1．加倉井周一：装具学 第3版，医歯薬出版，2003
2．日本整形外科学会・他：義肢装具のチェックポイント，医学書院，2003
3．飛松好子：良い下肢装具の条件，臨床リハ12：572-575，2003
4．川村次郎：義肢装具学 第3版，医学書院，2004
5．黒川幸雄・他：理学療法MOOK 7 義肢装具，三輪書店，2000
6．加倉井周一・他：装具治療マニュアル［疾患別・症状別適応］第2版，医歯薬出版，2000
7．武智秀夫・他：装具 第3版，医学書院，1996
8．加倉井周一・他：新しい装具学，協同医書出版社，1998
9．千野直一・他：リハビリテーションMOOK 7 義肢装具とリハビリテーション，金原出版，2003
10．加倉井周一：義肢装具辞典，創造出版，1991
11．松原勝美：移動補助具，金原出版，2000
12．江原義弘・他：下肢装具のバイオメカニクス，医歯薬出版，1996
13．広畑和志・他：標準整形外科学 第5版，医学書院，1993
14．河津隆三：整形外科看護の実際 装具とは？，整形外科看護9（3）：218-224，2004
15．Rockwood, et al.: The SHOULDER second edition Vol.1, SAUNDERS COMPANY, p507, 1998
16．瀬本喜啓・他：特発性側弯症に対する装具療法，日本義肢装具学会誌19（3）：187-190，2003
17．神谷秀樹・他：膝前十字靱帯損傷用膝装具の制動力の検討，日本義肢装具学会誌15（special issue）：124-125，1999
18．日本小児整形外科学会 教育研修委員会編：小児整形外科テキスト，メジカルビュー社，p155，2004
19．北野利夫・他：ペルテス病の装具療法，POアカデミージャーナル7（2）：109-111，1999
20．中込 直：小児骨関節疾患の装具療法，日本義肢装具学会誌19（2）：160-166，2003
21．鈴木茂夫：リーメンビューゲル，新OS NOW17 装具療法－モデルと適応のすべて，メジカルビュー社，pp111-115，2003

（3.2. 脳卒中片麻痺の装具）
1．山下隆昭・他：足関節・足部に対する装具療法，理学療法学13：115-117，1986
2．大竹 朗・他：片麻痺に対する治療用装具と運動療法，PTジャーナル28：300-305，1994
3．松山 徹：歩行訓練はいつから進めるか，脳卒中最前線 第3版（福井圀彦・他編），医歯薬出版，pp111-114，2006
4．村田秀雄・他：脳卒中片麻痺，義肢装具マニュアル 第2版，医歯薬出版，pp33-61，1993
5．神沢信行・他：片麻痺に対する下肢装具の適応と効果，理学療法MOOK7 義肢装具，三輪書店，pp140-148，2000
6．奈良 勲：片麻痺に対するSemi-Long Leg Braceの考案，理・作・療法8：479-481，1974
7．大籔弘子：片麻痺の装具と歩行補助具，理学療法MOOK2 第2版，三輪書店，pp85-94，2005
8．加倉井周一：脳卒中片麻痺患者の下肢装具の動向，脳卒中片麻痺患者の下肢装具（日

本義肢装具研究会編），医歯薬出版，pp17-32，1981
9. 森　信孝：脳卒中患者に対する装具療法の効果，PTジャーナル31：259-265，1997
10. 賀好宏明・他：理学療法士に求められる義肢・装具の知識と技術・1－装具療法，PTジャーナル40：809-813，2006
11. 脳卒中合同ガイドライン委員会：脳卒中治療ガイドライン
12. http://www.jsts.gr.jp/guideline/283_286.pdf
13. Fatone S, et al.: Effect of ankle-foot orthosis alignment and foot-plate length on the gait of adults with poststroke hemiplegia, Arch Phys Med Rehabil. 90: 810-818, 2009
14. Cakar E, et al.: The ankle-foot orthosis improves balance and reduces fall risk of chronic spastic hemiparetic patients, Eur J Phys Rehabil Med. 46（3）: 363-368, 2010
15. Doğan A, et al.: Evaluation of the effect of ankle-foot orthosis use on balance and mobility in hemiparetic stroke patients, Disabil Rehabil. 33: 1433-1439, 2011
16. 田村　茂・他：脳血管障害者のアームスリングとスプリント，理・作・療法18：379-386，1984
17. Wilson D, et al.: Central control insufficiency. III. Disturbed motor control and sensation: a treatment approach emphasizing upper extremity orthoses, Phys Ther 58: 313-320, 1978
18. Bobath B: Adult Hemiplegia: Evaluation and Treatment, William Heinemann Medical Books Limited, London, 1978
19. 栢森良二：麻痺性疾患・神経筋疾患 1.脳卒中．新編装具治療マニュアル（加倉井周一・他編），医歯薬出版，p65，2005
20. 石神重信・他：脳卒中下肢装具の効果的アプローチ，臨床リハ19：943-949，2010
21. 山本澄子・他：片麻痺患者のための背屈補助機能付短下肢装具（DACS短下肢装具）の開発，日本義肢装具学会誌13：131-138，1997
22. 浅見豊子：脳卒中片麻痺の装具，義肢装具学 第3版（川村次郎編），医学書院，pp206-221，2005
23. Johnstone M: Inflatable splint for the hemiplegic arm, Physiotherapy 61: 377, 1975
24. Taketomi Y: Observation of subluxation of the shoulder joint in hemiplegia, Phys Ther 55: 39-40, 1975
25. 吉尾雅春：脳血管障害，理学療法ハンドブック 改訂第3版（細田多穂・他編），協同医書出版，pp3-45，2000
26. 山本澄子：下肢装具のEBM，日本義肢装具学会誌21：239-247，2005
27. 櫻井愛子：片麻痺者の装具適用効果－実践理学療法のエビデンス－，PTジャーナル41：385-391，2007

（3.3. 脊髄損傷の装具）
1. 加倉井周一・編：装具学 第3版．医歯薬出版，pp100，178，189，2003
2. 武智秀夫・他編：装具，医学書院，pp86-92，100-109，1996
3. 川村次郎・編：義肢装具学，医学書院，pp271-292，1992
4. 日本整形外科学会・日本リハビリテーション医学会監修：義肢装具のチェックポイント 第6版，医学書院，p261，2003
5. 矢崎　潔：手のスプリントのすべて，三輪書店，1994
6. 伊藤利之・江藤文夫編：新版 日常生活活動（ADL）－評価と支援の実際，医歯薬出版，pp161-195，2010
7. 千住秀明監修：日常生活活動（ADL）第2版，神陵文庫，pp224-225，2007
8. 岩崎　洋編：脊髄損傷理学療法マニュアル，文光堂，pp144-157，2006
9. 和田　太・他：脳卒中患者に対する歩行支援ロボットの活用，理学療法24（12）：

　　　　1548-1554，2007
10．中澤公孝・他：脊髄損傷患者に対するニューロリハビリテーションの実際，理学療法 24（12）：1578-1584，2007

（3.5. 脳性麻痺の装具 1 － 3 ）
1．佐伯　満編：第4回小児のリハビリテーション（脳性麻痺を中心に）実習研修会講義テキスト，2006
2．井澤淑郎編：小児の整形外科，医歯薬出版，1984
3．日本義肢装具学会監修（加倉井周一編）：装具学，医歯薬出版，2004
4．加倉井周一・他編：新編装具治療マニュアル疾患別・症状別適応，医歯薬出版，2004
5．田沢製作所パンフレット
6．川村次郎・他編：義肢装具学，医学書院，2000
7．三上真弘・他編：最新義肢装具ハンドブック，全日本病院出版会，2007

（3.5. 脳性麻痺の装具 4 － 6 ）
1．川村次郎・他編：義肢装具学 第2版，医学書院，pp278-285，2000
2．馬場寿実・他：脳性麻痺児に対する下肢装具療法，PTジャーナル41（7）：567-572，2007
3．加倉井周一編：装具学 第3版，医歯薬出版，p3，2003
4．堺　裕・他：脳性麻痺理学療法の現状と課題，理学療法24（3）：421-426，2007
5．AACPDM Methodology to Develop Systematic Reviews of Treatment Interventions（Revision 1.2）2008 Version Available at
http://www.aacpdm.org/resources/outcomes/systematicReviewsMethodology.pdf
6．Morris, C: A review of the efficacy of lower-limb orthosis used for cerebral palsy, Developmental medicine and child neurology 44（3）：205-211, 2002
7．Abel, MF et al.: Gait assessment of fixed ankle-foot orthosis in children with spastic diplegia, Archives of physical medicine and rehabilitation 79（2）：126-133, 1998
8．Crenshaw, S et al.: The efficacy of tone-reducing features in orthotics on the gait of children with spastic diplegic cerebral palsy, Journal of pediatric orthopedics 20（2）：210-216, 2000
9．Wilson, H et al.: Ankle-foot orthosis for preambulatory children with spastic diplegia, Journal of pediatric orthopedics 17（3）：370-376, 1997
10．Paul, SM et al.: Evaluating interventions to improve gait in cerebral palsy: a meta-analysis of spatiotemporal measures. Developmental medicine and child neurology 49（7）：542-549, 2007
11．鈴木恒彦：小児中枢性疾患へのアプローチ－運動療法・手術療法・装具療法－，理学療法学19（3）：325-328，1992
12．彦田龍兵：小児領域の療育における装具使用の実際，PTジャーナル40（10）：837-843，2006
13．江口壽榮夫：脳性麻痺の装具，リハビリテーション医学28（4）：288-290，1991
14．伊藤利之・他編：義肢装具のチェックポイント 第7版，医学書院，pp230-262，2007
15．Ridgewell, E et al.: A systematic review to determine best practice reporting guidelines for AFO interventions in studies involving children with cerebral palsy. Prosthetics and orthotics international 34（2）：129-45, 2010
16．里宇明元・他監訳：PEDIリハビリテーションのための子どもの能力低下評価法，医歯薬出版，2003
17．Buckon, CE, et al.: Comparison of three ankle-foot orthosis configurations for children with

spastic hemiplegia, Developmental medicine and child neurology 43（6）: 371-378, 2001
18. Buckon, CE et al.: Comparison of three ankle-foot orthosis configurations for children with spastic diplegia, Developmental medicine and child neurology 46（9）: 590-598, 2004

(3.6. 側彎症の体幹装具)

1．浅賀嘉之：脊柱側彎症の装具療法，MB Orthopaedics 44：27-34，1991
2．加倉井周一編：体幹装具－側彎症装具，装具学 第3版，医歯薬出版，pp126-133，2003
3．加倉井周一・他編：小児骨関節疾患－脊柱側彎症，装具治療マニュアル－疾患別・症状別適応－第2版，医歯薬出版，pp244-260，1993
4．小野村敏信・吉田悌三郎：側彎症装具－最近の動向，別冊整形外科 No.4 義肢・装具（加倉井周一・渡辺英夫編），南江堂，pp193-203，1983
5．加倉井周一・他編：小児骨関節疾患－脊柱側彎症，新編 装具治療マニュアル－疾患別・症状別適応－，医歯薬出版，pp323-339，2000
6．川村次郎編：装具編－側彎装具，義肢装具学 第3版，医学書院，pp314-324，2004
7．加倉井周一・他編：装具のチェックポイント－体幹装具，義肢装具のチェックポイント 第6版，医学書院，pp226-228，2003
8．Nash C L & Moe J H: A study of vertebral rotation, J. Bone Joint Surg. 51-A: 223-229, 1969
9．Collis D K: Long-term follow-up of patients with idiopathic scoliosis not treated surgically, J Bone Joint Surg. 51-A: 425-445, 1969
10．Nachemson A: A long term follow-up study of non-treated scoliosis, Acta. Orthop. Scand. 39: 466-476, 1968
11．Nachemson A, et al.: Effectiveness of treatment with a brace in girls who have adolescent idiopathic scoliosis, A prospective, controlled study based on data from the Brace Study of the Scoliosis Research Society, J. Bone Joint Surg. 77-A: 815-22, 1995
12．Moe J H, et al.: Idiopathic scoliosis, Analysis of curve patterns and the preliminary results of Milwaukee-brace treatment in one hundred sixty-nine patients, J. Bone Joint Surg. 52-A: 1509-1533, 1970
13．Carr W A, et al.: Treatment of idiopathic scoliosis in the Milwaukee brace, J Bone Joint Surg. 62: 599-612, 1980
14．山内裕雄・他：思春期特発性脊柱側彎症に対する装具療法の成績，日整会誌60：1079-1085，1986
15．Emans J B, et al.: The Boston bracing system for idiopathic scoliosis, Follow-up results in 295 patients, Spine 11: 792-801, 1986
16．浅賀嘉之・他：特発性脊柱側彎症に対する under-arm brace による治療（第2報），脊柱変形 4：154，1989
17．Price C T, et al.: Nighttime bracing for adolescent idiopathic scoliosis with the Charleston Bending Brace: long-term follow-up, J. Pediatr. Orthop. 17: 703-707, 1997
18．Katzs D E, et al.: A comparison between the Boston brace and Charleston bending brace in adolescent idiopathic scoliosis, Spine 22: 1302-1312, 1997
19．原田征行・他編：各論－側弯症，プラクティカルマニュアル－脊椎疾患保存療法，金原出版，pp98-104，1993
20．小野俊明・鈴木信正：脊椎・脊髄・末梢神経障害の検査・診断法－モアレ法，新 図説 臨床整形外科講座－整形外科の検査・診断法（山本吉蔵・他編），メジカルビュー社，pp124-129，1995
21．天児民和・編：脊椎の疾患－脊柱の姿勢とその異常，整形外科学概説 第4版，南山堂，pp219-236，1977

22．鈴木信正・他：モアレ法，整・災外 27：1499-1506，1984
23．立野勝彦：脊椎の疾患－脊柱の変形，整形外科学 第2版，医学書院，pp90-92，2005
24．小林　顕・他：脊柱の構造と筋ジストロフィーの脊柱変形の診断と評価，筋ジストロフィーにおける脊柱変形の治療・ケアマニュアル，厚生労働省精神・神経疾患研究委託費 筋ジストロフィーの治療と医学的管理に関する臨床研究班，2004
　　（http://www.pmdrinsho.jp/ScoliosisCareMan.pdf）
25．服部一郎・他：姿勢回復訓練，リハビリテーション技術全書 第2版，医学書院，pp544-557，1984
26．浅見豊子：装具－体幹装具，リハビリテーション MOOK 7 義肢装具とリハビリテーション，金原出版，pp132-140，2003
27．南　昌平：特発性脊柱側彎症に対する装具療法の治療成績－2年以上の装具装着例および装具治療終了例の検討，日整会誌 56：471-485，1982
28．Lostein J E, et al.: The Milwaukee brace for the treatment of adolescent idiopathic scoliosis, A review of one thousand and twenty patients, J. Bone Joint Surg. 76-A: 1207-1221, 1994
29．Nooman K J, et al.: Use of the Milwaukee brace for progressive idiopathic scoliosis, J. Bone Joint Surg. 78-A: 557-567, 1996

〔3.7. 靴型装具の基本的構造と種類〕
1．首藤　貴：靴型装具の臨床，日本義肢装具学会誌 18（3）：226-234，2002
2．山鹿眞紀夫・他：靴型装具（I）靴の補正，日本義肢装具学会誌 16（3）：174-178，2000
3．岡崎哲也・他：靴型装具（I）基本構造とチェックポイント，日本義肢装具学会誌 16（3）：169-173，2000
4．浅見豊子：靴型装具，総合リハ 33（10）：925-931，2005
5．石塚忠雄：靴の科学 からだに良い靴を考える，講談社，pp165-176，1991
6．武智秀夫・明石　謙：装具 第3版，医学書院，pp64-78，1996
7．加倉井周一：靴型装具，義肢装具のチェックポイント 第6版（日本整形外科学会，日本リハビリテーション医学会編），医学書院，pp266-282，2003
8．加倉井周一：靴型装具，義肢装具処方マニュアル（日本整形外科学会，日本リハビリテーション医学会編），医学書院，pp88-97，1990
9．加倉井周一：下肢装具としての靴の処方，骨・関節・靱帯 2：311-321，1984
10．鈴木明子・他：慢性関節リウマチに対する靴型装具，足底板の処方と効果，リハビリテーション研究紀要 7：7-13，1996
11．金澤和貴・他：内側および外側楔状型足底板の形状による足関節の側方加速度の評価，靴の医学 18（2）：15-19，2005
12．Butler RJ, et al.: The effect of a subject-specific amount of lateral wedge on knee mechanics in patients with medial knee osteoarthritis, J. Orthop Res. 25（9）：1121-1127, 2007

〔3.8. 糖尿病足と靴型装具〕
1．大谷知子：百靴事典，㈲シューフィル，p45，2004
2．新城孝道：糖尿病のフットケア，医歯薬出版，p35，2000
3．吉村　理・他：糖尿病足病変，骨・関節・靱帯 15：37-43，2002
4．井口　傑：糖尿病足にみられる骨，関節病変，糖尿病と血管 8：42-46，2003
5．金森　晃：バイオメカニクスからみた糖尿病足病変，糖尿病と血管 8：38-41，2003
6．山田　悟・他：フットケア，糖尿病と血管 8：55-58，2003
7．新城孝道：足の変形・足病変に対する免荷・保護，プラクティス 21：415-418，2004

8．河辺信秀：糖尿病患者のフットケアにおける理学療法（士）の関わり，理学療法 22：398-409，2005
9．細川和広：糖尿病足病変，診断と治療 94：85-90，2006
10．渥美義仁：糖尿病患者の足病変，診断と治療 99：1893-1896，2011
11．南條文昭・他：糖尿病性足病変とフットケアの実際，Angiology Frontier 2：49-56，2003

（3.9. リウマチと靴型装具）
1．Rene Cailliet, M. D.（荻島秀男訳）：軟部組織の痛みと機能障害，医歯薬出版，pp271-328，1979
2．梶原敏夫：慢性関節リウマチの足の評価と保存療法，臨床リハ 9：704-710，2000
3．矢部裕一朗：足底挿板の臨床応用とその限界，理学療法 17：455-461，2000
4．田中尚喜・他：変形性関節症に対する足底挿板の適応と限界，理学療法 17：474-481，2000
5．佐浦隆一・他：足部の痛みと変形，臨床リハ 11：289-297，2002

（3.10. その他の足部変形に対する靴型装具と足のケア）
1．高岡邦夫・他：新 OS NOW No.15 足部疾患の保存療法と手術療法，メジカルビュー社，pp70-74，2002
2．高岡邦夫・他：新 OS NOW No.17 装具療法－モデルと適応のすべて，メジカルビュー社，pp166-169，2003
3．加倉井周一・他：新編 装具治療マニュアル－疾患別・症状別適応，医歯薬出版，pp266-267，2000
4．石塚忠雄：新しい靴と足の医学，金原出版，pp121-145，1992
5．山下和彦・他：高齢者の足部・足爪異常による転倒への影響，電学論 C 124：2057-2063，2004
6．塩之谷香：足のトラブルは靴で治そう，中央法規出版，2005
7．矢部裕一朗：特集 靴と足の障害 靴と中・後足部の障害，関節外科 31：44-51，2012
8．塩之谷香：特集 靴と足の障害 履物（主に靴）による障害，関節外科 31：26-36，2012

（3.11. 歩行補助具）
1．橋元　隆：杖・歩行補助具の種類と動作障害に応じた用い方の要点，理学療法 27：192-207，2010
2．猪飼哲男：下肢切断者のリハビリテーション効果と予後－影響する因子の影響－，リハビリテーション医学 38：125-130，2001
3．松原勝美：移動補助具，金原出版，pp120-122，2005
4．千住秀明監修：日常生活活動－ADL－，神陵文庫，pp82，108-121，2007

●参考資料●
1．一般社団法人 日本義肢協会編：義肢・装具カタログ

4 義肢装具の最近の動向

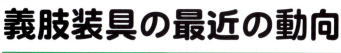

学習目標

① リハビリテーション医療におけるロボット導入の背景，有効性，今後の動向や課題について学ぶ．
② 歩行支援ロボットと理学療法士の役割について学ぶ．
③ 再生医療における義肢装具の位置づけと理学療法士のかかわりについて学ぶ．

1. 歩行支援装置としてのロボットの有用性

1. リハビリテーションにおけるロボット導入の背景

□ 中枢神経の再生医療におけるリハビリテーション領域への応用など，ニューロリハビリテーション*の概念が認知されつつある．さらに，ニューロリハビリテーションの一手段としての歩行支援ロボットの導入やその有用性についての議論もなされている（表4-1）．リハビリテーションにおけるロボット導入の背景については次の8要因が考えられる．

> **調べてみよう！**
> ニューロリハビリテーションについて調べてみよう！

表4-1　リハビリテーションロボットの有用性

1．労力の低減	6．評価機器
2．安全な訓練が可能	7．急性期リハビリテーション
3．ロボットなしでは難しい課題が可能	8．遠隔リハビリテーション
4．課題特異的訓練が可能	（telerehabilitation）
5．担当者の経験に依存しない	

[和田　太・他：脳卒中患者に対する歩行支援ロボットの活用，理学療法 24：1548-1554, 2007 より引用]

① 重度の機能障害（高度の頸髄損傷における上肢の機能補助，脊髄損傷者の実用的歩行獲得など）において，従来の義肢装具の機能ではこれらの代償や補完については不十分で限界がある．
② 機能あるいは能力障害などの重度化に伴い，歩行練習を指導する理学療法士に対する身体的負担も多くなり，十分な時間を割いた適切な歩行練習の獲得ができない．
③ 人体では不可能な超低速運動や低負荷長時間運動による関節可動域練習がロボットでは可能であり，繰り返し運動による痙縮の抑制効果なども報告されている（図4-1）．

＊　ニューロリハビリテーション：神経科学と連携した新しいリハビリテーション．損傷後の神経機能回復の促進を目的とする．

④介護負担を減らすために移乗を助けるロボットや排尿排便を助けるロボットなどの要望が高まっている．

⑤医療・福祉分野における障害者支援などの社会的認識の高まりに伴い，多くの工学研究者に障害者を支援するための器機や技術開発に対する指向性が高まっている．

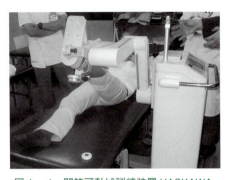

図4−1 関節可動域訓練装置 YASKAWA TEM LX2 による下肢の他動運動
超低速運動や低負荷長時間運動による関節可動域運動が可能．

⑥脊髄細胞など神経再生医療技術の進歩によって脊髄損傷者の歩行再建の可能性が高まり，その手段としての体重支持式トレッドミル歩行練習（body weight-supported treadmill training：BWSTT）において歩行ロボット技術の導入が図られている．

⑦脳の可塑性（別の箇所の働きによる機能回復，いわゆる代行作用）を基礎とするニューロリハビリテーションにおいて，歩行ロボットを用いた歩行練習が脳賦活へ寄与し，運動関連野の活性化を引き起こしていることが脳卒中患者において観察されている．

⑧義肢装具は，残存能力の視点から機能障害や能力障害を補完あるいは代償する道具としてリハビリテーションでは位置づけられているが，歩行ロボット装置では，歩行練習によって機能そのものを回復させる治療手段としての可能性が期待されている．

❏現在，ニューロリハビリテーションにおいては，下肢ロボットのみではなく上肢ロボットについても臨床にて活用されている（図4-2）．

❏上肢ロボットの活用による上肢機能改善の理論的基盤は，「ロボットによる特定の運動が完了することで正常な感覚入力と運動出力を得ることができ，より適切な感覚運動体験が感覚運動フィードバックループに作用する」という仮説である．

❏この感覚運動フィードバックループの存在は脳の可塑性において重要であり，これによりロボット練習で脳の神経回路のネットワーク再構築が促進されて機能改善が期待されている．

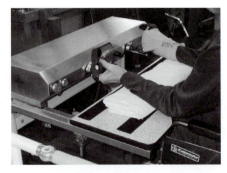

図4−2 上肢ロボットによる片麻痺患者の前腕回内・回外運動
ロボットによる特定の運動が完了することで正常な感覚入力と正常な運動出力を得ることができ，より適切な感覚運動体験が生じる．

2. 歩行支援ロボットと歩行補助ロボット
2−1. 歩行支援ロボット

❑ ロボット技術の導入の契機となった体重支持トレッドミル歩行練習は，ハーネスで体幹を吊して下肢の交互歩行（ステッピング）を複数の歩行補助者が介助しながらトレッドミル上で行う方法であるが，このステッピングによって生じる筋活動は，屈曲・伸展の基本的なパターンを自律的に作り出すことのできる脊髄レベル（腰髄に存在）でのCPG（central pattern generator）に由来するものとして考えられている．

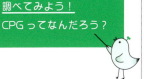
調べてみよう！
CPGってなんだろう？

❑ 歩行時の交互運動での下肢振り出しをロボットで代行させる技術の導入により，吊した状態で歩行の様式を自動的に行うことができる歩行支援ロボットの開発が実現した（図4-3）．

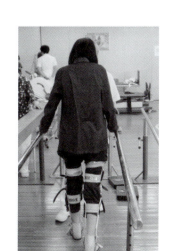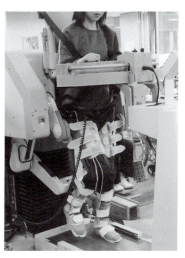

図4−3　歩行支援ロボット（右図）による歩行練習および長下肢装具装着（左図）での歩行練習

長下肢装具装着による歩行練習よりも，歩行支援ロボットによる歩行練習では，長時間にわたって正確な歩行パターンによる繰り返しの歩行練習が可能となる．

❑ これらの歩行支援ロボットは歩行の様式を自由に設定でき，長時間の繰り返しによる正確な介助歩行が可能である．ロボットの使用によって，歩行練習の指導を行う理学療法士の負担が軽減された．

❑ しかし，歩行支援ロボットは機構的に装置が大がかりとなり，高額負担となるためまだ実用的段階には至っていない．

2−2. 歩行補助ロボット

❑ 歩行支援ロボットでは，多くがトレッドミル上での歩行練習であるため，限られた固定された空間での歩行となる．そのため，実際の日常生活では独立歩行が可能となる歩行補助ロボットが実用的で必要となる．

❑ 完全に独立歩行が可能で，動作補助ロボットスーツとして開発され，すでに一

部医療施設向けに貸し出しが始まっている HAL（Hybrid Assistive Limb）がよく知られている．

❑ ロボットスーツ HAL は，身体運動機能の補助・増幅・拡張を可能とするサイボーグ型ロボットである．スーツの装着により，歩行補助だけではなく筋力低下のある高齢者や運動機能障害のある障害者のリハビリテーション，あるいは自立生活支援として，また介護負担を軽減するものとして期待されている．

❑ HAL の活用範囲は広く，随意・自律のハイブリッド制御による立ち・座り，歩行支援などを行うことができるために医療福祉分野での活用が期待されているが，現在は高価格のため量産・低価格化による普及が待たれている（表4-2）．

> 調べてみよう！
> HAL について調べてみよう！

表4-2 ロボットスーツ HAL の活用範囲

1．筋力の経時的変化のモニタリング	4．筋力維持訓練
2．筋力バランスを適正化するためのリハビリテーションプログラム	5．立ち上がり・座り動作訓練
3．関節可動域訓練	6．歩行訓練

[山海嘉之：次世代の動作補助ロボットスーツ・HAL, 理学療法学 34 supple：2-4, 2007 より引用]

❑ 大腿部姿勢制御センサーと踵荷重センサーからの信号を検知し，歩行時の歩幅や速度から歩行意図を推定して膝のアクチュエーターを制御することで，歩行時の膝の振り出しを補助する自立歩行アシストロボットの開発が，産学共同で進められている（図4-4）．

❑ 従来の装具 PrimeWalk に動力装置を取り付けた歩行補助ロボットの開発も進められている．また，吊り下げ式歩行器と従来の長下肢装具との組み合わせによる歩行練習なども，臨床において有効な手段となる（図4-5）．

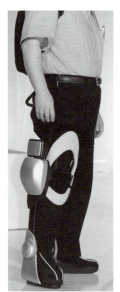

図4-4
産学共同開発による自立歩行アシストロボット

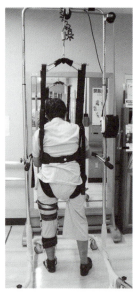

図4-5
吊り下げ式歩行器と長下肢装具を併用した歩行練習

歩行支援ロボットと異なり独立して歩行が可能であるが，下肢の動きは他動運動ではなく，正常な歩行パターンをシミュレートできない．

2-3．歩行支援ロボットと理学療法

❑ 歩行支援ロボットにおける理学療法の関与としては，これらのロボットの有用性について，理学療法士の立場から障害者の ADL を通して客観的評価を行う役割を担っている．

- 歩行支援ロボットによって得られた機能的変化あるいは能力変化を，実際の日常生活場面で生かすための積極的な支援を行うことで，より実用的な歩行の獲得に寄与することができる．
- 歩行支援ロボットの開発については，医療サイド，工学サイドとの密接な連携による情報交換なしには成功はない．さらには学際的研究チームのなかでの持続的活動が必須であり，理学療法士も障害を客観的に評価できる専門職として積極的に参画するべきである．

3．歩行支援ロボットの有用性と今後の課題
3-1．歩行支援ロボットの有用性

- 歩行支援ロボットによる歩行練習の利点については，立位困難な早期や重度麻痺での練習が可能である，理学療法士などの介助量が軽減し対象者の転倒を回避できる，長時間繰り返し歩行練習が可能である，課題特異的練習（フォームの提示や立位荷重）を段階的に設定できる，などが挙げられる．
- 歩行支援ロボットによる歩行練習が脳の賦活化に及ぼす影響の研究において（図4-6），ロボットによるアシストを受けながら能動的な意志をもって歩行することが，運動関連野の賦活化を誘発する際には重要である．

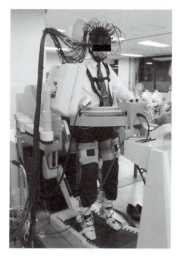

図4-6
歩行支援ロボットによる歩行時の光トポグラフィによる脳賦活状態の計測

3-2．今後の動向と課題

- 歩行支援ロボットは今後，機能面でさらに高度化していくと予想され，生体と機械をつなぐ部分（manmachine interface）の研究が今まで以上に重要となる．
- 学際的なロボティックス技術の発展については，医学と工学を含めた学際的な医工連携が重要となる．
- 装置が大がかりとなり高価となるため，コスト面での問題を解決する必要がある．さらに効果的なプロトコルの作成と評価が今後の大きな課題となる．また，ロボットによる歩行練習の適応範囲についても検討を加えておく．

2. 再生医療と義肢装具

1. 再生医療とリハビリテーション

- 損傷を受けた中枢神経において神経軸索の実質的な再生は起こらないとする今までの概念から，ここ数年の研究により，中枢神経損傷においてもある一定の条件下で再生する能力をもつことが明白となり，再生医療の実現に期待がもたれるようになってきた（表4-3）．

表4-3　再生医療の果たすべき役割と期待

1．広範な領域を対象とする治療	4．QOL の向上
2．病気（合併症）の予防	5．夢の治療の実現
3．身体への負担・侵襲の軽微な治療	（QOL の維持・向上と長生き）

［井上一知：再生医療とは－21世紀の夢の治療への展望－，理学療法 22：1523-1531，2005 より引用］

考えてみよう！
再生医療の発展はリハビリテーション医療のなかで，今後どのような恩恵をもたらすだろう？

- 再生医療においてリハビリテーションは，運動機能の再教育でシナプス形成，シナプス再編成による神経回路の構築の過程を活性化し，新たな神経回路の構築に寄与していると考えられる．
- 今後，再生医療においては，再構築の過程を活性化して神経回路網を機能回復に結びつけるという概念のもとで，効果的なリハビリテーション手段を探索することが求められる．
- 脊髄損傷者に対する再生医療（急性期脊髄損傷者に対する培養自家骨髄間質細胞移植による脊髄再生治療）による機能回復の臨床試験も始まろうとしている．

2. 再生医療と義肢装具

- 脊髄の可塑性についても，損傷後に一部でも索路が残存していれば自然と修復する部分があることが判ってきている．
- また，体重支持型の動力補助付きトレッドミル歩行や持続的な電気刺激により，脊髄損傷者の機能回復が得られることが報告されている．
- 継続的あるいは戦略的なリハビリテーションでは，効果器の拘縮の予防と末梢の感覚器からの刺激持続による上位ニューロンのアポトーシス（細胞自滅）を抑制し，脊髄の可塑性の活性化を高める予防的な効果が十分に考えられる．
- これらの一環として，歩行の積極的な導入は好ましい．したがって，脊髄損傷者に対しては，単に車椅子のみを優先させるのではなく，近い将来下肢装具を用いた積極的な立位あるいは歩行練習を理学療法プログラムに加え，これらを実施する時代がくると確信している．

（大峯　三郎）

●引用・参考文献●

1. 元田英一・他：工学とリハビリテーション医学－連携の課題－，総合リハ 35：425-430，2007
2. 岡島友康：リハビリテーション医療工学と情報技術，総合リハ 35：1233-1238，2007
3. 和田　太・他：脊髄損傷者の歩行再建における工学の応用，総合リハ 35：431-438，2007
4. 和田　太・他：脳卒中患者に対する歩行支援ロボットの活用，理学療法 24：1548-1554，2007
5. 小金丸聡子・他：脳卒中－片麻痺を中心に－，総合リハ 35：1031-1038，2007
6. 大堀靖夫・他：脊髄の再生，総合リハ 35：999-1005，2007
7. 山海嘉之：次世代の動作補助ロボットスーツ・HAL，理学療法学 34 supple：2-4，2007
8. 榊　泰輔：学際的連携の中で企業として理学療法に貢献できること，日本私立医科大学理学療法学会誌 24：7-10，2006
9. 和田　太：歩行支援ロボットによる歩行訓練が脳の活性化に及ぼす影響について－光トポグラフィによる検証－，日本私立医科大学理学療法学会誌 24：3-6，2006
10. 向野雅彦・他：再生医学とリハビリテーション，リハ医学 42：702-707，2005
11. 井上一知：再生医療とは－21 世紀の夢の治療への展望－，理学療法 22：1523-1531，2005
12. 中谷寿男：球性脊髄損傷に対する再生医療－臨床応用への取り組みの現状と課題－，理学療法 22：1532-1538，2005
13. 岩波明生・他：脊髄損傷を標的とした再生医学，総合リハ 33：1029-1037，2005

付録

付録1. 補装具の支給体系一覧表

社会保険区分		労災ファンド				公共ファンド		社会福祉ファンド		
制度		労働者災害補償保険	公務員災害補償保険	公共企業体	船員保険	介護保険	戦傷病者援護	障害者自立支援法		
法律名		労働者災害補償保険法	国家公務員災害補償法・地方公務員災害補償法	労働協約	船員保険法	介護保険法	戦傷病者特別援護法	障害者自立支援法	身体障害者福祉法	
制度名		労働福祉事業	補償施設		福祉施設	福祉用具貸与・福祉用具購入	戦傷病者特別援護法別表規	補装具費支給	補装具費支給	日常生活用具給付
給付資格		「労災障害者」：障害給付を受給し、まはたはうけることがある者	公務上の負傷等により、法律別表に掲げる程度の障害が存する職員 退職後の支給なし	退職後の支給なし	船員保険被保険者または被保険者であった者および保険給付を受ける者、受ける見込のある者	要支援または要介護と認定された者	戦傷病者特別援護法別表規定による者	身体障害者手帳を所持している18歳以上の者	身体障害者手帳を所持している18歳以上の者	身体障害者手帳を所持している18歳未満の者
補装具の種類	義肢（殻構造・骨格構造）	●	●	●	●			●	●	●
	装具	●	●	●	●		●	●	●	●
	車いす	●	●	●	●	●	●	●	●	●
	電動車いす	●	●	●		●		●	●	●
	座位保持装置	●	●	●				●		●
	歩行器（歩行支援車）	●	●	●		●		●		●
	歩行補助つえ	●	●	●				●		●
	座位保持椅子	●	●	●				●		●
	起立保持具	●	●	●				●		●
	頭部保持具	●	●	●				●		●
	排便補助具	●	●	●				●		●
	盲人安全つえ	●	●	●	●		●	●	●	●
	義眼	●	●	●	●		●	●	●	●
	眼鏡	●	●	●	●		●	●	●	●
	補聴器	●	●	●	●		●	●	●	●
	重度障害者用意思伝達装置	●	●	●				●		●
	点字器	●	●	●						●
	人工喉頭	●	●	●				●		●
	頭部保護帽	●	●	●						●
	収尿器	●	●	●						●
	ストマ用装具	●	●	●						●
	かつら									●
所轄機関		労働基準局	人事院 地方自治体	ー	船員保険会 都道府県保険課 社会保険事務局	ー	都道府県	市町村	市町村	市町村
窓口		労働基準監督署	人事担当部局	ー		市町村	都道府県	市町村	市町村	市町村
費用の負担（負担の有無）		無	無	無	無	有（1割負担）	無	有（1割負担）	有（1割負担）	有（1割負担）
処方・適合検査、その他の適用		労災病院 義肢装具型補装医	実施機関に一任	実施機関に一任	船員保険および社会保険病院	指定居宅介護支援事業者が作成する居宅サービス計画に基づき、指定福祉用具貸与事業者から貸与される。	都道府県知事への委任	指定自立支援医療機関、保健所	身体障害者更生相談所	指定自立支援医療機関、保健所
製作業者の指定		なし	実施機関に一任		なし	貸与事業者に対する都道府県知事の指定	都道府県知事への委任	地方自治体指定	地方自治体指定	地方自治体指定

(加倉井周一・他編：新編 装具治療マニュアル―疾患別・症状別適応―, 医歯薬出版, pp365-371, 2000 より引用, 一部改変)

付録2. 上腕の計測方法（周径と長さ）

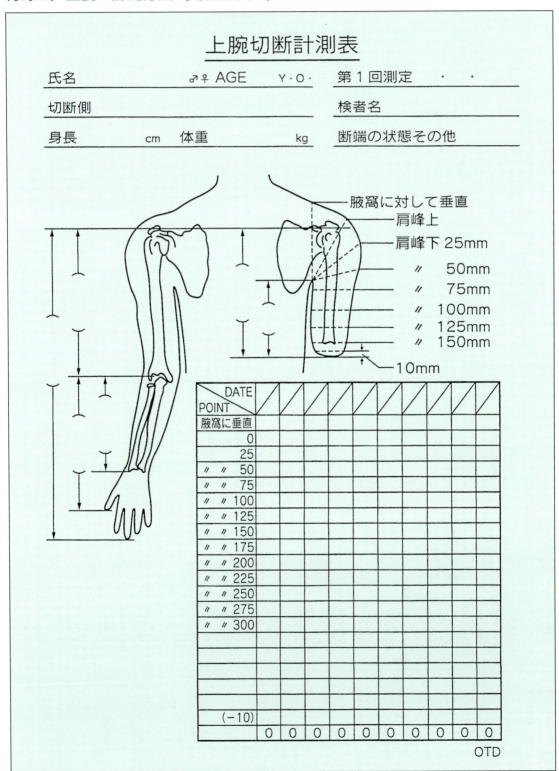

（兵庫県立総合リハビリテーションセンターの計測表より）

付録3. 前腕の計測方法（周径と長さ）

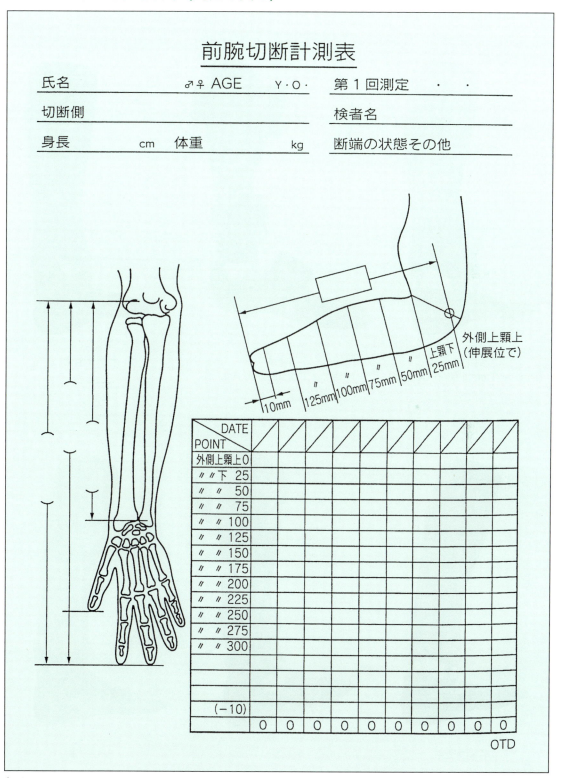

(兵庫県立総合リハビリテーションセンターの計測表より)

付録4. 各種プラスチック製短下肢装具

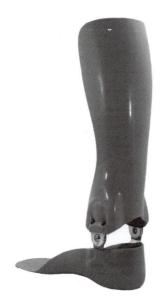

PDC
(Plantar/Dorsiflexion Control)

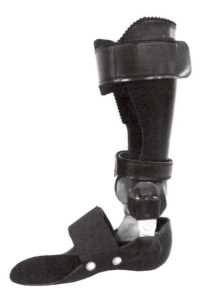

PDA
(Plantar/Dorsiflexion Assist)

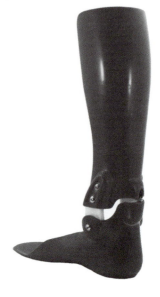

オクラホマ

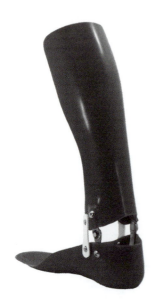

ギャフニー

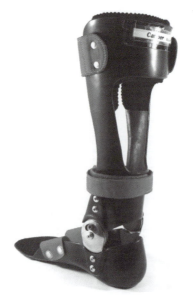

キャンバー

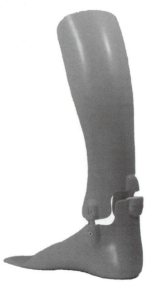

ジレット

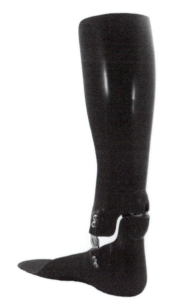
スコッティ

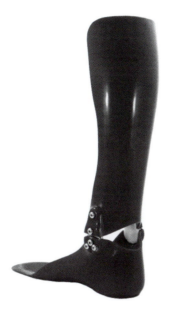
セレクト

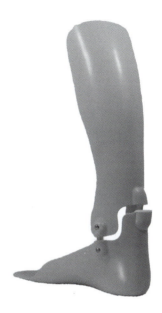
タマラック

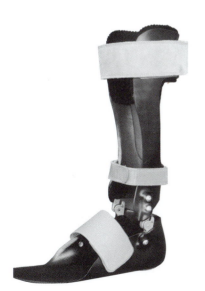
クレビスフィア

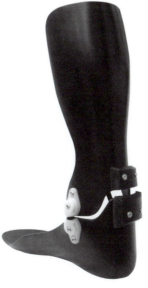
ジョイントキャップ

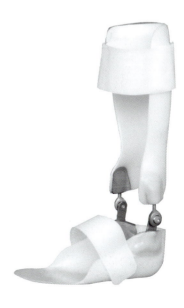
ユニバーサルアンクルジョイント

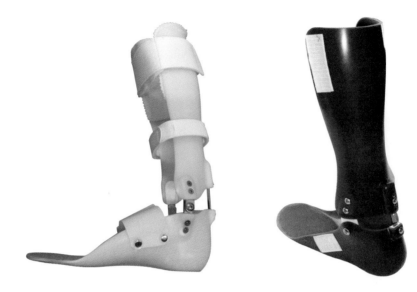

モーションコントロールリミッター付き短下肢装具

索　引

和文索引

【あ】

アーチサポート　210, 256, 257, 267
アキレス腱断裂　211, 215, 257
────用装具　211, 215
アクリル樹脂　40, 43
足装具　28, 191, 256
足爪の変形　272
アッパー　247, 249
あぶみ　42, 173, 174, 257
アンダーアーム型　237
──────装具　237

【い】

イールディング　123, 136, 138
異常歩行　7, 10, 82, 88, 90, 93, 94, 95, 118, 130, 131, 132, 134, 221
一本杖　36, 276, 277, 279, 281
医療扶助　32
医療保険制度　30, 31, 32, 33
陰性モデル　38, 158

【う】

ウイリアムス型　181, 182
ウィルミントン型装具　237, 238, 239, 241
腕つり　166
運動学　48, 157
運動力学　1, 48, 193

【え】

腋窩神経麻痺　167
エネルギー　6, 12, 14, 18, 52, 55, 118, 125, 136, 143, 149, 202, 221, 222, 276
──────蓄積型足部　6, 12, 18, 125

エビデンス　219, 223, 224, 225, 227, 228, 229
──────のレベル　223, 224, 228
エポキシ樹脂　40, 43
エンゲン型　161, 164, 165, 210

【お】

横径増大　217
大阪医大式装具　237, 238, 239, 240, 241
オッペンハイマー型　161, 162, 163
オフセット型　222
オルソカラー　178, 179

【か】

カーボン　11, 12, 13, 14, 40, 41, 43, 44, 109, 140, 177
外側楔　253, 256, 260
外側ホイップ　88, 89, 90
階段昇降　137, 138, 142, 147, 150, 194, 195, 203, 227
外転歩行　88, 89, 90, 131, 134
外反　90, 125, 174, 176, 222, 250, 260, 266, 267, 268, 269, 274
──膝　222, 256, 260
外反母趾　210, 253, 261, 266, 267, 268, 269, 271, 272, 274
──────用　210
外部関節モーメント　54, 55, 56, 57
潰瘍　69, 78, 97, 261, 263
科学的根拠　2, 193
踵バンパー　65, 86, 91
学童期　219, 231, 232
加工硬化　46, 47
下肢装具　14, 15, 28, 34, 57, 159, 168, 169, 173, 174, 175, 184, 186, 187, 189, 190, 193, 194, 203, 210, 212, 219, 220, 224, 225, 226, 227, 229, 246, 293, 296

荷重ブレーキ膝　123, 132, 134
下腿骨遠位部骨折　211
肩外旋位保持装具　168
肩外転位保持装具　160, 166, 167, 213
肩関節　70, 71, 99, 100, 103, 104, 106, 166, 188, 191, 192, 207, 208, 213, 214, 241
───亜脱臼の防止　167, 188
───周囲炎　167
───脱臼　167, 207
肩駆動式　161, 165
肩装具　28, 160, 166, 191, 192
肩内旋位保持装具　168
片麻痺　4, 5, 50, 52, 57, 78, 85, 143, 144, 155, 167, 184, 185, 186, 187, 188, 189, 190, 191, 192, 193, 194, 207, 255, 273, 292
カットオフヒール　250, 260
カナダ式股義足　63, 64, 65, 115, 126
仮合わせ　22, 23, 34, 40, 156, 158, 241, 259
仮義足　28, 30, 37, 81, 113, 114, 117, 128, 129
感覚運動　292
関節モーメント　49, 53, 54, 55, 56
関節リウマチ　162, 163, 208, 251, 266

【き】

義肢製作所　9
義肢装具士　7, 9, 10, 11, 14, 19, 21, 23, 24, 25, 78, 83, 94, 98, 111, 113, 119, 156, 158, 195, 274
機能性側彎症　231, 235
逆トーマスヒール　253, 260
逆ナックルベンダー　161, 162, 209

九大式頸胸椎固定装具　179
吸着式下腿義足　17, 19
吸着式ソケット　19, 116, 130, 131
胸腰仙椎装具　178, 179, 197, 199, 237
虚血性壊死　217
筋収縮　15, 49, 50, 53, 54, 55, 56, 59, 110, 112, 213
筋張力　49, 50, 61
筋電義手　6, 70, 98, 102, 109, 110, 111, 112
筋肉形成術　73, 98
筋肉固定術　73, 98
筋膜縫合術　72, 73, 98

【く】

空気圧シリンダ　124
楔状補高　215
靴の基本構造　247
靴の分類　248
靴の補正　249, 256, 258, 259, 260
クラッチ　28, 29, 30

【け】

頸胸椎装具　178, 179, 197, 198
頸胸腰仙椎装具　237
肩腱板断裂術後　167
脛骨遠位部骨折　216
痙直型　219, 221, 222
――片麻痺　229
――両麻痺　225, 226, 227, 229
頸椎カラー　178, 179, 198
頸椎装具　28, 159, 178, 179, 197, 198
ケイデンス　133, 187, 226
頸部の短縮　217
ケーン　283
血友病性関節症　216
血友病の装具療法　216
牽引機構　215

研究デザイン　193, 223
肩鎖関節障害　167
幻肢　75, 76, 98
――痛　75, 76, 98, 99
腱板断裂　167, 213

【こ】

コイルスプリング式　161, 162
コイルスプリングハウジング　215
効果の大きさ　227
交互歩行装具　203
剛性　14, 15, 46
硬性体幹装具　178
更生用装具　27, 28, 30, 33, 37, 156
構築性側彎症　231
後療法　213
股外転装具蝶番式　220, 223
呼吸運動　238, 241
股装具　28, 169, 174, 210, 213, 220
股継手　63, 65, 84, 115, 122, 141, 160, 170, 171, 203, 204, 205, 213, 220, 222
骨折の装具療法　216
骨直結型義肢　119
骨盤帯長下肢装具　169, 174, 219, 220, 222
固定膝　122, 141
固定用装具　4, 164, 208
股バンパー　65, 84, 126
コントロールケーブル　100, 103, 104, 106, 107

【さ】

在院日数　2
採型　17, 33, 38, 39, 82, 99, 111, 156, 158, 175, 198, 200, 214, 226, 240, 241, 246, 258, 259, 261, 263
採寸　38, 156, 246, 258, 259
再生医療　206, 291, 292, 296

作業用義手　6, 98, 99, 101, 112
坐骨支持　87, 90
――長下肢装具　212
――部　83, 212
坐骨収納型ソケット　17, 18, 118, 119
差し込み式ソケット　116, 117
擦過傷　41, 78, 95, 115, 176
サッチヒール　250, 260
作用点　49, 157
三脚杖　276
残存レベル　203
サンドイッチ型　161, 162, 163

【し】

システマティックレビュー　224, 225, 227, 228
支柱付き頸椎装具　197, 198
湿疹　78, 96, 97
質量中心　63
支点　49, 58, 61, 157, 238
四辺形ソケット　16, 61, 85, 118, 119, 212
シャンクフィラー　252, 253, 260
重心　49, 50, 55, 61, 63, 65, 132, 133, 222, 251, 261, 263, 269, 279, 280
重複歩距離　226
ジュエット型　179, 181
手関節　70, 71, 110, 160, 161, 162, 163, 164, 188, 189, 192, 200, 201, 208, 209, 210, 220
――駆動式　161, 165, 200, 201, 202
――装具　160, 161, 162, 192
――背屈保持装具　160, 161, 162, 163
瞬間回転中心　59, 60, 123, 134, 135
障害者自立支援法　3, 34, 36
障害者スポーツ　1, 11, 12, 13

障害者総合支援法　3, 27, 29, 30, 36, 114, 150
症候性側彎症　231, 232
踵骨骨折　211
踵骨部免荷装具　211
上肢骨折　167
上肢装具　28, 43, 159, 160, 188, 191, 200, 207, 220
上肢ロボット　292
使用目的別分類　159, 160
上腕義手の構造　100
初期屈曲角度　62, 63, 90
職業性腰痛症　181
ショックアブソーバー　126
シリコーン　13, 17, 19, 44, 45, 75, 99, 116, 117, 128, 141, 270
神経腫　72, 76, 98, 107, 253

【す】

水泡　78
スウェーデン膝装具　57, 58, 211, 212
スカルパ三角部　16
スタインドラー型　179, 181
スタンディングテーブル　219
ストーク・マンデビル病院　11
ストッキネット　40, 96

【せ】

生活保護法　29, 32
整形靴　173, 183, 210, 246, 274
生理的コスト指数　51
石膏包帯　38, 39
接触性皮膚炎　78
繊維強化プラスチック　43
前十字靱帯再建術後　214
前十字靱帯新鮮損傷の保存療法　214
尖足　42, 50, 57, 169, 176, 177, 184, 186, 187, 190, 194, 196, 219, 221, 222, 225, 226, 258
仙腸装具　28, 178, 181, 182
先天性股関節脱臼の装具療法　217
前腕義手の構造　101

【そ】

早期リハビリテーション　22
装具処方　6, 22, 24, 25, 38
装具のチェック　23, 26, 241, 245
装具療法　4, 5, 58, 155, 156, 157, 173, 187, 192, 193, 213, 216, 217, 219, 220, 221, 222, 223, 225, 227, 228, 231, 234, 235, 236, 241, 243, 244, 245, 261, 266, 267, 268, 270
装飾用義手　6, 98, 99
装着方法　130, 143, 152, 192, 195, 242
ソーミー（SOMI）装具　179, 180, 198
足圧中心　53
足関節関節内粉砕骨折　216
足関節靱帯損傷　211
足関節底屈制限足継手付き金属支柱短下肢装具　221
足関節底屈制限足継手付きプラスチック短下肢装具　221
足底挿板　210, 257
側彎症　157, 231, 232, 234, 235, 236, 237, 238, 239, 241, 242, 244
──装具　178, 238, 239, 241
素材　12, 13, 14, 16, 42, 43, 44, 45, 46, 128, 157, 158, 159, 173, 177, 178, 193, 200, 221, 228, 277, 283, 284
塑性　40, 43, 46, 48, 158, 175, 192, 206, 292, 296

【た】

ダーメンコルセット　181, 200
ターンテーブル　125, 136, 138
ターンバックル　166, 178, 186, 207, 212
ダイアゴナルソケット　115
第1種のてこ　49
体外力源式　161, 165
体幹装具　28, 40, 159, 178, 179, 197, 199, 203, 231
第3種のてこ　49, 50
大腿骨頭陥没変形　217
大腿コルセット　121
ダイナミックスプリント　163
第2種のてこ　49
ダイヤルロック　58, 166, 172, 186, 207, 212
対立装具　160, 161, 163, 164, 200, 210, 220
タウメルロック　166, 212
多関節筋　50
多軸足　125
畳上動作　193
立ち上がり動作　129, 136, 142, 227
タッピング　78
ダブルクレンザック継手　186, 215
短下肢装具　14, 15, 28, 40, 41, 42, 43, 44, 46, 50, 51, 52, 57, 157, 169, 175, 176, 177, 178, 185, 186, 187, 189, 190, 191, 192, 193, 194, 195, 196, 203, 210, 211, 216, 219, 220, 221, 222, 223, 225, 226, 227, 229, 230, 246
短義足　129
単脚支持期　54, 61, 64
単軸足部　125
単軸膝継手　60
弾性　14, 39, 43, 46, 48, 53, 73, 74, 97, 98, 123, 125, 141, 210, 221, 278

弾性包帯　39, 73, 74, 96, 97, 98, 99
――法　7
短対立装具　28, 160, 161, 163, 164, 200, 202, 210
短断端　62, 74, 76, 80, 90, 101, 103, 115, 116, 117, 120, 121, 126, 141
断端長　25, 61, 62, 79, 80
断端痛　98
断端袋　74, 78, 96, 99, 116, 117, 130, 131

【ち】

チアノーゼ　95
チームアプローチ　6, 7, 10, 14, 20, 21, 24, 98, 113, 133, 143
チタン　13, 14, 119
中足骨パッド　254, 255, 260, 269
長下肢装具　14, 15, 16, 28, 57, 58, 169, 174, 175, 185, 186, 187, 189, 191, 203, 205, 210, 212, 219, 220, 222, 223, 229, 246, 293, 294
長対立装具　28, 160, 161, 163, 164, 200, 201, 210
治療用装具　4, 27, 28, 29, 30, 32, 37, 156

【つ】

槌趾　260, 261, 266, 268, 271, 272
ツイスター　28, 223
杖　28, 29, 30, 47, 82, 147, 150, 183, 186, 187, 203, 216, 223, 276, 277, 278, 279, 280, 281, 283, 284
つま先の形状　262
つめ車式　165

【て】

ティルトテーブル　219
テーラー型　199
適合判定　21, 24, 25, 26, 30, 31, 32,
　33, 34, 36, 94, 152, 223, 259
テクニカルエイド　219
てこ　8, 49, 50, 53, 191

【と】

トウクリアランス　57, 60, 139
糖尿病性壊疽　5, 69, 276
糖尿病性神経障害　151, 261
糖尿病用靴　264
トウブレーク　87, 90, 93, 125
トーマス型　161, 162, 163
トーマスヒール　251, 252, 260
特発性側彎症　231, 232, 234, 235
トルクアブソーバー　126

【な】

内側楔　210, 252, 260
内側股継手付き長下肢装具　204
内側ホイップ　88, 89, 90
ナイト型　181, 182
内反　28, 42, 50, 57, 90, 169, 174, 184, 186, 187, 190, 194, 196, 221, 222, 226, 250, 252, 253, 258, 260, 269, 270, 274
――膝　222, 256, 260
内部関節モーメント　54, 55, 56
中敷き　255, 256, 260
ナックルベンダー　160, 161, 162, 209
軟性コルセット　181, 199, 200
軟性体幹装具　178

【に】

西尾式外転内旋位免荷装具　217
二重結紮　72
二重全面接触式ソケット　120, 122
日本義肢装具学会　9
日本工業規格　168
乳児期　217, 219

ニューロリハビリテーション　206, 291, 292

【ね】

ネオプレンゴム　200
熱可塑性プラスチック　40, 41, 43, 175, 188, 198, 199, 241
熱硬化性プラスチック　40, 41, 43, 44

【の】

脳性麻痺　4, 157, 219, 220, 221, 222, 223, 224, 225, 226, 227, 228, 232
脳卒中　4, 52, 57, 78, 158, 174, 176, 177, 178, 184, 187, 192, 272, 292
――片麻痺患者　8, 184
能動義手　6, 98, 100, 102, 103, 109, 110, 112
――の操作　103
伸び上がり歩行　90

【は】

ハーネス　94, 100, 101, 103, 104, 105, 106, 107, 110, 192, 293
バイオメカニクス　48, 53, 57, 58, 59, 63
パウダー　130, 131
バウンシング　123, 130, 135, 138
白杖　276, 283
把持装具　28, 160, 165, 200, 201, 202, 210
発泡樹脂　44
バネル型　161, 162, 163
パラリンピック　11
針金枠式　161, 162
バルブ孔　85, 96
ハローベスト　179, 197
パンケーキ型　161, 162, 163
半月　42, 173, 174, 214, 215, 220,

250, 254
半硬性装具　178
半側骨盤切断　63, 115, 116, 148
─────用ソケット　116
反張膝　57, 58, 87, 176, 177, 178, 184, 186, 189, 191, 211, 212, 222
反復性肩関節（前方）脱臼　213

【ひ】

皮革　40, 43, 45, 46, 114, 174
膝前十字靱帯（ACL）損傷　214
膝装具　28, 57, 58, 169, 178, 186, 191, 210, 211, 212, 214, 215, 222
膝継手　6, 12, 15, 16, 17, 19, 52, 58, 59, 60, 61, 62, 63, 65, 83, 84, 85, 86, 87, 90, 122, 123, 124, 125, 126, 127, 130, 131, 132, 133, 134, 135, 138, 170, 171, 172, 174, 178, 185, 189, 203, 212, 214
肘装具　28, 160, 166, 207
ピストン運動　78, 87, 93, 94, 116, 121
疲労破壊　46, 47

【ふ】

ファンクショナルブレース　160, 166
フィラデルフィアカラー　178, 198
フォンローゼン装具　217, 218
福祉用具　3, 27, 29, 34, 35, 152, 219, 220
腹帯　200
浮腫　73, 75, 78, 97, 98, 111, 116, 152
フック　100, 101, 102, 103, 104, 105, 106, 107, 108, 110
フットケア　265, 275
フットスラップ　88, 89, 90
フットプリント　261, 263, 267
フットベッド　264

プライムウォーク　205
プラスチック短下肢装具　43, 44, 175, 176, 190, 221, 222, 229
プラットホーム型　161, 162, 163
プラットホーム杖　277
フルソケット　115, 116
フレアー　253, 260
プローンボード　219
ぶん回し歩行　88, 89, 90, 131, 132, 134, 184, 186, 189

【へ】

閉塞性動脈硬化症　5, 69, 144, 146, 147, 148, 151
ベネット型　161, 164, 210
ペルテス（perthes）病　217
ペルテス病の装具療法　217
ベンチアライメント　82, 83, 84, 86, 94

【ほ】

補高　174, 186, 215, 216, 254, 255, 256, 257, 260, 264
歩行あぶみ　212, 216
歩行器　28, 29, 30, 36, 145, 146, 151, 204, 281, 282, 283, 294
歩行支援ロボット　206, 291, 293, 294, 295
歩行車　281
歩行周期　54, 91, 225
歩行パターン　185, 186, 203, 228, 293, 294
歩行パラメータ　226
歩行用装具　4, 160, 202, 203
保護的早期運動療法　214
ボストン型　240
─────装具　237, 238, 239, 240, 244
ポリプロピレン　40, 43, 44, 157,

226, 227
本義足　114, 117

【ま】

松葉杖　77, 145, 203, 204, 216, 217, 276, 277, 279, 280, 281, 284
マレットフィンガースプリント　160, 161

【み】

ミルウォーキー型　235, 237, 238, 239, 240, 243, 244
─────装具　235, 237, 238, 239, 240, 243, 244

【む】

無作為化比較試験　224

【め】

メタアナリシス　227
メタタルザルバー　250, 254, 260
メンテナンス　8, 10, 11, 108, 111

【も】

モアレ撮影法　232, 233
モールドタイプ　166, 178, 179

【ゆ】

油圧シリンダ　124, 135
遊脚期　54, 57, 58, 59, 60, 65, 175
遊脚相制御機構　123
遊脚相制御膝　140
有窓式ソケット　120
床反力　53, 54, 55, 56, 57, 58, 59, 63, 64, 65, 126, 127, 134, 135, 205
─────作用点　53
指駆動式　165
指装具　28, 160, 161, 162, 192

【よ】

幼児期後半　219
幼児期前半　219, 221
陽性モデル　38, 39, 40, 41, 158, 175, 198, 199, 200
腰仙椎装具　178, 181
四脚杖　276, 277

【ら】

ライナー　17, 19, 44, 45, 75, 116, 117, 120, 121, 128, 130, 131, 141, 145
らせん状支柱プラスチック短下肢装具　222
ランチョ型　161, 164, 165, 210

【り】

リーフスプリング　225, 227, 229
リーメンビューゲル装具　217, 218
力点　49, 58, 157
立脚期　18, 54, 59, 61, 65, 172, 175, 189, 216, 223, 279
立脚相制御機構　122
両脚支持期　54
良肢位保持　80, 156, 168, 169
両側支柱付き短下肢装具　42
リンク機構　123, 127, 134
リンク式膝継手　60
リングロック　171, 172, 212, 222

【ろ】

ロッカーバー　250, 260, 268
ロフストランド杖　203, 277
ロボットスーツ　205, 206, 293, 294

数字・欧文索引

2関節筋　50, 51
3点支持の原則　58, 118, 157, 159, 209, 222
3点支持の原理　178, 236, 238, 240
3点つまみ　165, 210

【A】

AFO（ankle foot orthosis）　15, 57, 114, 169, 175, 177, 186, 228
ARGO（advanced reciprocating gait orthosis）　203, 204
ASO　69

【B】

BFO（balanced forearm orthosis）　28, 160, 166, 167, 201
biarticular muscle　50
Boston brace　237, 240
Bouncing　122

【C】

Canadian hip prosthesis　63
center of pressure　53
C-Leg　52, 122, 124
Cobb 法　232, 233, 234
CO（cervical orthosis）　178
cock-up wrist hand orthosis　162
containment 療法　217
CTLSO（cervico-thoraco-lumbo-sacral orthosis）　237, 243, 244
CTO（cervico-thoracic orthosis）　179

【D】

Damen corset　181
double limb stance phase　54
double stance phase　54

【E】

EO（elbow orthosis）　166

【F】

flexor hinge splint　165
FO（foot orthosis）　57, 114, 169, 174, 175, 210, 212, 256

【H】

HAL（Hybrid Assistive Limb）　205, 206, 294
HGO（hip guidance orthosis）　204
HO（hand orthosis）　160
HO（hip orthosis）　169, 213

【I】

instantaneous center of rotation　59
ischial weight bearing knee ankle foot orthosis　212

【J】

JIS　159, 160, 168, 183, 246
Jewett type　179
joint moment　49

【K】

KAFO（knee ankle foot orthosis）　169, 174, 185, 186, 204
Kenny-Howard sling　166, 167, 168
kinematics　48
kinetics　48
Klapp の匍匐運動　234
Knight type　181
knuckle bender　160
KO（knee orthosis）　169, 178
Kyuro 膝装具　214, 215

【L】

long opponens wrist hand orthosis　164

lower extremity orthosis 168, 210
LSO（lumbo-sacral orthosis） 181

【M】
mallet finger splint 160
MAS® 17, 18, 119
Milwaukee brace 235, 237
muscle tension 49

【N】
Nashの分類 237

【O】
OMC brace（Osaka medical college brace） 237, 240
opponens orthosis 163
ORLAU（Orthotic Research & Locomotor Assessment Unit） 204

【P】
parapodium 204
Parawalker 204
PCI（physiological cost index） 51, 52
PEDI 229
Pogo stick 装具 217
point of application 49, 53
point of effort 49
prehension orthosis 165
PTB（patellar tendon bearing）短下肢装具 175, 211, 216
PTBソケット 17, 120, 121

【R】
reverse knuckle bender 162
RGO（reciprocating gait orthosis） 203, 204
Riemenbügel 217, 218
RIEストラップ 211

【S】
SACH 125, 250
scoliosis 231, 240
short opponens 200, 202
single limb stance phase 54
SIO（sacro-iliac orthosis） 181
SO（shoulder orthosis） 191
SOS brace（scoliosis orthotic system brace） 240
spinal orthosis 178
Steindler type 179
stubbie 129
SWASH装具 220, 221
Swedish Knee Cage 57

【T】
Tachdjian装具 217
terminal swing impact 90
TLSO（thoraco-lumbo-sacral orthosis） 179, 237, 238, 243, 244
toe clearance 57
toe crest 255, 260
Tストラップ 174, 222

【U】
under arm brace 237
upper extremity orthosis 160

【V】
Von Rosen Splint 217

【W】
WHO（wrist hand orthosis） 162
Williams type 181
Wilmington brace 237, 241
Wクレンザック 173

【Y】
yielding 122

Yストラップ 174, 186, 222

編集後記

　本書は，編集代表の大峯三郎先生に編集・校正作業をして頂きました．監修者としては，内容の難易度の統一のために数名の先生に書き直しを依頼しましたが，その他はほとんど手を加えていません．今後は，各巻の編集代表に，責任をもって編集・校正作業をして頂くことにしました．それは，長年監修をさせて頂いた千住が，定年により退任することが理由です．本テキストは，教育現場の第一線で活躍する教員が作成することに意義があると思っています．教育現場を去る者が監修を行うと，革新的なテキストとしての存在感が失われてしまいます．

　1995年10月10日，「運動療法Ⅰ」を発刊して以来，20年の歳月が流れています．この間に，理学療法学テキストシリーズ全10巻，その他，呼吸リハビリテーション入門，他2冊，計13冊の執筆，編集および監修を行ってきました．1冊の本を作成するためには少なくとも3か月を要し，時には原稿を頂くために著者の勤務する養成校を訪問し，脱稿までの数時間を降りしきる雪の中待っていたことなど，今では多くの出来事が走馬灯のように次々と頭の中で廻っています．

　本テキストの作成で大切にしたことは，次の2点に尽きます．①学生の視点に立った教科書を作る，②理学療法士による理学療法士のためのテキストを作る，です．

　したがって，最終校正の段階で，研究室の仲間を3班に分け，テキストの内容を夜遅くまで徹底的に吟味・校正し，「我々が理解できないことは，このテキストを手にする学生が理解することはできない」と，難解な文章は平易な文章に置き換え，新たな専門用語には脚注をつけるなどの工夫をしました．最初の「運動療法Ⅰ」には構想から出版までに8年間の歳月を要しましたが，今では年2冊のペースで出版や改訂を行えるまでに，出版の作業過程を習得することができています．この全ての作業を，イラストレーター，営業，事務を兼務している塩川節子様と研究室の仲間で行ってきました．

　本シリーズは，わが国初の理学療法のテキストとして，九州地区の理学療法士養成校連絡協議会の教員が主体となって作成されました．当時は，理学療法士が理学療法のテキストを執筆することが許されない時代であり，必ず医師の編集，監修が求められましたが，頑なに「理学療法士自身で後輩のためのテキストを作る」ことを守り通してきました．

　この20年間で，理学療法学分野は，医師をはじめとする多くの他分野の科学者や研究者の協力により，「理学療法士による理学療法士のための教育・研究体制」が整備され，理学療法士教育も3年制の養成課程から4年制課程および学部教育（学士）へ，さらには，修士課程，博士課程へと大きく成長を遂げ，他の医療専門職と同じスタートラインに立つことができるまでになりました．たとえば，呼吸器分野では日本の呼吸リハビリテーションのガイドラインのみならず，米国呼吸器学会や欧州呼吸器学会のガイドラインに本邦の理学療法士の研究論文が引用されるまでに成長しています．

　今では，多くの出版社が，理学療法士のためのテキストを理学療法士の執筆，編集，監修で発刊しています．ここに至るまでに本テキストシリーズが果たした役割は少なくないと自負しています．これもひとえに，当時，神陵文庫の代表取締役であった曽根成治様（故人）にご援助を頂いたからこそ可能であったことと感謝申し上げます．

　最後に，長年に亘って編集，執筆にご協力を賜わりました先生方，また，本テキストシリーズを裏方として支えて頂いた塩川節子様に，衷心より感謝し厚く御礼申し上げます．

2015年3月

長崎大学大学院　医歯薬学総合研究科
リハビリテーション科学講座

千　住　秀　明

― 理学療法学テキストⅥ ―

義肢装具学 第2版

ISBN 978-4-915814-33-4

発　　行	2008年4月26日	第1版第1刷
	2012年3月24日	第1版第2刷
	2013年3月4日	第1版第3刷
	2015年3月23日	第2版第1刷
	2015年7月10日	第2版第2刷
	2021年2月5日	第2版第3刷
	2023年1月15日	第2版第4刷

監　修　千住 秀明

編　集　大峯 三郎・橋元 隆

発 行 者　株式会社 九州神陵文庫
　　　　　代表取締役 曽 根 公 照
　　　　　福岡市博多区千代4-29-29
　　　　　TEL (092) 641-5555
　　　　　http://www.shinryobunko.co.jp

印刷製本　日本紙工印刷株式会社
　　　　　長崎市幸町3-11

― 理学療法学テキスト ―

全 10 巻

Ⅰ 理学療法学概論（改訂第4版）

Ⅱ 理学療法評価法（改訂第3版）

Ⅲ 運動療法Ⅰ（改訂第2版）

Ⅳ 中枢神経疾患の理学療法（改訂第2版）

Ⅴ 日常生活活動（ＡＤＬ）（改訂第2版）

Ⅵ 義肢装具学（改訂第2版）

Ⅶ 運動器疾患の理学療法

Ⅷ こどもの理学療法（改訂第2版）

Ⅸ 物理療法（改訂第2版）

Ⅹ 生活環境論

別巻 はじめての研究法（改訂第2版）

各巻 定価 本体4,500円＋税